李军祥◎著

李军祥教授 治疗溃疡性结肠炎

U0273041

中国健康传媒集团
中国医药科技出版社

内容提要

本书系统介绍了溃疡性结肠炎的中、西医学认识，包括流行病学、临床表现、诊断与鉴别诊断、中西医治疗、中西医最新研究进展等，以及董建华院士诊治本病的经验、经典名方在治疗本病中的运用、李军祥教授临床30余年诊治本病的理念及临床经验等内容，并且收录了国内专家共识意见、国外最新诊疗指南及中药新药指导原则（讨论稿）。全书内容翔实，贴合临床，具有较强的科学性和实用性，可供广大中医、中西医结合临床医务工作者，医学院高年级本科生、研究生及医学爱好者阅读参考。

图书在版编目（CIP）数据

李军祥教授治疗溃疡性结肠炎 / 李军祥著 . —北京：中国医药科技出版社，2022.1

ISBN 978-7-5214-2750-9

Ⅰ.①李… Ⅱ.①李… Ⅲ.①溃疡—结肠炎—中西医结合—诊疗

Ⅳ.① R259.746.2

中国版本图书馆 CIP 数据核字（2021）第 215639 号

美术编辑 陈君杞
版式设计 南博文化

出版　**中国健康传媒集团** | 中国医药科技出版社
地址　北京市海淀区文慧园北路甲 22 号
邮编　100082
电话　发行：010-62227427　邮购：010-62236938
网址　www.cmstp.com
规格　880×1230mm $^1/_{32}$
印张　13 $^3/_4$
字数　420千字
版次　2022年1月第1版
印次　2022年1月第1次印刷
印刷　三河市万龙印装有限公司
经销　全国各地新华书店
书号　ISBN 978-7-5214-2750-9
定价　**55.00** 元

获取新书信息、投稿、为图书纠错，请扫码联系我们。

▣ 作者简介

李军祥，医学博士，教授，博士生导师，博士后合作导师。师从中国工程院院士董建华教授，现任北京中医药大学消化病研究院院长，国家重点研发计划项目首席科学家，"国家中医药管理局中医药领军人才——岐黄学者""首都名中医""北京健康乡村领军人才"，中国中西医结合消化系统疾病专业委员会主任委员，中华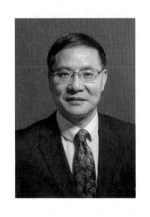中医药学会脾胃病分会副主任委员，中国中西医结合肠病联盟主席，《中西医结合消化杂志》副主编。在继承董建华院士脾胃病学术思想基础上，创立从"太极升降论"论治脾胃病，建立辨证辨病辨症辨相辨时一体化诊治脾胃病方法，首创中药内服、中医外治与镜下治疗相结合的"消化三维+"治疗新模式，为中西医结合治疗消化病发挥引领示范作用。

先后牵头制定溃疡性结肠炎（UC）中医诊疗专家共识意见、UC中西医结合诊疗共识意见、中医药治疗UC临床实践指南、中成药治疗UC临床应用指南和中药治疗UC新药指导原则等。发现在UC中存在以Clostridium菌及Tryptophan等SCFAs失调，

引起的 $\gamma\delta$T17/Treg、Mϕ1/Mϕ2免疫失衡和ISCs再生障碍为特征的串联干扰，研究成果发表在《Frontiers in Microbiology》《Frontiers in Pharmacology》等杂志。发明清肠温中治疗轻-中度活动期UC的方法，临床总有效率达92.6%，同时阐释了轻-中-重度UC的病机演化规律，即湿热与瘀血贯穿始终，既有脾气等正气渐衰，又有湿热邪气渐盛的动态演变过程，补充与完善了中医药对UC的病机认识，首次建立了UC中西医结合全程干预与临床疗效评价体系，全面提升临床诊治水平。

现为国家科技部重点研发项目"活动期溃疡性结肠炎中医药治疗方案循证优化及疗效机制研究"总负责人，先后主持承担国家科技部重大新药、国家自然科学基金等省部级以上课题25项，发表论文260余篇，其中SCI收录22篇，相关研究成果获多项省部级奖项。主编著作15部，获国家发明专利7项，成功开发院内制剂2个，完成溃疡性结肠炎口服制剂、栓剂和胃食管反流病专利成果转让3项。

擅长研究领域：中医药防治消化系统常见疾病及疑难疾病的研究，尤其是溃疡性结肠炎、胃食管反流病、非酒精性脂肪性肝病、肠易激综合征、功能性便秘和萎缩性胃炎等。

前　言 🔲

溃疡性结肠炎（UC）属于炎症性肠病（IBD）的范畴，是发生在结直肠、原因不明的非特异性炎症性疾病，好发于中青年，腹泻、黏液脓血便及腹痛等症状严重影响患者生活质量。近10年来我国UC患病率逐年上升，发病人数增加了7倍，因本病难治愈、易复发、癌变风险高，往往需要终身服药，被世界卫生组织（WHO）列为现代难治病之一。UC的治疗药物主要有5-氨基水杨酸、激素、免疫抑制剂和生物制剂，但以上药物可能出现疗效不稳定、停药后易复发或不同程度的毒副作用。中医药毒副作用小、患者依从性良好，在诱导UC临床缓解、稳定病情、协同西药增效减毒、提高患者生活质量和预防复发等方面具有较明显的优势。

全书共分为八章，第一章主要介绍溃疡性结肠炎的西医学认识：包括本病的流行病学、病因与发病机制、临床表现、诊断、鉴别诊断、西医治疗、最新研究进展等。第二章主要介绍溃疡性结肠炎的中医学认识：包括中医病名认识、病因病机、辨证论治、中医外治、针灸治疗、历代医家论述荟萃、现代中医药研究进展等。第三章重点介绍李军祥教授对溃疡性结肠炎病因病机独特的认识，包括从儒家"中和"思想认识溃疡性结肠炎的病因病机，轻度-中度-重度溃疡性结肠炎的病因病机转化规律，对溃疡性结肠炎伴抑郁焦虑症病因病机的诠释，溃疡性结肠炎肠外表现病因病机和溃疡性结肠炎并发症病因病机的分析等。第四章重点介绍溃疡性结肠炎的中医药治疗存在的问题与治疗关键，同时介绍董建华院士治疗溃疡性结肠炎的经验、中医药治疗溃疡性结肠炎的十大要点，经典名方在治疗溃疡性结肠炎中的运用等。第五章重点阐述溃疡性结肠炎的中西医结合治疗，包括中医药治疗与西医病理对应关系的认识，中西医结合协同治疗难治性溃疡性结肠炎，及中西医诊疗应注意的关键问题等。第六章主要介绍李军祥教授临床治疗溃疡性结肠炎的验案，包括中医药治疗轻度、中度和重度活动期溃疡性结肠炎和缓解期溃疡性结肠炎的临床经验。第七章对临床诊疗常见问题进行解答，提出中西医结合的指导意见。第八章介绍溃疡性结肠炎患者的慢病管理。其后三个附录分别收录了国内专家共识意见、国外最新诊疗指南，以及中药新药指导原则（讨论稿）。

当代名医李军祥教授经过三十余年的临床实践，形成了一整套中医药及中西医结合诊治溃疡性结肠炎的理念，积累了丰富的临床经验，提高了中医药及中西医结合临床诊治溃疡性结肠炎的水平。本书可供广大中医、中西医结合临床医务工作者学习参考，对于医学院校高年级本科生、研究生和医学爱好者也有一定的指导意义。

由于编者水平有限，书中难免存在疏漏之处，敬请读者指正。

编　者
2021年9月

目 录 回

第一章　溃疡性结肠炎的西医学认识

第一节　概述

溃疡性结肠炎（ulcerative colitis，UC）是一种病因不明、机制不清的结肠的慢性非特异性炎症性疾病。UC与克罗恩病（crohn's disease，CD）一起统称为炎性肠病（inflammatory bowel disease，IBD）。UC多为年轻起病，病程长、易反复，病变局限于大肠黏膜与黏膜下层。临床表现为腹泻、黏液脓血便，可伴腹痛、里急后重和发热等全身症状，可有关节、皮肤、黏膜、眼和肝胆等肠外表现。治疗困难，无根治方法，严重影响患者生活质量，长程患者有癌变风险，预后不佳。

第二节　流行病学

以往认为，IBD是以西方白种人为主要患病人群的疾病，它从20世纪中叶起在西方国家发病率逐渐增高，至今仍呈上升趋势，在北美洲和欧洲常见，但近30年来日本发病率呈逐步增高趋势，近十多年我国就诊人数亦明显增加。目前欧美IBD发病率在10/10万~30/10万，其中，欧洲UC发病率为1.5/10万~20.3/10万，北美UC发病率为8.8/10万~14.6/10万，北美UC患病率为191/10万~241/10万。我国IBD发病率还没有统一的数据，南北方有明显差异，黑龙江省大庆市的IBD的发病率约为1.77/10万，其中UC约为1.64/10万，而广东省中山市的IBD发病率约为3.14/10万，其中UC约为2.05/10万。我国多中心病例回顾研究也表明，IBD

患者住院率和内镜检出率在15年间有明显增多的趋势。

UC可发生在任何年龄，最常发生于青壮年期，根据我国统计资料，发病高峰年龄为20~49岁，男女性别差异不大（男∶女为1.0~1.3∶1）。

第三节　病因与发病机制

IBD的病因和发病机制尚未完全明确，已知肠道黏膜免疫系统异常反应所导致的炎症反应在IBD发病中起着重要作用，目前认为这是由多因素相互作用所致，主要包括环境、遗传、感染和免疫因素。

（一）环境因素

近几十年来，全球IBD的发病率持续增高，这现象首先出现在社会经济高度发达的北美、北欧，继而是西欧、南欧，最近才是日本、南美，以往该病在我国少见，现已越来越多。这一现象反映了环境因素微妙但却重要的影响，如饮食、吸烟、卫生条件或暴露于其他尚不明确的因素下，都是可能的环境因素。

（二）遗传因素

IBD发病的另一个重要现象是其遗传倾向。IBD患者一级亲属发病率显著高于普通人群，而患者配偶的发病率不增加。通过对全基因组扫描及候选基因的研究，已经发现了近200个可能与IBD相关的染色体上的易感区域及易感基因。NOD2/CARD15基因是第一个被发现和肯定的与IBD发病相关的基因，该基因突变通过影响其编码的蛋白的结构和功能而影响NF-kB的活化，进而影响免疫反应的信号转导通道。NOD2/CARD15基因突变见于白种人克罗恩病患者，但在日本、中国等亚洲人并不存在，反映了不同种族、人群遗传背景的不同。与UC关系较密切的基因或位点主

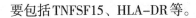

要包括TNFSF15、HLA-DR等。

（三）微生物因素

多种微生物参与了IBD疾病的发生发展过程，但至今尚未找到某一特异微生物病原与IBD有恒定关系。有研究认为副结核分枝杆菌及麻疹病毒与CD有关，但证据缺乏说服力。近年来关于微生物致病性的另一种观点正日益受到重视，这一观点认为IBD是针对自身正常肠道菌群的异常免疫反应引起的。有两方面的证据支持这一观点：①来自IBD的动物模型，用转基因或敲除基因方法造成免疫缺陷的IBD动物模型，在肠道无菌环境下不会发生肠道炎症，但如重新恢复肠道正常菌群状态，则出现肠道炎症；②临床上观察到细菌滞留易促发CD发生，而粪便转流能防止CD复发；抗生素或微生态制剂对某些IBD患者有益。

（四）免疫因素

肠道黏膜免疫系统在IBD肠道炎症发生、发展、转归过程中始终发挥重要作用。研究证明，CD患者的Th1细胞存在异常激活。除了特异性免疫细胞外，肠道的非特异性免疫细胞及非免疫细胞如上皮细胞、血管内皮细胞等，免疫反应中释放出各种导致肠道炎症反应的免疫因子和介质，包括免疫调节性细胞因子如IL-2、IL-4、IFN-7，促炎症性细胞因子如IL-1、IL-6、IL-8和TNF-α等亦参与免疫炎症反应。此外，还有许多参与炎症损害过程的物质，如反应性氧代谢产物和NO可以损伤肠上皮。随着对IBD免疫炎症过程的信号传递网络研究的深入，近年来不少旨在阻断这些反应通道的生物制剂正陆续进入治疗IBD的临床应用或研究，如英夫利昔单抗（一种抗TNF-α单抗）对IBD的疗效已被证实并在临床推广应用，反证了肠黏膜免疫因素在IBD中发挥着重要作用。

目前IBD的发病机制可概括为：环境因素作用于遗传易感

者，在肠道菌群的参与下，启动了肠道特异性免疫及非特异性免疫系统，最终导致免疫反应和炎症过程。可能由于抗原的持续刺激或（及）免疫调节紊乱，这种免疫炎症反应表现为过度亢进和难于自限。一般认为UC和CD是同一疾病的不同亚类，组织损伤的基本病理过程相似，但可能由于致病因素不同，发病的具体环节不同，最终导致组织损害的表现不同。

第四节　病理学基础

溃疡性结肠炎病变位于大肠，呈连续性弥漫性分布。病变范围多自肛端直肠开始，逆行向近段发展，甚至累及全结肠及回肠末段。

活动期黏膜呈弥漫性炎症反应。固有膜内弥漫性淋巴细胞、浆细胞、单核细胞等细胞浸润是UC的基本病变，活动期并有大量中性粒细胞和嗜酸性粒细胞浸润。大量中性粒细胞浸润发生在固有膜、隐窝上皮（隐窝炎）、隐窝内（隐窝脓肿）及表面上皮。当隐窝脓肿融合溃破，黏膜出现广泛的小溃疡，并可逐渐融合成大片溃疡。肉眼见黏膜弥漫性充血、水肿，表面呈细颗粒状，脆性增加，出血，糜烂及溃疡。由于结肠病变一般限于黏膜与黏膜下层，很少深入肌层，所以并发结肠穿孔、瘘管或周围脓肿少见。少数重症患者病变累及结肠全层，可发生中毒性巨结肠，肠壁重度充血、肠腔膨大、肠壁变薄，溃疡累及肌层至浆膜层，常并发急性穿孔。

结肠炎症在反复发作的慢性过程中，黏膜不断被破坏和修复，致正常结构破坏。显微镜下见隐窝结构紊乱，表现为腺体变形、排列紊乱、数目减少等萎缩改变，伴杯状细胞减少和潘氏细胞化生，可形成炎性息肉。由于溃疡愈合、瘢痕形成、黏膜肌层及肌层肥厚，使结肠变形缩短、结肠袋消失，甚至肠腔缩窄。少数患者发生结肠癌变。

第五节 临床表现及分型

多数患者起病缓慢，少数患者急性起病，偶见急性暴发起病。病程呈慢性经过，多表现为发作期与缓解期交替，少数症状持续并逐渐加重。部分患者在发作间歇期可因饮食失调、劳累、精神刺激、感染等诱因诱发或加重症状。临床表现与病变范围、疾病分期及疾病活动严重程度等有关。

一、临床表现

（一）消化系统表现

1.腹泻和黏液脓血便

见于绝大多数患者。腹泻主要与炎症导致大肠黏膜对水钠吸收障碍以及结肠运动功能失常有关，粪便中的黏液脓血则为炎症渗出、黏膜糜烂及溃疡所致。黏液脓血便是本病活动期的重要表现。大便次数及便血的程度反映病情轻重，轻者每日排便2~4次，便血轻或无；重者每日可达10次以上，脓血显见，甚至大量便血。粪质亦与病情轻重有关，多数为糊状，重可至稀水样。病变限于直肠或累及乙状结肠患者，除可有便频、便血外，偶尔反有便秘，这是病变引起直肠排空功能障碍所致。

2. 腹痛

轻型患者可无腹痛或仅有腹部不适。一般诉有轻度至中度腹痛，多为左下腹或下腹的阵痛，亦可涉及全腹。有疼痛时有便意、便后缓解的规律，常有里急后重感。若并发中毒性巨结肠或炎症波及腹膜，有持续性剧烈腹痛。

3.其他症状

可有腹胀，严重患者有食欲缺乏、恶心、呕吐等症状。

4.体征

轻、中度患者仅有左下腹轻压痛，有时可触及痉挛的降结肠或乙状结肠。重度患者常有腹部明显压痛和鼓肠。若有腹肌紧张、反跳痛、肠鸣音减弱应注意中毒性巨结肠、肠穿孔等并发症。

（二）全身表现

一般出现在中、重度患者。中、重度患者活动期常有低度至中度发热，高热多提示并发症或见于急性暴发型。重度或病情持续活动可出现衰弱、消瘦、贫血、低蛋白血症、水与电解质平衡紊乱等表现。

（三）肠外表现

本病可伴有多种肠外表现，包括皮肤黏膜表现（如口腔溃疡、结节性红斑和坏疽性脓皮病）、关节损害（如外周关节炎、脊柱关节炎等）、眼部病变（如虹膜炎、巩膜炎、葡萄膜炎等）、肝胆疾病（如脂肪肝、原发性硬化性胆管炎、胆石症等）、血栓栓塞性疾病等。这些肠外表现在结肠炎控制或结肠切除后可以缓解或恢复。有些肠外表现可与溃疡性结肠炎共存，但与溃疡性结肠炎本身的病情变化无关。国内报道肠外表现的发生率低于国外。

（四）并发症

1.中毒性巨结肠

中毒性巨结肠多发生在重度溃疡性结肠炎患者。国外报道发生率在重度患者中约5%。此时结肠病变广泛而严重，累及肌层与肠肌神经丛，肠壁张力减退，结肠蠕动消失，肠内容物与气体大量积聚，引起急性结肠扩张，一般以横结肠最为严重。常因低钾、钡剂灌肠、使用抗胆碱能药物或阿片类制剂而诱发。临床表现为病情急剧恶化，毒血症明显，有脱水与电解质平衡紊乱，出现鼓肠、腹部压痛、肠鸣音消失。血常规示白细胞计数显著升高。腹部X线片可见结肠明显扩张，结肠袋消失。本并发症预后差，易引起急性肠穿孔。

2.结直肠癌变

多见于广泛性结肠炎、幼年起病而病程漫长患者。国外有报道起病20年和30年后癌变率分别约为7.2%和16.5%，在UC诊断8~10年后，结直肠癌的发病风险每年增加0.5%~1.0%。

3.其他并发症

下消化道大出血在本病发生率约为3%。肠穿孔多与中毒性巨结肠有关。肠梗阻少见，发生率远低于克罗恩病。

二、临床分型

按本病的病程、程度、范围及病期进行综合分型。

1.临床类型

（1）初发型：指无既往病史而首次发作。

（2）慢性复发型：指临床缓解期再次出现症状，临床最常见。

2.按病情分期

可分为活动期和缓解期。

3.按疾病活动期的严重程度分期

疾病活动期按严重程度分为轻、中、重度。改良的Truelove和Witts严重程度分型标准（表1-1）易于掌握，临床上实用。

表1-1　改良的Truelove和Witts疾病严重度程度分型

严重程度	排便（次/日）	便血	脉搏（次/分）	体温（℃）	血红蛋白	血沉（mm/h）
轻度	<4	轻或无	正常	正常	正常	<20
重度	≥6	重	>90	>37.8	<75%正常范围	>30

注：中度为介于轻、重度之间。

4.病变范围

推荐采用蒙特利尔分类（表1-2）。该分型特别有助癌变危险度的估计及监测策略的制订，亦有助于治疗方案的选择。

表1-2　蒙特利尔UC病变范围分类

分型	分布	结肠镜下所见炎症病变累及的最大范围
E1	直肠	局限于直肠，未达乙状结肠
E2	左半结肠	累及左半结肠（脾曲以远）
E3	广泛结肠	广泛病变累及脾曲以近乃至全结肠

第六节　检查诊断

（一）血液检查

血红蛋白在轻度患者多正常或轻度下降，中、重度患者有轻度或中度下降，甚至重度下降。白细胞计数在活动期可有增高。红细胞沉降率加快和C反应蛋白增高是活动期的标志。严重病例中血清白蛋白下降。

（二）粪便检查

粪便检查肉眼观常有黏液脓血，显微镜检见红细胞和脓细胞，急性发作期可见巨噬细胞。粪便病原学检查的目的是要排除感染性结肠炎，是本病诊断的一个重要步骤，需反复多次进行（至少连续3次），检查内容包括：①常规致病菌培养，排除痢疾杆菌和沙门菌等感染，可根据情况选择特殊细菌培养以排除空肠弯曲菌、艰难梭菌、耶尔森菌、真菌等感染；②取新鲜粪便，注意保温，找溶组织阿米巴滋养体及包囊；③有血吸虫疫水接触史者做粪便集卵和孵化以排除血吸虫病。

（三）自身抗体检测

近年来研究发现，血中外周型抗中性粒细胞胞浆抗体（P-ANCA）和抗酿酒酵母抗体（ASCA）分别为UC和CD的相对特异性抗体，同时检测这两种抗体有助于UC和CD的诊断和鉴别诊断，但其诊断的敏感性和特异性尚有待进一步评估。

（四）结肠镜检查

结肠镜检查并活检是UC诊断的主要依据。应做全结肠及回肠末段检查，直接观察肠黏膜变化，取活组织检查，并确定病变范围。本病病变呈连续性、弥漫性分布，从肛端直肠开始逆行向上扩展，呈倒灌性肠炎表现，内镜下所见重要改变有：①黏膜血管纹理模糊、紊乱或消失，黏膜充血、水肿、质脆、自发或接触出血和脓性分泌物附着，亦常见黏膜粗糙、呈细颗粒状；②病变明显处可见弥漫性、多发性糜烂或溃疡；③慢性病变可见结肠袋变浅、变钝或消失以及假息肉、桥黏膜等。

结肠镜下黏膜活检建议多段多点活检。组织学可见以下改变。

1.活动期

①固有膜内弥漫性急慢性炎性细胞浸润，包括中性粒细胞、淋巴细胞、浆细胞和嗜酸性粒细胞等，尤其是上皮细胞间中性粒细胞浸润及隐窝炎，乃至形成隐窝脓肿。②隐窝结构改变：隐窝大小、形态不规则，排列紊乱，杯状细胞减少等。③可见黏膜表面糜烂，浅溃疡形成和肉芽组织增生。

2.缓解期

①黏膜糜烂或溃疡愈合。②固有膜内中性粒细胞浸润减少或消失，慢性炎性细胞浸润减少。③隐窝结构改变：隐窝结构改变可加重，如隐窝减少、萎缩，可见潘氏细胞化生（结肠脾曲以远）。

（五）X线钡剂灌肠检查

所见X线征主要有：①黏膜粗乱和（或）颗粒样改变。②多发性浅溃疡，表现为管壁边缘毛糙呈毛刺状或锯齿状以及见小龛影，亦可有炎症性息肉而表现为多个小的圆或卵圆形充盈缺损。③肠管缩短，结肠袋消失，肠壁变硬，可呈铅管状。结肠镜检查比X线钡剂灌肠检查准确，有条件者宜做全结肠镜检查，检查有困难时辅以钡剂灌肠检查。重度或暴发型病例不宜做钡剂灌肠检查，以免加重病情或诱发中毒性巨结肠。

在排除其他疾病（如急性感染性肠炎、阿米巴痢疾、慢性血吸虫病、肠结核等感染性结肠炎以及结肠克罗恩病、缺血性肠炎、放射性肠炎等非感染性结肠炎）基础上，可按下列要点诊断：①具有上述典型临床表现者为临床疑诊，安排进一步检查。②同时具备上述结肠镜和（或）放射影像特征者，可临床拟诊。③如再加上上述黏膜活检和（或）手术切除标本组织病理学特征者，可以确诊；④初发病例如临床表现、结肠镜及活检组织学改变不典型者，暂不确诊UC，应予随访3~6个月，观察发作情况。

应强调，本病并无特异性改变，各种病因均可引起类似的肠道炎症改变，故只有在认真排除各种可能有关的病因后才能做出诊断。一个完整的诊断应包括其临床类型、病情分期、疾病活动严重程度、病变范围及并发症。

第七节　鉴别诊断

1.急性感染性肠炎

各种细菌感染如志贺菌、空肠弯曲菌、沙门菌、产气单孢菌、大肠埃希菌、耶尔森菌等，均可引起急性感染性肠炎。常有流行病学特点（如不洁食物史或疫区接触史），急性起病常伴发热和腹痛，具有自限性（病程一般数天至1周，不超过6周）；抗

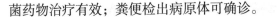

菌药物治疗有效；粪便检出病原体可确诊。

2.阿米巴肠炎

有流行病学特征，果酱样大便。病变主要侵犯右侧结肠，也可累及左侧结肠，结肠镜下见溃疡较深、边缘潜行，间以外观正常黏膜，确诊有赖于粪便或组织中找到病原体，非流行区患者血清抗阿米巴抗体阳性有助于诊断。高度疑诊病例抗阿米巴治疗有效。

3.血吸虫病

有疫水接触史，常有肝、脾肿大。确诊有赖粪便检查见血吸虫卵或孵化毛蚴阳性；急性期结肠镜下直肠乙状结肠见黏膜黄褐色颗粒，活检黏膜压片或组织病理见血吸虫卵。免疫学检查有助鉴别。

4.克罗恩病

克罗恩病的腹泻一般无肉眼血便，结肠镜及X线检查病变主要在回肠末段和邻近结肠，且病变呈节段性、跳跃性分布并有其特征改变，一般不难与溃疡性结肠炎鉴别。但要注意，克罗恩病可表现为病变单纯累及结肠，此时与溃疡性结肠炎鉴别诊断十分重要。对结肠IBD一时难以区分UC与CD者，即仅有结肠病变，但内镜及活检缺乏UC或CD的特征，临床可诊断为IBD类型待定（IBDU）；而未定型结肠炎（IC）指结肠切除术后病理检查仍然无法区分UC和CD者。

5.大肠癌

多见于中年以后，结肠镜或X线钡剂灌肠检查对鉴别诊断有价值，活检可确诊。须注意溃疡性结肠炎也可发生结肠癌变。

6.肠易激综合征

粪便可有黏液但无脓血，显微镜检查正常，隐血试验阴性。结肠镜检查无器质性病变证据。

7.其他

肠结核、真菌性肠炎、抗生素相关性肠炎（包括假膜性肠炎）、缺血性结肠炎、放射性肠炎、嗜酸性肠炎、过敏性紫癜、胶原性结肠炎、白塞病、结肠息肉病、结肠憩室炎以及人类免疫缺陷病毒（HIV）感染合并的结肠病变亦应与本病鉴别。还要注意，结肠镜检查发现的直肠轻度炎症改变，如不符合UC的其他诊断要点，常为非特异性，应认真寻找病因，观察病情变化。

8.UC合并艰难梭菌或巨细胞病毒（CMV）感染

重度UC或在免疫抑制剂维持治疗病情处于缓解期患者出现难以解释的症状恶化时，应考虑到合并艰难梭菌或CMV感染的可能。确诊艰难梭菌感染可行粪便艰难梭菌毒素试验（酶联免疫测定toxinA/B）。确诊CMV感染可行肠镜下活检HE染色找巨细胞包涵体及免疫组化染色，以及血CMV-DNA定量。

第八节　西医治疗

治疗目的是诱导并维持临床缓解及黏膜愈合，防治并发症，改善患者的生活质量。

（一）对症治疗

强调休息、饮食和营养。重度患者应入院治疗，及时纠正水、电解质平衡紊乱，贫血者可输血，低蛋白血症者输注人血清白蛋白。病情严重者应禁食，并予完全胃肠外营养治疗。对腹痛、腹泻的对症治疗，要权衡利弊，使用抗胆碱能药物或止泻药如地芬诺酯（苯乙哌啶）或洛哌丁胺宜慎重，在重度患者应禁用，因有诱发中毒性巨结肠的危险。抗生素治疗对一般病例并无指征。但对重度有继发感染者，应积极抗感染治疗，给予广谱抗生素，静脉给药，合用甲硝唑对厌氧菌感染有效。

（二）药物治疗

1.氨基水杨酸制剂

氨基水杨酸制剂是治疗轻、中度UC的主要药物。包括传统的柳氮磺吡啶（SASP）和其他各种不同类型5-氨基水杨酸（5-ASA）制剂。

SASP疗效与其他5-ASA制剂相似，但不良反应远较这些5-ASA制剂多见。SASP口服后大部分到达结肠，经肠道微生物分解为5-ASA与磺胺吡啶，前者是主要有效成分，其滞留在结肠内与肠上皮接触而发挥抗炎作用。该药适用于轻、中度患者或重度经糖皮质激素治疗已有缓解者。用药方法为4g/d，分4次口服。病情完全缓解后仍要继续用药长期维持治疗（详见后文）。该药不良反应分为两类，一类是剂量相关的不良反应，如恶心、呕吐、食欲减退、头痛、可逆性男性不育等，餐后服药可减轻消化道反应；另一类不良反应属于过敏，如皮疹、粒细胞减少、自身免疫性溶血、再生障碍性贫血等，因此服药期间必须定期复查血常规，一旦出现此类不良反应，应改用其他药物。

口服5-ASA新型制剂可避免在小肠近段被吸收，而在结肠内发挥药效，这类制剂有各种控释剂型的美沙拉嗪、奥沙拉嗪和巴柳氮。口服5-ASA新型制剂疗效与SASP相仿，优点是不良反应明显减少，缺点是价格昂贵，因此对SASP不能耐受者尤为适用。5-ASA的灌肠剂适用于病变局限在直肠乙状结肠者，栓剂适用于病变局限在直肠者。

2. 糖皮质激素

糖皮质激素适用于对氨基水杨酸制剂疗效不佳的轻、中度UC患者，对重度UC患者静脉糖皮质激素为首选治疗药物。按泼尼松0.75~1mg/（kg·d）（其他类型全身作用激素的剂量按相当于上述泼尼松剂量折算）给药。重度患者先予较大剂量静脉滴注，即甲泼尼龙40~60mg/d或氢化可的松300~400mg/d，5天（可适当提早至3天或延迟至7天）后评估病情，若明显好转改为口服泼尼松治疗，若仍然无效，应转换治疗方案（免疫抑制剂、生物制剂、外科手术等）。达到症状完全缓解开始逐步减量，每周减5mg，减至20mg/d时每周减2.5mg至停用，快速减量会导致早期复发。注意药物相关不良反应并做相应处理，宜同时补充钙剂和维生素D。减量期间加用氨基水杨酸制剂或免疫抑制剂逐渐接替激素治疗。

对病变局限在直肠或直肠乙状结肠者，强调局部用药（病变局限在直肠用栓剂、局限在直肠乙状结肠用灌肠剂），口服与局部用药联合应用疗效更佳。局部用药有美沙拉嗪栓剂每次0.5~1g、每天1~2次；布地奈德泡沫剂每次2mg、每天1~2次，适用于病变局限在直肠者，该药激素的全身不良反应少；美沙拉嗪灌肠剂每次1~2g、每天1~2次；琥珀酸钠氢化可的松（禁用酒石酸制剂）100mg加生理盐水100ml保留灌肠，每晚1次。

3.免疫抑制剂（硫唑嘌呤类药物）

硫唑嘌呤（AZA）或硫嘌呤（6-MP）适用于激素无效或依赖患者。欧美推荐的AZA目标剂量为1.5~2.5mg/（kg·d）。近年国外报道，对严重溃疡性结肠炎急性发作静脉用糖皮质激素治疗无效的病例，应用环孢素（cyclosporine）2~4mg/（kg·d）静脉滴注，短期有效率可达60%~80%，可有效减少急诊手术率。

4.生物制剂

当激素及上述免疫抑制剂治疗无效或激素依赖或不能耐受上述药物治疗时，可考虑生物制剂治疗。国外研究已肯定英夫利昔单抗（IFX）对UC的疗效，我国亦已结束Ⅲ期临床试验。IFX是一种抗TNF-α的人鼠嵌合体单克隆抗体，为促炎性细胞因子的拮抗剂。使用方法为5mg/kg，静脉滴注，在第0周、2周、6周给予作为诱导缓解；随后每隔8周给予相同剂量做长程维持治疗。在使用IFX前正在接受激素治疗时应继续原来治疗，在取得临床完全缓解后将激素逐步减量至停用。对原先已使用免疫抑制剂无效者，无必要继续合用免疫抑制剂；但对IFX治疗前未接受过免疫抑制剂治疗者，IFX与AZA合用可提高撤离激素缓解率及黏膜愈合率。

（三）外科手术治疗

绝对手术指征包括大出血、穿孔、癌变及高度疑为癌变。相

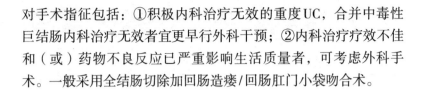

对手术指征包括：①积极内科治疗无效的重度UC，合并中毒性巨结肠内科治疗无效者宜更早行外科干预；②内科治疗疗效不佳和（或）药物不良反应已严重影响生活质量者，可考虑外科手术。一般采用全结肠切除加回肠造瘘/回肠肛门小袋吻合术。

（四）维持治疗

激素不能作为维持治疗药物。维持治疗药物选择视诱导缓解时用药情况而定。由氨基水杨酸制剂或激素诱导缓解后以氨基水杨酸制剂维持，用原诱导缓解剂量的全量或半量，如用SASP维持，剂量般为2~3g/d，并应补充叶酸。远段结肠炎以美沙拉嗪局部用药为主，加上口服氨基水杨酸制剂更好。硫唑嘌呤类药物用于激素依赖、氨基水杨酸制剂不耐受者的维持治疗，剂量与诱导缓解时相同。以IFX诱导缓解后继续IFX维持。氨基水杨酸制剂维持治疗的疗程为3~5年或更长。对硫嘌呤类药物及IFX维持治疗的疗程未有共识，视患者具体情况而定。

（五）患者教育

（1）活动期患者应充分休息，调节好情绪，避免心理压力过大。

（2）急性活动期可给予流质或半流质饮食，病情好转后改为富营养、易消化的少渣饮食，调味不宜过于辛辣。注重饮食卫生，避免肠道感染性疾病。不宜长期饮酒。

（3）按医嘱服药及定期医疗随访，不要擅自停药。反复病情活动者，应有终生服药的心理准备。

第九节　研究进展

（一）流行病学

过去数十年，UC患病率呈上升趋势，流行病学研究发现在北欧、加拿大、澳大利亚的最高发病率24.3/10万，19.2/10万，17.4/10万[1]。在亚洲国家，日本UC患病率57.3/10万[2]，韩国UC发病率达4.6/10万[3]。由于我国炎症性肠病研究起步相对较晚，系统性研究较少，2010~2013年在黑龙江省大庆市的流行病学调查数据显示，UC的发病率为0.13/10万[4]，广东省中山市的UC的发病率为1.09/10万[5]。2011~2012成都、西安IBD患者的研究表明，经调整年龄标化后，成都IBD发病率为0.56/10万（CD 0.15/10万，UC 0.42/10万）；西安发病率为0.5/10万（CD 0.05/10万，UC 0.41）[6]。2013年国内一项对武汉市IBD患者研究显示：总的IBD、UC和CD标准化发病率分别为1.96/10万、1.45/10万、0.51/10万[7]。由此可见，在我国，不同地区的IBD发病率也存在很大差异，这些差异是否与经济发展、工业化程度或医疗资源分配以及我国的人口流动等有关，还待进一步研究考证。目前，国内已经建立诸多IBD研究中心，未来更为完善的流行病学数据将为我国UC的防治研究提供更有价值的策略。

（二）病因与发病机制

UC的病因和发病机制至今尚不十分清楚，目前大多数学者认为UC并非单因素导致，是多种因素共同作用的结果。环境和遗传因素、肠道微生态失调、肠道感染、免疫系统的失衡等因素参与了UC的发生与发展，并提出UC的本质可概括为遗传易感人群中被异常放大的肠道黏膜免疫反应[8]。

1.环境因素

在溃疡性结肠炎的发病过程中，有着明显的地区差异，一般而言，城市高于农村环境，发达国家高于发展中国家，在这其中，环境因素起着不可或缺的作用[9]，这些因素主要包括饮食、吸烟、感染等。研究显示饮食因素及营养的不均衡在肠道菌群的变化、黏膜屏障的损害及免疫应答的调节上起到了非常重要的作用[10]。抽烟对UC的发病有重要影响，香烟中的尼古丁、一氧

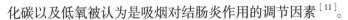

化碳以及低氧被认为是吸烟对结肠炎作用的调节因素[11]。

2.遗传因素

UC呈现家族聚集现象。有学者对国外454例UC患者进行研究发现，10.1%患者存在有家族病史[12]；系统家系调查显示UC血缘家族的发病率较高，且同卵双生人群显著高于异卵双生人群，5%~15%患者血缘家族患有该疾患[13]。且从全球范围看，UC的发病亦具有种族差异性：欧美国家高于亚非国家，黄种人以及黑种人低于白种人[14]。基因致病研究显示，UC的发病具有一定遗传易感性，是多个基因易感区与易感基因共同作用的结果[15]。有研究发现[16]，miRNA不仅影响UC相关其他基因表达，其靶基因还可调节UC相关蛋白因子的表达，从而影响UC的发生发展进程。目前针对UC的基因治疗主要集中在基因载体的选择、基因表达的稳定性，基因转导的高效性以及基因治疗的安全性等，但以上技术仍处于研究阶段。

3.肠道微生态失调

当前普遍认为肠道微生态对UC的起病、维持缓解以及复发的整个过程起到不可或缺的作用。当肠道微环境平衡打破时，肠黏膜屏障功能缺陷、肠道防御功能降低，致使肠黏膜受到侵袭损害，继而引起UC或加重UC的病情。肠道微生态作为人体中最大的微生物群落参与形成肠黏膜屏障，维持肠道内环境的稳定，使得肠黏膜下层免受肠道菌群以及各种毒素的侵犯而引发的免疫反应。同时肠道的固有生理性细菌还参与到食物的消化以及吸收，并产生维生素K、丁酸等肠道相关的营养物质[17]。此外，肠道菌群与肠黏膜的正常发育有关，其影响绒毛毛细血管及淋巴组织的发育，进一步影响抗体的分泌。

有学者提出，UC患者早期就存在一定的相关肠道微生态的改变，包括肠道菌群的多样性、丰度、比例的改变以及相关功能的变化，肠道菌群的失调是UC发病的始动环节，也是在后期疾病的发生发展的重要影响因素[18]。近年来大量研究肠道菌群改变的学者发现，炎性肠病患者体内Firmicutes数量及多样性减少以及E.coli增多[19]。肠道中有益菌的减少以及致病菌的增多，导致肠道菌群的失调，肠毒素分泌增多，直接损伤肠上皮细胞，破坏肠黏膜的完整性，同时使肠通透性增高，致使病原菌侵袭，诱发一系列炎症及免疫反应。肠黏膜通透性增高还可使肠道细菌及其代谢产物移位，后者进入肠肝循环，进一步损伤肠黏膜屏障。另外，细菌的种类、数量和功能异常，将影响肠上皮细胞能量代谢及免疫调节功能[20]。

4.肠道感染

UC作为一种免疫性失调性疾病，较正常人更加容易感染相关的细菌、病毒。多数学者认为感染是UC发病的启动因子，继发引起肠道的免疫反应以及炎症反应。在目前临床中治疗发现，使用抗生素能够对UC有一定的治疗作用，这些都能说明UC的发病与感染有关。但至目前为止，尚未发现UC相关的特异性病源体及感染因子。

在临床研究中发现，UC可能与结核分枝杆菌、难辨梭状芽孢杆菌、大肠埃希菌、双链球菌、志贺菌等肠道相关细菌、巨细胞病毒、麻疹病毒、EB等病毒及致病寄生虫等有关，这些微生物及其产生的毒素作用于机体可引起与UC相似的肠道炎症，表明微生物感染是UC的重要病因之一[21]。UC患者血液可检出大量肠道细菌、轮状病毒和衣原体等病原体抗体[22]。另有研究表明，UC与幽门螺杆菌、乙肝病毒等的感染有关[23]。

5.免疫系统的失衡

溃疡性结肠炎患者体内具有激活的先天性免疫反应和获得性免疫反应，肠道黏膜的免疫系统在UC的发生、发展以及转归过程中始终发挥着重要的作用。

（1）先天性免疫：先天性免疫是机体对病原体的第一道防线，具有无特异性以及持久免疫力的特点。先天性免疫中的免疫细胞，如巨噬细胞、肠上皮细胞、树突状细胞以及肌成纤维细胞能够感知肠道微生物群，并对微生物做出反应，进而引发快捷、有效的炎症反应，防止细菌的侵入，以上这种模式被称为病原体相关分子模式（PAMPs）[24]。其主要形式分为肠上皮屏障和抗原识别两种。

作为肠道黏膜表面的第一道屏障的肠上皮黏膜层，具有将宿主免疫细胞和腔内微生物进行物理分离并合成抗菌肽，起到宿主防御的作用，用来抵御肠道致病菌的侵入[25]。肠上皮细胞内部黏液层构成了细菌侵入的第二道屏障；肠上皮有肠细胞和专门的上皮细胞组成，如杯状细胞和潘氏细胞。上皮屏障的完整性由紧密连接、黏附连接和形成细胞间顶端连接复合物的桥粒维持。有学者研究发现UC患者肠道中存在缺陷的上皮屏障和肠道通透性增加[24]。

肠上皮细胞形成的肠上皮屏障，起到宿主防御的作用，从而达到抵御细菌侵入的作用[25]；有研究显示，UC患者中存在缺陷的上皮屏障和肠道通透性增加[24]。另一种形式是抗原识别，抗原通过巨噬细胞和DCs的相互作用激活先天性免疫应答，起到病原体防御和保护肠上皮细胞的作用。

（2）适应性免疫：正常情况下，适应性免疫系统各组成部分之间相互配合，并与先天免疫系统的分子和细胞发生有效的免疫反应，从而消除入侵病原体。辅助性T（Thelper，Th）细胞是适应性免疫的关键[24]。作为辅助性T（Thelper，Th）细胞的Th2、Th17以及调节性T（regulatoryT，Treg）细胞在UC的发病过程中起到了关键性的作用：①有研究表明在UC的发病过程中以Th2细胞免疫为主[26]。②作为肠黏膜表面促炎反应关键启动因子的Th17在肠炎的发病机制中起到重要的作用，其相关的IL-17A、IL-17F、IL-21和IL-22为特征的促炎性T细胞亚群向感染组织招募中性粒细胞和巨噬细胞，从而在宿主防御细胞外病原体感染方面发挥作用[27]。③Treg细胞对自我耐受和免疫稳态至关重要。Treg细胞能够在肠黏膜表面富集，抑制肠内自身促炎免疫应答，起到保护肠道黏膜、维持屏障功能、促进上皮细胞增殖的作用[28]。

（三）治疗

到目前为止，国内外尚未形成理想、有效的治疗 UC 的方案。因此，诱导缓解 UC 活动期临床症状、维持 UC 缓解期的平稳病情、防治 UC 相关并发症的发生、提高患者的生活质量是目前的治疗目标。治疗关键在于建立良好的医患关系，治疗原则是对患者进行健康科普教育，解除顾虑，祛除诱因，指导患者培养良好的饮食习惯，根据患者的症状类型及症状严重程度进行分级治疗，遵循个体化治疗原则，综合运用治疗措施，包括健康教育、药物治疗、精神心理行为干预、外科手术及饮食治疗等。

1.健康教育

医生应以患者为中心，对患者进行健康宣教。大部分患者由于对 UC 缺乏一定的了解，对于病情反复发作、迁延不愈的病程，充满焦虑，尤其是排便次数增加，给患者的精神和日常生活带来很多困扰，易产生自卑、忧虑，甚至恐惧心理。因此，医生应向患者解释，解除他们的顾虑，使患者信任自己，并配合对其制定的长期的、个体化的综合治疗方案，从而建立良好的医患关系。

2.药物治疗

（1）氨基水杨酸制剂：氨基水杨酸制剂作为临床一线用药，是轻、中度溃疡性结肠炎患者的首选用药，也是缓解期患者维持治疗的最佳选择之一。刘元艳等[29]研究发现治疗溃疡性结肠炎使用频数排在前五的西药依次为柳氮磺吡啶、甲硝唑、地塞米松、泼尼松和氢化可的松，这也进一步说明了柳氮磺吡啶作为临床一线用药的普适性和临床疗效。该类药物通过抑制引起炎症的前列腺素和白三烯的合成，降低体内氧自由基的水平，从而对肠黏膜的炎症起到显著抑制作用。随着治疗溃疡性结肠炎的新药不断上市，新的制剂方式的产生，巴柳氮、美沙拉嗪、奥沙拉秦等药物能够直达病灶，不会在体内除肠道以外的其他消化器官分

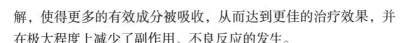

解，使得更多的有效成分被吸收，从而达到更佳的治疗效果，并在极大程度上减少了副作用、不良反应的发生。

（2）糖皮质激素类药物：糖皮质激素类（GCS）药物具有很强的抗炎作用，对溃疡性结肠炎急性发作、重度UC患者或者对5-氨基水杨酸（5-ASA）治疗不应答的轻、中度UC患者[30]，其治疗有效率可达90%[31]。针对稳定UC的患者治疗效果欠佳，而且长期使用糖皮质激素可能出现骨质疏松、糖代谢紊乱、增加感染几率等不良反应。有研究[32]发现，激素治疗UC疗效虽好，但激素依赖比例也较高，不排除与免疫抑制剂等其他治疗手段应用较少有一定关联。故临床上宜根据病情的轻重及个体对激素的耐受度来合理应用糖皮质激素。糖皮质激素在临床上常用的种类有地塞米松、泼尼松、甲泼尼龙琥珀酸钠及布地奈德等，以及许多新型GCS应用于临床，如布地奈德、二丙酸倍氯米松、氟氢可的松和巯基可的松异戊酸酯等，通过抑制IL-6及其他细胞因子的合成及释放达到治疗UC的目的。DrastichP等通过对皮质类固醇激素对包括IL-6在内的细胞因子抑制作用的研究间接证明了在UC免疫机制中细胞因子发挥的重要作用[33]。

（3）免疫抑制剂（ISD）：患者肠黏膜免疫的失衡是UC发病的关键病机之一，免疫抑制剂就是通过抑制免疫反应，达到治疗效果。免疫抑制剂主要适用于激素抵抗或激素依赖的患者，作为临床治疗溃疡性结肠炎的二线用药，常用的药物有硫唑嘌呤、环孢素等。王培龙等[34]通过对免疫抑制剂和5-氨基水杨酸以及激素治疗UC的研究发现，中、重度UC患者选择免疫抑制剂治疗效果较佳。虽然免疫抑制剂在临床上针对激素依赖或抵抗的病人疗效显著，但是免疫抑制在带来疗效的同时，也带来了诸多的不良反应，如白细胞减少等骨髓抑制表现以及增加的机会性感染，使得在临床上应用时要密切观察患者的病情变化，定期复查血常规检查，以及时地变更治疗方案。如丁辉等[35]通过对硫唑嘌呤治疗UC的不良反应进行分析发现骨髓抑制是使用硫唑嘌呤最重要且是具有潜在致死性的严重不良反应，但多数患者不良反应程度较轻，患者多可耐受，因此在临床治疗中必须密切监测不良反应，给予及时的对症处理。

（4）生物制剂：生物制剂通过抑制免疫抑制途径中的关键因子发挥临床治疗效果，该药在临床试验中证明UC患者在对GCS、ISD治疗无效或不能耐受的情况下足疗程使用，能够使患者的病情得到有效的控制，并处于长期缓解的疾病状态。常见的生物制剂包括人源性抗TNF单克隆抗体如英夫利昔、阿达木单抗以及新的细胞因子抑制剂包括人类抗IL-12抗体、fontolizumab、选择性细胞黏附分子抑制剂和抗CD3单克隆抗体等。周正[36]等通过对抗TNF-α治疗溃疡性结肠炎的Meta分析中发现，抗TNF-α治疗UC，可以有效缓解患者的临床症状，减轻全身不适症状，并且能够有效提高患者的生活质量。生物制剂作为临床治疗IBD的新方法，疗效显著，从多个方面缓解患者的病痛，但生物制剂的价格昂贵，故国内目前临床上应用生物制剂的治疗不多。

（5）微生物制剂：肠道菌群紊乱作为溃疡性结肠炎发病的始动因素，在临床上受到了广泛的关注。以此应运而生的微生态制剂，在临床上使用广泛。微生态制剂通过提高有益菌的数量提高机体免疫、抑制其他有害菌的生长以维持肠道菌群的平衡以及加强肠道自身的黏膜屏障作用、增强防御功能等方式治疗UC[37]。常见益生菌包括乳酸杆菌、双歧杆菌、酪酸梭菌、酵母菌、地衣芽孢杆菌、枯草杆菌等。朱伟清[38]用双歧杆菌制剂联合美沙拉嗪治疗UC，临床疗效优于单用美沙拉嗪，且不良反应发生率较单用美沙拉嗪低，表明微生态制剂联合美沙拉嗪治疗UC具有协同增效的作用。

3.外科手术

在诸多内科治疗无法取得满意临床治疗效果或者是出现严重的药物不良反应及合并有大出血、溃疡穿孔、明确的或高度可疑癌变者可考虑外科手术治疗[39]。外科手术多采取部分及全部结肠切除术，以去除溃疡性结肠炎发病的靶器官而达到治疗的目的。但是在手术中存在手术创伤、手术相关并发症、残留结肠复发等风险，因此UC治疗首选内科治疗，外科手术处于次选地位。应严格掌握手术适应证、手术干预时机、手术的微创性及患者术后生存质量，同时术后仍应继续UC的基础维持治疗预防UC复发。

4.行为心理干预

UC作为一种身心疾病，注重患者的身心状态的调整也能够在临床治疗上起到协同增效的作用。以往对UC的治疗思维比较局限，容易忽视对患者的心理疏导。有研究发现患者长期的的焦虑、抑郁状态与其长期腹痛、腹泻、黏液脓血便等临床症状带来的生活质量的下降、自身心理压力增加等行为有关[40]。心理疗法旨在通过减少患者心理应激程度，调节患者情绪，达到缓解临床症状、提高生活质量的目的。行为心理干预能够填补药物治疗本病的不足之处，适用于常规治疗效果不太理想，对患者的心理健康造成一定程度的影响，可作为补充和替代医学（CAM）疗法应用于UC的临床治疗。虽然行为心理疗法取得了一定进展，但仍需要大规模的临床试验进一步证实其疗效[41]。

5.饮食治疗

指导UC患者培养良好的饮食习惯有助于改善患者的临床症状，是UC患者康复的关键措施。食用冷饮、水果、多纤维的蔬菜、豆制品和其他刺激性食物，会增加食物对肠道黏膜的刺激程度，加重UC症状。相反，易消化、少膳食纤维、高优质蛋白、高热量和高维生素食物是一个可行的减少UC腹部症状和提高生活质量的治疗方法。因此，UC患者应尽量避免生鲜鱼虾、辛辣刺激、红薯、土豆某些具有"产气"作用的水果和蔬菜以及牛奶或乳制品的摄入。

（四）问题和展望

溃疡性结肠炎是一种与多种因素相关的临床上慢性难治性疾病，腹痛、腹泻、黏液脓血便、里急后重是其主要症状，亦是影响患者身心健康的主要因素。近年来，随着UC发病率及患病率的持续增高，本病逐渐成为消化领域研究的热点和重点，同时取得了一定的进展，关于它的病因和发病机制至今仍未完全阐明，但目前研究显示主要包括环境和遗传因素、肠道微生态失调、肠道感染、免疫系统的失衡等几个方面。西医学对本病的治疗尚缺乏强有力的手段，西药种类繁多，层出不穷，且存在药物不耐受、副作用明显、复发率较高、疗程较长等问题。相比之下，中医药治疗本病更胜一筹，能够"审察病机，无失气宜"，从而做到"知犯何逆，随证治之"，中西医结合，势必成为未来治疗UC的方向。

参考文献

［1］SYKORAJ, POMAHACOVAR, KRESLOVAM, et al.Current global trends in the incidence of pediatriconset inflammatory bowel disease［J］. World J Gastroenterol, 2018, 24（25）: 2741-2763.

［2］NGSC.Emerging trends of inflammatory bowel disease in Asia［J］. Gastroenterol Hepatol（NY）, 2016, 12（3）: 193-196.

［3］KIMHJ, HANNHJ, HONGSN, et al.Incidence and natural course of inflammatory bowel disease in Korea, 2006-2012: anationwide population-basedstudy［J］. Inflamm Bowel Dis, 2015, 21（3）: 623-630.

［4］YANGH, LIY, WUW, et al.The incidence of inflammatory bowel disease in Northern China: Aprospective population based study［J］. PLoS One, 2014, 9（7）: e101296.

［5］ZENGZ, ZHUZ, YANGY, et al.Incidence and clinical

characteristics of inflammatory bowel disease in a developed region of Guangdong Province, China: Aprospective population-basedstudy [J]. J Gastroenterol Hepatol, 2013, 28 (7): 1148-1153.

[6] NGSC, TANGW, CHINGJY, et al.Incidence and phenotype of inflammatory bowel disease based on results from the Asia-pacific Crohns and colitis pidemiology study [J]. Gastroenterology, 2013, 145 (1): 158-165e2.

[7] ZHAOJ, NGSC, LEIY, et al.First prospective, population based inflammatory bowel disease incidence study in mainland of China: The emergence of "western" disease [J]. Inflamm Bowel Dis, 2013, 19 (9): 1839-1845.

[8] Inherited determinants of Crohn's disease and ulcerative colitis phenotypes: agenetic association study [J]. The Lancet, 2015: S0140673615004651.

[9] WangYR, LoftusEV, CangemiJR, et al.Racial/Ethnic and Regional Differences in the Prevalence of Inflammatory Bowel Disease in the United States [J]. Digestion, 2013, 88 (1): 20-25.

[10] SungMK, ParkMY.Nutritional modulators of ulcerative colitis: clinical efficacies and mechanistic view.World J Gastroenterol, 2013, 19 (7): 994-1004

[11] Silva Bruno Césarda, Castro LA, Raquel R, et al.Epidemiology, demographic characteristics and prognostic predict orsoful cerative colitis [J]. World Journal of Gastroenterology, 2014, 20 (28): 9458-9467.

[12] HENRIKSENM, JAHNSENJ, LYGRENI, et al.Aerthere and differences in phentypeor disease course between familial and sporadiccascsof inflammatorybowel disease RCSULTS of apopalation based follow up study [J]. AMJ Gastment 2007, 102 (9): 1955-1963.

［13］魏玮，唐艳萍.消化系统西医难治病种中西医结合诊疗方略［M］.北京：人民卫生出版社，2012.

［14］MisraR，FaizO，MunkholmP，et al.Epidemiologyo finflammatoryboweldiseaseinracialandethnicmigrantgroups［J］.WorldJournalofGastroenterology，2018，24（3）：424-437.

［15］艾静，王承党.遗传与环境因素在炎症性肠病发病机制中的作用研究［J］.国际消化病杂志，2014（2）：110-113.

［16］窦传字，张淑静，王毅，等.基于MicroRNA研究针灸调节溃疡性结肠炎作用机制的思考［J］.中华中医药学刊，2014（3）：489-492.

［17］谢华，何良梅，刘瑶，等.肠道菌群与炎症性肠病.赣南医学院学报，2017，37（04）：659-663.

［18］楼俪泓，曾悦，王兴鹏.肠道微生态在克罗恩病发病中的作用以及治疗前景［J］.胃肠病学，2016，21（2）：111-114.

［19］Wright EK，Kamm MA，Teo SM，et al.Recent Advances in Characterizing the Gastrointestinal Microbiome in Crohn's Disease：A Systematic Review［J］. Inflammatory Bowel Diseases，2015，21（6）：1219-1228.

［20］Sasaki M，Klapproth JMA. The Roleof Bacteria in the Pathogenesis of Ulcerative Colitis［J］. Journal of Signal Transduction，2012，2012：1-6.

［21］Azimi T，Nasiri MJ，Chirani AS，et al. The role of bacteria in the inflammatory bowel disease development：a narrative review［J］.APMIS，2018.126（4）：275-283.

［22］樊慧丽，陈玉梅.溃疡性结肠炎的发病机制和治疗进展［J］.中国全科医学，2012，15（2）：228-230.

［23］He Y，Xu P，Chen Y，et al.Prevalence and influences of hepatitis Bvirus infection on inflammatory bowel disease：a retrospective study in southern China.［J］. International Journal of

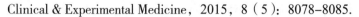

Clinical & Experimental Medicine, 2015, 8（5）：8078-8085.

［24］Siegmund B, Zeitz M.Innate and adaptive immunity in inflamma tory bowel disease［J］. World Journal of Gastroenterology, 2011, 17（27）：3178-3183.

［25］Sarlos P, Kovesdi E, Magyari L, et al.Genetic update on inflammatory factors in ulcerative colitis：Review of the current literature ［J］. World Journal of Gastrointestinal Pathophysiology, 2014, 5（3）：304-321.

［26］Biancheri P, Di Sabatino A, Ammoscato F, et al. Absence of a role for inter leukin-13 in inflammatory bowel disease［J］. European Journal of Immunology, 2014, 44（2）：370-385.

［27］Danilo P, Giovanni G, Piccirillo CA, et al. The Intricate Linkamong Gut "Immunological Niche," Microbiota, and Xenobioticsin Intestinal Pathology［J］. Mediators of Inflammation, 2017：1-12.

［28］Buzza MS, Johnson TA, Conway GD, et al. Inflammatory cytokines down-regulate the barrier-protective prostasin-matriptase proteolytic cascade early in experimental colitis［J］. J Biol Chem, 2017, 292（26）：10801-10812.

［29］刘元艳, 刘学文, 谭勇, 等.基于文本挖掘探索溃疡性结肠炎药物的治疗规律［J］. 中国实验方剂学杂志, 2013, 19（15）：329-332.

［30］葛均波, 徐永健.内科学［M］. 8版.北京：人民卫生出版社, 2013：385-393.

［31］蒋蔚茹.炎症性肠病的认识与药物治疗进展［J］. 上海医药, 2010, 31（5）：208-210.

［32］陈白莉, 陈瑜君, 高翔, 等.235例炎症性肠病患者首次接受糖皮质激素治疗的临床疗效分析［J］.胃肠病学和肝病学杂志, 2013（01）：66-70.

［33］Drastich P, Frolova BL, Zanvit P, et al. Spontaneous in

vitro IL-6 production in various intestinal segments in patients with inflammatory bowel disease [J]. Folia Mi-crobiol (Praha), 2011, 56: 185-1903.

[34] 王培龙.免疫抑制剂在溃疡性结肠炎中的应用及疗效分析 [J]. 医学综述, 2009, 15 (21): 3332-3334.

[35] 丁辉, 钱家鸣, 单科曙.硫唑嘌呤治疗炎症性肠病的不良反应分析 [J]. 临床消化病杂志, 2011 (1): 40-42.

[36] 周正.抗TNF-α治疗溃疡性结肠炎的Meta分析 [D]. 2013.

[37] 樊慧丽, 陈玉梅.溃疡性结肠炎的发病机制和治疗进展 [J]. 中国全科医学, 2012, 15 (2): 228-230.

[38] 李鑫琪, 曹振振, 韩大正.益生菌联合美沙拉嗪治疗溃疡性结肠炎患者的临床疗效观察 [J]. 临床医药文献电子杂志, 2018 (41).

[39] 钟敏儿, 吴斌.炎症性肠病外科治疗国内外共识与指南主要内容介绍及解读 [J]. 中国实用外科杂志, 2017 (03): 40-43.

[40] 郑兴华.心理行为干预对溃疡性结肠炎伴抑郁患者的影响观察 [J]. 中国卫生标准管理, 2015 (13): 81-82.

[41] 毕洪钟, 琚坚.行为心理学疗法治疗肠易激综合征的研究进展 [J]. 胃肠病学, 2012, 17 (10): 636-638.

第二章　溃疡性结肠炎的中医学认识

第一节　病名认识

溃疡性结肠炎是西医学的概念，在中医学古代医籍中没有明确对应的病名，但根据其腹泻、黏液脓血便、腹痛的临床表现，文献中关于"肠澼""滞下""痢疾""便血""泄泻""肠风""脏毒"等病证的论述为我们提供了可借鉴的辨治经验。

《黄帝内经》中有"肠澼"之病名，颇类似本病的临床特点，如《素问·通评虚实论》云"肠澼便血""肠澼下白沫""肠澼下脓血"等。又活动期多以腹痛、便下赤白脓血、里急后重为主要表现，可归为"痢疾""下利"；部分患者以大便带血为特点，可称之"便血"；因为患者常感泻下滞涩不爽、黏滞重坠，又称"滞下"；缓解期一般表现为排便次数增多，粪质稀薄，故可归为"泄泻"范畴。本病以慢性复发型最为常见，病情发展以发作、缓解交替出现为特点，故目前多认为其与中医的"久痢"较为相近。

第二节　病因病机

一、致病因素

溃疡性结肠炎属非特异性炎性疾病，中医学认为其主要发病因素在于内因，即先天禀赋不足、脾胃功能失健，或伴有肾气不足，肺气失调。这与西医学以遗传易感为发病内因的观点相一致。中医认为脾胃虚弱是本病的发病基础，脾胃居中焦，主纳谷、腐熟、转输运化之职，更具升清降浊之能。若禀赋不足，或感受毒邪，或饮食失调，或忧思恼怒，或劳倦久病皆可损伤脾胃，脾虚失运，升降失司，水湿不化，郁热搏结，阻滞肠络，发为泻痢。饮食不节和情志失调是溃疡性结肠炎常见的发病诱因，恣食肥甘厚味，酿生湿热，导致肠腑气机不畅，通降不利，损伤肠络；或者焦虑抑郁，精神紧张，以致肝气郁结，横逆乘脾，运化失职，气血瘀滞，肉腐血败，脂络受伤而成内疡。

二、病机特点

本病病位在大肠，但病机根本在脾，与肝、肾、肺三脏密切相关。疾病过程中可产生湿、热、瘀、毒、痰等病理产物，使病情缠绵难愈。湿热蕴肠、气滞络瘀是溃疡性结肠炎的基本病机，属本虚标实之证，活动期以标实为主，主要为湿热蕴肠，气血不调；缓解期属本虚标实，主要为正虚邪恋，运化失健，本虚多呈脾虚，亦有兼肾亏者。初病在气，久病入络，反复出血，瘀血留着，腹痛固定，腹部生块的络阻血瘀证也并见于病程后期。脾虚肝乘，肝郁化火，火性上炎，循经犯目，目疾而生。脾主四肢，湿流关节，关节重痛，热伤肠络，血脉相传，皮肤发斑，这些皆是病机演变中由里及表、从内形外的表现。

溃疡性结肠炎不同症状的病机侧重点有所不同，以脓血便为主的病机重点是湿热蕴肠，脂膜血络受伤。以泄泻为主者需分虚实，实证为湿热蕴肠，大肠传导失司；虚证为脾虚湿盛，运化失健。以便血为主者，实证为湿热蕴肠，损伤肠络，络损血溢；虚证为湿热伤阴，虚火内炽，灼伤肠络，两者的病机关键均有瘀热阻络，迫血妄行。腹痛实证的主要病机是湿热蕴肠，气血不调，肠络阻滞，不通则痛；虚证为土虚木旺，肝脾失调，虚风内扰，肠络失和。脓血便伴发热者的主要病机是热毒内盛，血败肉腐。

第三节　辨证论治

一、辨治要点

1.辨轻重缓急

掌握病情的轻重缓急对制订治疗方案和判断预后十分重要，如便下脓血，或纯下鲜血，大便日行6次以上，腹痛、腹胀较剧，或伴发热，属急症、重症。大便次数日行3次以下，腹痛、腹胀不甚，病情较缓，属于轻症。

2.辨正邪虚实

虚则补之，实则泻之，不辨虚实易犯虚虚实实之戒。一般而言，活动期症见便下脓血，下利腹痛，里急后重，肛门灼热，舌红，苔黄厚腻，脉弦滑者，多属实证；缓解期便稀泄泻，或夹黏液，肠鸣腹胀，面色萎黄，乏力倦怠，舌边齿痕，苔薄腻，脉沉细或弦细者，多属正虚邪恋。

3.辨寒热阴阳

热则寒之，寒者热之，临证宜详辨之，如大便白色黏胨，形寒肢冷，或大便清稀，完谷不化，多属寒证；大便赤白黏胨，赤多白少，里急后重，腹痛，或色黄褐而臭，泻下急迫，肛门灼热，多属湿热证；舌红少苔，便下艰涩，血色紫黯凝块，脉细涩，多属热邪伤阴。

4.辨脏腑气血

便溏泄泻为主者，病多在脾；腹痛肠鸣者，多为脾虚木乘，或为湿阻气滞，不通则痛；久痢久泻者，多脾肾两亏；黏液便为主者，多为脾虚痰湿下注，肺气失调。以便血为主者，病在血分，多属湿热炽盛，动血入络，亦有湿热伤阴，虚火内炽，灼伤肠络者。

5.辨脓血便、黏液便

一般认为，脓白如陈属寒、脓色黄稠属热；黏液清稀属虚、属寒，色黄黏稠属有郁热。白多赤少，重在治湿、治气；赤多白少，重在治热、治血。血便是溃疡性结肠炎的主症之一，其辨证因结合病势、病程等综合考虑，血色鲜红多属热，若久病气亏、气不摄血，多血色淡稀；血黯多属瘀，然血瘀的病机亦可有虚实之异：急性期湿热酿毒可入络成瘀，多血色紫黯凝块腥臭；久病脾肾阳虚，运血无力可气虚为瘀或寒凝为瘀，多血色淡黯。

6.辨腹痛

便前腹痛、便后则缓，肠鸣腹胀，多属脾虚肝旺，病在气分；痛处固定，缠绵反复，多为瘀血入络，病在血分；病久而腹痛隐隐，多属气虚血瘀。

二、治疗原则

（1）本病临床以正虚邪恋、虚实夹杂证多见，治疗总体以扶正祛邪、标本兼顾为原则，同时应注意分清缓急、标本、虚实、寒热。一般病程初期或急性发作期，病以标实为主，多为湿热蕴结，气机阻滞，肠络损伤，治宜重祛邪，以清热燥湿、调气和络止血为主；病程较长或缓解期，多为脾肾亏虚或肝脾不调，湿热留恋，治宜补益脾肾、固肠止泻，或抑肝扶脾，兼以清肠化湿。

（2）溃疡性结肠炎的治疗应当内外并重，内治应注重调气通滞，外治强调生肌敛疡，行中药灌肠局部治疗，使药物直达病所。

三、辨证分型

1.大肠湿热证

主症：腹痛，腹泻，便下黏液脓血；舌质红，苔黄腻。

次症：肛门灼热；里急后重；身热，小便短赤；口干口苦，口臭；脉滑数。

治法：清热化湿，调气行血。

主方：芍药汤（《素问病机气宜保命集》）加减。药物：黄连、黄芩、白头翁、木香、炒当归、炒白芍、生地榆、白蔹、肉桂（后下）、生甘草。

中成药选用：①香连丸，口服，每次3~6g，每天2~3次；小儿酌减。②槐角丸，口服，每次3~6g，每天2~3次。③克痢痧胶囊，可短期使用，每次2粒，每天3次。

2.脾虚湿蕴证

主症：大便溏薄，黏液白多赤少，或为白胨；舌质淡红，边有齿痕，苔白腻。

次症：腹痛隐隐；脘腹胀满，食少纳差；肢体倦怠，神疲懒言；脉细弱或细滑。

治法：健脾益气，化湿助运。

主方：参苓白术散（《太平惠民和剂局方》）加减。药物：党参、茯苓、炒白术、山药、炒薏苡仁、砂仁（后下）、陈皮、桔梗、木香、黄连、地榆、炙甘草。

中成药选用：①参苓白术丸，口服，每次6g，每天3次。②补脾益肠丸，口服，每次6g，每天3次；儿童酌减；重症加量或遵医嘱。

3.寒热错杂证

主症：下痢稀薄，夹有黏胨，反复发作；舌质红，或舌淡红，苔薄黄。

次症：腹痛绵绵；四肢不温；腹部有灼热感，烦渴；脉弦，或细弦。

治法：温中补虚，清热化湿。

主方：乌梅丸（《伤寒论》）加减。

药物：乌梅、黄连、黄柏、肉桂（后下）、细辛、干姜、党参、炒当归、制附片。

中成药选用：乌梅丸，口服，每次2丸，每天2~3次。

4.肝郁脾虚证

主症：腹痛即泻，泻后痛减；常因情志或饮食因素诱发大便次数增多。

次症：大便稀溏，或黏液便；情绪抑郁或焦虑不安；嗳气不爽，食少腹胀；舌质淡红，苔薄白；脉弦或弦细。

治法：疏肝理气，健脾和中。

主方：痛泻要方（《景岳全书》引刘草窗方）合四逆散（《伤寒论》）加减。

药物：陈皮、炒白术、炒白芍、防风、炒柴胡、炒枳实、党参、茯苓、炙甘草。

中成药选用：①固肠止泻丸（结肠炎丸），口服，每次4g（浓缩丸），或每次5g（水丸），每天3次。②逍遥丸，口服，每次3g，每天3次。

5.脾肾阳虚证

主症：久泻不止，夹有白脓，甚则完谷不化，滑脱不禁；形寒肢冷。

次症：腹痛喜温喜按；腹胀，食少纳差；腰酸膝软；舌质淡胖，或有齿痕，苔薄白润；脉沉细。

治法：健脾补肾，温阳化湿。

主方：理中汤（《伤寒论》）合四神丸（《证治准绳》）加减。

药物：党参、炮姜、炒白术、炙甘草、补骨脂、肉豆蔻、吴茱萸、五味子、生姜、大枣。

中成药选用：①附子理中丸，口服，每次3g，每天3次。②四神丸，口服，每次3g，每天3次。

6.阴血亏虚证

主症：排便困难，粪夹少量黏液脓血；舌红少津，少苔或无苔。

次症：腹中隐隐灼痛；午后低热，盗汗；口燥咽干；头晕目眩，心烦不安；脉细数。

治法：滋阴清肠，养血宁络。

主方：驻车丸（《备急千金要方》）加减。

药物：黄连、阿胶（烊化）、当归、太子参、生地黄、麦冬、白芍、乌梅、石斛、山药、炙甘草。

中成药选用：归脾丸，口服，每次3g，每天3次。在辨证确定的基础上可考虑随症加减：大便脓血较多者，加败酱草、秦皮、槐角；腹痛较甚者，加徐长卿、延胡索；便血明显者，加仙鹤草、紫草、槐花、地榆；大便白胨黏液较多者，加苍术、薏苡仁；伴发热者，加金银花、葛根；畏寒怕冷者，加干姜；里急后重者，加槟榔、炒枳壳；久泻气陷者，加炙升麻、柴胡、荷叶；久泻不止者，加赤石脂、石榴皮、诃子；排便不畅、便夹脓血者，加制大黄。

第四节　中医外治

中医外治法在UC中正发挥着越来越重要的作用，其主要手段包括中药栓剂和中药灌肠，如何合理进行中医外治值得进一步关注。病变局限在远端结肠者尤其适用局部用药：对病变在直肠宜用栓剂，病变在直乙结肠宜用灌肠剂。对病变在远端结肠的不同程度的UC，其用药方法可有所不同：轻度UC可单独局部用药，或口服联合局部用药；中、重度UC口服联合局部用药能起到更好的疗效。

中药灌肠因药液可接触病变部位，能显著提高肠内局部血药浓度，大大降低了肝肠循环、首过效应消除对药物有效成分的影响，有助于较快缓解症状，促进肠黏膜损伤的修复，因而在UC的治疗过程中发挥着重要的作用。常用的可配置成灌肠液的中药包括清热化湿、清热解毒、收敛护膜、宁络止血、生肌敛疮共5大类及一些中成药（表2-1）。在临床使用时可根据病情辨证选用4~8味中药组成灌肠方或配合中成药一同使用。为了保证中药灌肠液的合理使用，我们一般要求患者将灌肠的药物加适量水煎成80~100ml，放置到38~39℃，一般灌肠时机以睡前和排便后为宜。在灌肠过程中，为了让灌肠液充分与病变部位接触，一般嘱咐患者先取左侧卧位15分钟→膝胸位15分钟→右侧卧位15分钟，后取舒适体位，其后尽量保留药液2~4小时。

表2-1　UC灌肠治疗常用中药及中成药

类别	药物
中成药	锡类散、康复新液、复方黄柏液、云南白药等
清热化湿类	黄柏、黄连、苦参、白头翁、马齿苋、秦皮等
清热解毒类	野菊花、白花蛇舌草、败酱草等
收敛护膜类	诃子、石榴皮、五倍子、乌梅、枯矾等
宁络止血类	地榆炭、槐花、蒲黄、大黄炭、仙鹤草等
生肌敛疡类	白及、三七、血竭、青黛、儿茶、生黄芪等

中药栓剂临床使用较中药灌肠更加方便、卫生，可使中药直达患处发挥作用。西药栓剂虽然也能直接作用于病变部位，但因其在使用时易出现明显肛门不适的症状，影响患者接受度。中药栓剂相较西药栓剂和灌肠剂具有副作用小、费用低、患者依从性好的优势，将成为中医治疗UC的基本手段之一。目前临床疗效确切且使用较多的栓剂主要为清肠栓和榆白缓释栓。

第五节　针灸治疗

针灸治疗是中医学特色疗法之一，在选定特定腧穴上，运用针刺、艾灸等方法，能够调节肠道功能，对缓解溃疡性结肠炎具有肯定疗效。

一、选经取穴

本病病位在肠，与脾、胃、督脉、任脉等经脉息息相关。本病常因脾胃失运、升降失司、清浊不分而发病，因此，常选胃经天枢、足三里、上巨虚等穴。如《灵枢·邪气脏腑病形》云："飧泄，大肠痛，巨虚上廉主之。"《备急千金要方》也记载："大便泄数，并灸天枢。"

天枢为大肠募穴，位于脐中旁开两寸。足三里为胃腑下合穴，位于犊鼻下三寸。上巨虚为大肠下合穴，位于足三里下三寸。三穴均有健脾益胃，升清降浊，调理肠腑，涩肠止泻的作用。

任脉循行腹中，其中脘、神阙、气海、关元等穴都是临床调理肠胃的要穴。如《针灸资生经》曰："久冷伤惫脏腑，泄利不止，宜灸神阙。"《备急千金要方》也有"妇人水泻痢，灸气海百壮""灸脐中稍稍二三百壮""又灸关元三百壮"的记载。任脉之穴既可温肠健脾止泻，又能祛湿化浊，因此是本病常用穴。

此外，足三阴经循胸走腹，其中阴陵泉、三阴交、然谷、公孙等穴也具有调理肠腑止泻的作用。而背部督脉与膀胱经与人体阳气息息相关，本病见脾肾阳虚时配伍背部穴位，如大肠俞、肾俞、命门等，具有升阳止泻之功。

二、治疗方法

针刺艾灸并用，是临床常用方法。《伤寒论》中即有"少阴病，下利便脓血者，可刺"的记载。历来文献强调针刺时补泻手法的运用，如《太平圣惠方》曰："针入八分，得气，先补而后泻之。"《天元太乙歌》曰："小腹便澼最难医，气海中极间使宜，三里更须明补泻，下针断不失毫厘。"对灸法的运用，多强调重灸，常灸至百壮。如《针灸资生经》曰："心腹痛而后泄，灸关元百壮。"针灸通过局部刺激，调节经络气血，而艾灸具有温阳散寒、扶正祛邪的作用，两者结合，能够更好地调节肠腑功能，值得临床推广应用。

第六节　历代医家论述荟萃

一、病因病机

岁少阳在泉，火淫所胜，则焰明郊野，寒热更至。民病注泄赤白，少腹痛，溺赤，甚则血便，少阴同候。

少阴之胜，心下热善饥，脐下反动，气游三焦，炎暑至，木乃津，草乃萎，呕逆躁烦，腹满痛，溏泄，传为赤沃。太阴之胜，火气内郁，疮疡于中，流散于外，病在胠胁，甚则心痛热格，头痛，喉痹，项强，独胜则湿气内郁，寒迫下焦，痛留顶，互引眉间，胃满，雨数至，燥化乃见，少腹满，腰椎重强，内不便，善注泄，足下温，头重足胫胕肿，饮发于中，胕肿于上。少阳之胜，热客于胃，烦心心痛，目赤欲呕，呕酸善饥，耳痛溺赤，善惊谵妄，暴热消烁，草萎水涸，介虫乃屈，少腹痛，下沃赤白。

《素问·至真要大论》

太阳司天之政，四之气，风湿交争，民病注下赤白。

寒至则坚痞、腹满、痛急、下利之病生矣。热至则身热、吐下、霍乱、痈疽、疮疡、瞀郁、注下、瞤瘛、肿胀、呕、鼽衄、头痛、骨节变、肉痛、血溢、血泄、淋闭之病生矣。帝曰：治之奈何？岐伯曰：时必顺之，犯者治以胜也。

《素问·六元正纪大论》

岁火太过，炎暑流行，肺金受邪，民病疟，少气咳喘，血溢血泄注下，嗌燥耳聋，中热，肩背热，上应荧惑星。

《素问·气交变大论》

数动一代者，病在阳之脉也，泄及便脓血。

《素问·脉要精微论》

食饮不节，起居不时，则阴受之。阴受之则入五脏，入五脏则䐜满闭塞，下为飧泄，久为肠澼。

《素问·太阴阳明论》

三阳者，至阳也。积并则为惊，病起疾风，至如霹雳，九窍皆塞，阳气滂溢，干嗌喉塞。并于阴则上下无常，薄为肠澼。

《素问·著至教论》

肾足少阴之脉，是主肾所生病者，肠澼。

《灵枢·经脉》

下利脉数而渴者，令自愈。设不瘥，必圊脓血，以有热故也。

下利，寸脉反浮数，尺中自涩者，必圊脓血。

《金匮要略·呕吐哕下利病脉证治》

脾气虚，则大便滑，小便利，汗出不止，五液注下，为五色，注下利也。

《中藏经·论脾脏虚实寒热生死逆顺脉证之法》

凡痢皆由荣卫不足，肠胃虚弱，冷热之气乘虚入客于肠间，虚则泄，故为痢也。

然其痢而赤白者，是热乘于血，血渗肠内则赤也。冷气入肠，搏于肠间，津液凝滞则白也。冷热相交，故赤白相杂。重者状如脓涕，而血杂之。轻者白脓上有赤脉薄血，状如鱼脑，世谓之鱼脑痢也。

久赤白痢者，是冷热乘于血，血渗肠间，与津液相杂而下，甚者肠虚不复，故赤白连滞，久不瘥也。

夫春阳气在表，人运动劳役，腠理则开。血气虚者伤于风，至夏又热气乘之，血性得热则流散也。其遇大肠虚，而血渗入焉，与肠间津液相搏，积热蕴结，血化为脓，肠虚则泄，故成脓血痢也。所以夏月多苦脓血痢者，肠胃虚也。

《诸病源候论·诸痢病候》

古方云：风停于肤腠后，乘虚入客肠胃，或下瘀血，或下鲜血，注下无度，湿毒下如豆羹汁，皆外所因之明文也。古方有五泻，因脏气郁结，随其所发，使利脓血，作青黄赤白黑之不同者，即内所因也。又饮服冷热酒醴醯醢，纵情恣欲，房事劳逸，致损精血，肠胃枯涩，旧积冷热，遂成毒痢，皆不内外因。

《三因极一病证方论·滞下三因证治》

今之所谓痢疾者，即古方所谓滞下是也。盖尝推原其故矣。胃者，脾之腑也，为水谷之海，荣卫充焉；大肠者，肺之腑也，为传导之官，化物出焉。夫人饮食起居失其宜，运动劳役过其度，则脾胃不充，大肠虚弱，而风冷暑湿之邪，得以乘间而入，故为痢疾也。

《严氏济生方·大便门·痢疾论治》

愚按：痢之为证，多本脾肾。脾司仓廪，土为万物之母；肾主蛰藏，水为万物之元……夫痢起夏秋，湿蒸热郁，本乎天也；因热求凉，过吞生冷，由于人也。气壮而伤于天者，郁热居多；气弱而伤于人者，阴寒为甚。湿土寄旺四时，或从于火，则阳土有余而湿热为病，经所谓墩阜是也。或从于水，则阴土不足，而寒湿为病，经所谓卑监是也。

《医宗必读》

小便短少，腹痛腹胀，后重窘迫，大便下赤白脓血，身热少食者是也。

病因须分赤、白。赤者属血，自小肠来；白者属气，自大肠来。总之，暑湿伤于外，饮食伤于内，故有是疾也。古方有白属

40

寒，赤属热者，谬言也。噤口痢者，胃中热甚故也。

《罗太无口授三法·痢疾》

痢疾一证，古今治法非不珪璧琳琅，奕然几案。然究之，皆各眩己长，自鸣一得，求其有精微之蕴、会归之旨，终难其人也。余尝考《内经》肠澼字义，谓澼漂絮也，又谓肠中水也，以水而如絮漂泊肠中，非寒湿之凝结，即湿热之郁蒸。譬之污秽之水，得烈日曝晒，因如絮漂泊于上，得严寒冰冻亦如絮漂泊于上，而清水流泉则无也。可知痢疾之源莫不因于湿，而推其源则有二：一者湿兼于寒，一者湿兼于热。盖夏间阴气逼伏于内，阳气浮散于外，恣啖生冷则湿随寒入，暑热暴郁则湿随热入。至秋金司令，阳气将为内敛，而从前所积寒湿热湿之伏郁于内者，触动而痢作矣。总之，或寒或热，虽有不同，而湿之一因实为枢纽，此义如炉冶分金，最为捷要。再详《内经》之义，盖觉彰明较著矣。所云肠澼便血，身热则死，身凉则生，岂非因湿热扰乱，阴已消耗，而复见表热，则内外燔灼，营阴有立尽之势乎。又云肠澼下白沫，脉沉则生，脉浮则死，岂水因寒湿内著，脾阳已困，而反见浮脉，则内外相失，胃气有坐亡之机乎？究《内经》之义，参诸《金匮》数条，若合符节。夫痢疾不外乎寒热，寒热不外乎暑湿。盖当盛夏之时，阳气尽发于表，太阴湿土用事，兼之淫雨阴晦，湿气内侵，则太阴受之，受则必传少阴，所以久痢必关脾肾。脾虚则失其健运，不能为胃行其津液，上输于肺，而悉从下注；肾虚则失其闭藏，不能为小肠通其化物，下达膀胱，而直走大肠，此《内经》之奥而仲景之秘也。观仲景于《金匮》下痢一门，即将《伤寒论》中少阴下利数条治法参入，其意可知矣。盖寒湿、湿热之邪，感即直入于内，虽与伤寒自表而入者悬绝，而于寒邪之直中少阴、热邪之传入少阴者初无少异，故于寒温、温热之极重者，概以少阴下利之方治也。此仲景一定之法，嘉言先生疑有缺文，谓后人借以补入，是亦智者之一失也。考痢疾一证，古谓之肠澼，又曰滞下。其致病之由无不以夏伤于暑一语为铁案。夫夏伤于暑，即仲景所谓中暍，随感随发，顷刻僵仆，其来暴，其中速。至痢则始于微，积于渐，发于秋。寒湿湿热不同，轻重缓急亦异。余推原其故，谓因于暑则可，谓伤于暑则不可也。盖时当六月，四阳浮于外，二阴伏于内，脏本寒也。其在富贵之子，高堂大厦，凉风自生，而又羽扇，瓜梨恣啖，传为中寒而作痢矣。此因于暑之一验也。资贱之子作劳不息，挥汗如雨，张口抬肩，仅存喘息，由是生可啖也，冷可饮也，河水可浴也。夜则坐于风而卧于露也。剥肤之热即消而脏寒，寒之证旋见，此又因于暑之一验也。余究其受病之源，而知得之寒湿者六七，湿热者二三。如《太阴阳明论》曰：饮食不节，起居不时者，阴受之。阴受之则入五脏，入五脏则填满闭塞，下为飧泄，久为肠澼。细参经旨，未有一言及暑热者，奈因近代医流不知伤暑之因，胶执暑为热毒，概以芩、连之属，佐以破坚消滞之品为治痢金丹。噫！未之思耳。虽然大行酷热，暑毒中人，酝酿而为痢，必须以苦寒之品解之，盖有之矣，而认为一定之常例则不可，是又在参证与脉而酌夺也。

清·芬余氏《医源》

夫痢疾一证，各有所因，其纲凡四：曰陷邪，曰秋燥，曰暑毒，曰寒滑。各有主方，不可拘于成法，概用苦寒，痢疾三方，不可尽信。

《温氏医案·痢疾》

此其中焦寒湿，上下俱热。常人胃土右降，则甘饮食，脾土左升，则化水谷，胃降则甲木不逆，脾升则乙木不陷，木气无郁，故上下冲和，痛胀不生。饮食寒冷，伤其脾阳，不能蒸水化气，水谷并下，注于二肠。水气浸淫，脾土湿陷，抑遏乙木不能升达，肝气郁冲，故生痛胀。木以升泄为性，既不上达，则下决二阴，以泄粪溺。水在二肠，不在膀胱，故小便不开而大便不阃。水去土燥，肝脾升运，泄利自止。脾阳陷败，寒湿愈增，则泄利不止，遂便脓血。盖乙木直升，糟粕顺下，隧道无阻，故脂血不伤。乙木郁陷，滞气梗塞，糟粕不能顺行，脂血摧剥，与之俱下，是以作痛。君火胎于乙木，温气陷遏，不得上化君火，故生下热。湿邪淫蒸，脂血腐化，是以成脓。乙木陷于大肠，沉坠不升，是以后重。久而脂血伤残，刮迹而去，侵及脏腑，中气溃败，是以死也。

阳明以戊土而化燥金，金燥则能收降，故阳明之气，善于下行。太阴之湿，胜其阳明之燥，则脾既下陷，胃亦上逆。胃逆则甲木无下行之路，甲木化气于相火，相火上炎，是以胸膈烦热。君相同气，二火燔腾，心神扰乱，是以谵语。胆木失根，相火郁升，营血不谧，是以魂离。胆位于左，经络痞塞，是以结梗，下行无路，是以逆冲而上也。

气冲者，阳明动脉，在毛际之旁，腿腹之交。阳明之气，不遂其下行之性，故气冲即气街。郁蓄，而生跳动。《灵枢·百病始生》：虚邪之中人也，其著于伏冲之脉，揣之应手而动，发手则热气下于两股，如汤沃之状。《痿论》：冲脉者，经脉之海，主渗灌溪谷，与阳明合于宗筋。阴阳总宗筋之会，会于气街，而阳明为之长。阳明多气多血，而冲脉又与诸筋总会阳明之气街，穴腧充满，故气街之动脉常大。伏冲即冲脉之深而在脊者，风寒袭于冲脉，郁其经气，盛满莫容，走阳明而归气街，是以跳动鼓指也。是其上热在于少阳，下热在于厥阴，而上下郁热之根，则由己土之湿，土湿之故，则由癸水之寒。

《素灵微蕴·肠澼解》

二、诊断

泄凡有几，皆有名不？然。泄凡有五，其名不同。有胃泄；有脾泄；有大肠泄；有小肠泄；有大瘕泄，名曰后重。胃泄者，饮食

不化，色黄。脾泄者，腹胀满泄注，食即呕吐逆。大肠泄者，食已
窘迫，大便色白，肠鸣切痛。小肠泄者，溲而便脓血，少腹痛。大
瘕泄者，里急后重，数至圊而不能，便茎中痛。此五泄之要法也。

《难经·五十七难》

赤痢候，此由肠胃虚弱，为风邪所伤，则挟热，热乘于血，
则血流渗入肠，与痢相杂下，故为赤痢。

久赤痢候，久赤痢者，由体虚热乘于血，血渗肠间，故痢
赤，肠胃虚，不平复，其热不退，故经久不瘥。

休息痢候，休息痢者，胃脘有停饮，因痢已久，或冷气，或
热气乘之，气动于饮，则饮动，而肠虚受之，故为痢也。冷热气
调，其饮则静，而痢亦休也，肠胃虚弱，易为冷热，其邪气或动
或静，故其痢乍发乍止，谓之休息痢也。

《诸病源候论·诸痢病候》

大凡痢有四种，谓冷、热、疳、蛊。冷则白。热则赤。疳则
赤白相杂，无复节度，多睡眼涩。蛊则纯痢瘀血。

《千金方·热冷疳蚀诸痢论》

经中所载，有血溢、血泄、血便、注下。古方则有清浓血及
泄下，近世并为痢疾，其实一也。但以寒、热、疳、蛊，分为四
门，未为至当，且疳触疮脓，中蛊下血，与利脓血，证状大别。
疳触虽下赤白，当在疳湿疮门。蛊利清血，当在中蛊毒门。今之
滞下赤白者至多，皆是冷热相搏，非干疳湿蚀疮类，下利清血亦
多，与中蛊毒者大异。临视须祥，不可道听，治法差互，立见夭
伤，勉之勉之。

《三因极一病证方论·滞下叙论》

泄痢之病，水谷或化或不化，并无努责，惟觉困倦。若滞下
则不然，或脓或血，或脓血相杂，或肠垢，或无糟粕，或糟粕相
混，虽有痛、不痛、大痛之异，然皆里急后重，逼迫恼人，考之

44

于经，察之于证，似乎皆热证、实证也。余近年涉历，亦有大虚大寒者，不可不知。

《局方发挥》

言热者遗寒，言寒者废热，岂非立言之过乎？至以赤为热、白为寒，亦非确论。果尔，则赤白相兼者，岂真寒热同病乎？必以见证与色脉辨之，而后寒热不淆也。须知寒者必虚，热者必实。更以虚实细详之，而寒热愈明耳。胀满恶食，急痛惧按者，实也；烦渴引饮，喜冷畏热者，热也。脉强而实者，实也；脉数而滑者，热也。外此则靡非虚寒矣。而相似之际，尤当审察。如以口渴为实热是矣，不知凡系泻痢，必亡津液，液亡于下则津涸于上，安得不渴？更当以喜冷喜热分虚实也。以腹痛为实热似矣，不知痢出于脏，肠胃必伤，脓血迫肤，安得不痛？更当以痛之缓急、按之可否、脏之阴阳、腹之胀与不胀、脉之有力无力分虚实也。以小便之黄赤短少为实热是矣，不知水从痢去，溲必不长，液以阴亡，溺因色变，更当以便之热与不热、液之涸与不涸、色之泽与不泽，分虚实也。以里急后重为实热是矣，不知气陷则仓廪不藏，阴亡则门户不闭，更当以病之新久、质之强弱、脉之盛衰分虚实也。

《医宗必读》

夫以生冷下咽，泻痢随起，岂即化而为热乎？奈何近代医流，止见此时之天热，不见此人之脏寒，但见痢证，开口便言热毒，反以寒凉治生冷，是何异雪上加霜乎？俗见相同，死者不可胜言矣。或曰：然亦有用寒药而愈者，何也？曰：以胃强阳盛之人，而得湿成热者，亦有之；以元气壮实而邪不胜正者，亦有之。此皆可以寒治而愈，亦可以通利而愈，而此辈极少。以胃弱阳虚，而因寒伤脏者，此辈极多。若再用寒凉，或妄加荡涤，则无有不死。凡今以痢疾而致死者，皆此类也。

凡腹中积聚之辨，乃以饮食之滞留蓄于中，或结聚成块，或胀满硬痛，不化不行，有所阻隔者，乃为之积，此皆相粗成形之属所当逐也。今人不能辨察，但见痢如脓垢者，皆谓之积，不知此非粗粕之属，而实附肠着脏之脂膏，皆精血之属也。无论瘦人肥人，皆有此脂，但肥者脂厚，瘦者脂薄，未有无脂者也。若果无脂，则肠脏之间，岂容单薄赤露？非惟藩篱不固，而且脏必易伤，无是理也。今之凡患泻痢者，正以五内受份，脂膏不固，故日剥而下。若其脏气稍强，则随去随生，犹无足虑。若脏气致败，剥削至尽，或以久泻久痢，但见血水，及如屋漏水者，此在庸人云其积聚已无，反称为善，而不知脂膏刮尽，则败竭极危之候也。但识此为脂膏而非积聚，则安之固之且不暇，而尚敢云攻之逐之，或用苦寒以滑之利之者否？

凡泻痢腹痛，有实热者，有虚寒者。实热者，或因食积，或因火邪。但食积之痛，必多胀满坚硬，或痛而拒按，此必有所停滞，微者宜行其滞，甚者宜泻而逐之。

火邪之痛，必有内热等证，方宜清之利之。然邪实于中者，必多气逆。故凡治痛之法，无论是火是食，皆当以行气为先，但宜察药性之寒热，择而用之可也。

虚寒之痛，尤所当辨。盖凡泻痢之痛，多由寒气之在脏也。经曰：痛者，寒气多也。有寒故痛也。又曰：病痛者，阴也。故凡人有过食生冷，或外受寒气，即能腹痛，此可知也。寒在中者，治宜温脾；寒在下者，治宜温肾也。再若虚寒刮痛之义，则人多不知。盖元气不足于内，则虽无外受寒邪，而中气不暖，即寒证也。所以泻痢不能止，饮食不能化，而病有不能愈，正以阳虚多寒也。且泻痢不止，胃气既伤，膏血切肤，安能不痛？此其为痛，乃因剥及肠脏而然。是以痢因于痛，痛因于痢，故凡以寒侵腑脏，及脉络受伤，血动气滞者，皆能为痛。但察其不实不坚，或喜揉按，或喜暖熨，或胸腹如饥而不欲食，或胃脘作呕而多吞酸，但无实热等证，则总属虚寒。安得为痛必因积，痛皆实证耶？

凡治虚寒之痛者，速宜温养脏气，不得再加消伐，致令痛者愈痛，滑者愈滑，必至危矣。若谓诸痛不宜补，乃待痛定然后可用，则元气日去，终无定期。尝见一医云：痢疾须过七日，方可用补。而不知六日已死。执迷不悟，愚亦甚矣。但其痛之甚者，当于温补药中，稍加木香以顺其气，或多加当归以和其血，俟痛稍减，则当去此二味。盖恐木香之耗气，当归之滑肠也。若寒在下焦而作痛者，必加吴茱萸。其或痛不至甚，则但以温补脾肾为主，渐安则痛当自止，不必治其痛也。

凡里急后重者，病在广肠最下之处，而其病本，则不在广肠而在脾肾。凡热痢、寒痢、虚痢皆有之，不得尽以为热也。盖中焦有热则热邪下迫，中焦有寒则寒邪下迫，脾肾气虚则气陷下迫。欲治此者，但当察其所因，以治脾肾之本，则无有不愈。然病在广肠，已非食积。盖食积至此，泻则无留，而所留者，惟下陷之气，气本无形，故虽若欲出，而实无所出，无所出而又似欲出，皆气之使然耳。

《景岳全书·杂证谟·痢疾》

痢脉，沉小留连或微者易治，洪大而数者难治。亦不宜弦急。河间谓先水泻而后便脓血者，为脾传肾，贼邪难治；先便脓血而后水泻者，微邪易治。凡痢下纯血如屋漏水者，唇似朱红者，身热炙，大孔如竹筒者，皆属不治。

《罗太无口授三法·痢疾》

《大奇论》曰：脾脉外鼓沉，为肠澼，久自已。肝脉小缓为肠澼，易治。肾脉小搏沉，为肠澼下血。血温身热者死。心肝澼亦下血，二藏同病者可治。其脉小沉涩为肠澼，其身热者死。热见，七日死。

澼，从水，僻省声。邪僻之气，伏积而为泄也。许氏少之，漏也，或谓肠间水，欠精。不知大肠者传道之官，诸脏诸腑之泄，恒必由之，故皆名肠澼，而不必其澼之发于肠也。脾脉在中，沉为失位。然外则邪气有自出之势，鼓则正气无竭乏之虞，故久而自已，虽不治无伤也。肝脉牢长，小则木气虚，缓则土气乘之。然土乘木，微邪也，故易治。肾脉本沉，小为阴虚，搏为阳盛，故主下血。若血亦见温，身且发热，则阳愈益、阴愈损矣。故凡失血，皆忌身热也。心主血脉，不宜下血，故必与肝同病乃为可治，以子母相顾，分泻其邪故也。脉沉故下血，血下则血伤，故脉小涩也。七日火成数也。肺独不言澼者，诸澼皆关于大肠，即皆关于肺也。搏，击也；击，搏也；搏击为之鼓。《内经》之中，三字往往互用，外字详前法，余详常见诸脉。

《通评虚实论》曰：肠澼便血何如？岐伯曰：身热则死，寒则生。帝曰：肠澼下白沫何如？岐伯曰：脉浮则死，沉则生。帝曰：肠澼下脓血何如？岐伯曰：脉悬绝则死，滑大则生。帝曰：肠澼之属，身不热，脉不悬绝何如？岐伯曰：滑大者生，悬涩者死，以藏期之。

便血，专下血也。血为阴，身热则阴愈伤，身寒则所伤浅矣。然有三阳表邪之热，与孤阳亢烈之热不同，当辨而治之。所谓寒者，亦与恶寒迥别，肌肤清冷而无所苦者是也。若恶寒者，则又当分别三阳表邪以为治也。白沫即血之未化者，脉浮则阳外越而难回，脉沉则阳内守而未散。浓血者已化之血与未化之血并下，状若浓也。悬，系也。丝系于轸轸，琴瑟之轸，所以系丝者后世谓轸为轴曰悬经亦称弦，非弓弦也，言其小也。绝脉还入尺而不至，若悬之绝也。脉小而绝，正气将尽故死；脉大而滑，正气尚存故生。肠澼之属者，不必如前三者之显分三证，而亦其类也。此亦以正气之盛衰为死生。涩虽愈于绝，然悬小而涩，则邪气深入，而正气将消矣。以藏期之者，视盛衰之数而予之期也。

清·与樵山客《平法寓言·肠澼脉法》

三、治法

休息痢，经年不愈，缘初起失于通利，致湿热之邪留于冲任之间，久则气血愈陷，清阳不升，故久远不休，只宜调和气血，培补脾肾为主；若专事消导，非徒无益，而又害之矣，此证冲任虽病，幸与脾胃无碍，故饮食如常，所以久而不死，慎勿疑于积热未净，不敢用补。盖经年累月，每下皆有脓血，岂热化为脓可以久延如此乎？总因脏气受伤，以致脂膏不固，随剥随下，若不安养脏气，再以苦寒治痢，荡涤去积，则脏气日败，必至于死而后已也。

《类证活人书》

大人小儿，泄痢无已，其后变作白脓点滴而下，或于粪尾见之，为之温脾不愈，法当温肾……要之始作白痢，其气腥臭，已经转下，而且淹涎日久，无所谓痢矣。

《仁斋直指方·证治提纲·大便脱泄白脓》

治赤白痢，有人久患痢，赤白兼下，或纯白或纯赤，百药不愈者，病久服药已多，治痢多用毒药攻击，得脏气不和，所以难愈，史载之，用轻清和气药与之遂愈。

《医说·脏腑泄痢》

夫小肠泄者，溲而便脓血，少腹痛。宜寒剂夺之，淡剂、甘剂分之。

（大瘕泄寒湿）夫里急后重，数至圊而不能便。先宜清剂、寒剂夺之，后以淡剂、甘剂分之。

洞泄寒中，俗呼曰休息痢。洞泄，属甲乙风木，可灸气海、水分、三里，慎勿服峻热之药。

《儒门事亲》

里急后重，脉大而洪实，为里热甚而闭，是有物结坠也。若脉浮大甚，不宜下。虽里急后重，而脉沉细弱者，谓寒在内而气散也，可温养自愈。里急后重闭者，大肠经气不宣通也，宜加槟榔、木香，宣通其气。

49

后重则宜下，腹痛则宜和，身重则除湿，脉弦则去风。血脓稠粘，以重药竭之，身冷自汗，以毒药温之，风邪内缩，宜汗之则愈，鹜溏为痢，当温之。又云：在外者发之，在里者下之，在上者涌之，在下者竭之，身表热者内疏之，小便涩分利之。又曰：盛者和之，去者送之，过者止之。兵法云：避其来锐，击其堕归。此之谓也。

《素问病机气宜保命集》

至治法须求何邪所伤，何脏受病。如因于湿热者，去其湿热；因于积滞者，去其积滞；因于气血者，和之；新感而实者，可以通因通用；久病而虚者，可以塞因塞用。是皆常法，无待言矣。独怪世之病痢者，十有九虚，而医之治痢者，百无一补。气本下陷，而再行其气，后重不益甚乎？中本虚衰，而复攻其积，元气不愈竭乎？湿热伤血者，自宜调血。若过行推荡，血不转伤乎？津亡作渴者，自宜止泄。若再与渗利，津不转耗乎？世之庸工，专守痛无补法，且曰：直待痛止，方可补耳。不知因虚而痛者，愈攻则愈虚愈痛矣。此皆本末未明，但据现在者为有形之疾病，不思可虑者在无形之元气也。请以宜补之证悉言之：脉来微弱者可补；形色虚薄者可补；疾后而痢者可补；因攻而剧者可补。然而尤有至要者，则在脾肾两脏。如先泻而后痢者，脾传肾为贼邪，难疗；先痢而后泻者，肾传脾为微邪，易医。是知在脾者病浅，在肾者病深。肾为胃关，开窍于二阴，未有久痢而肾不损者，故治痢不知补肾，非其治也。凡四君、归脾、十全、补中，皆补脾虚，未尝不善。若病在火衰，土位无母，设非桂、附大补命门，以复肾阳，以救脾母，则饮食何由而进、门户何由而固、真元何由而复耶？若畏热不前，仅以参术补土，多致不起，大可伤矣。

《医宗必读》

痢者，古名滞下是也。里急后重，逼迫恼人，或脓或血，或

50

脓血相杂，或无糟粕，或糟粕相杂或肠垢，或痛或不痛，或呕或不呕，或发热或不发热。当详辨其阴阳寒热虚实而施治。不可偏执见也。

何为不用黄连之类以解毒，而所用者温热之剂乎？予曰：若用寒凉，其疾大变难疗。寒毒内伤，复用寒凉，非其治也。况血为寒所凝，浸入大肠间而便下，得温乃行。所以用热药其血自止。经曰：治病必求其本，此之谓也。胃既得温，其血不凝而自行，各守其乡矣。举此为例，可见不可偏执用寒之说。

《医贯·后天要论·痢疾论》

故河间之用芍药汤，谓行血则便自愈，调气则后重除，是固然矣。然调气之法，如气热者凉之则调，气寒者温之则调，气虚者补之则调，气陷者举之则调，必使气和，乃为调气行血之法亦然。若但以木香、槟榔、当归、大黄行血散气之属，谓之调和，不知广肠最远，药不易达，而所行所散者，皆中焦之气耳。且气既下陷，而复以行之散之，则气必更陷，其能愈乎？矧痢止而后重自止，未有痢不愈而后重能愈者也。故凡欲治此者，但当以治痢为主。

《景岳全书·杂证谟·痢疾》

凡治痢不分标本先后，慨用苦寒者，医之罪也。以肠胃论，大肠为标，胃为本。以经脉论，手足阳明为标，少阳相火为本。故胃受湿热，水谷从少阳之火化，变为恶浊，而传入于大肠，不治少阳，但治阳明无益也。少阳生发之气，传入土中，因而下陷，不先以辛凉举之，径以苦寒夺之，痢无止期矣。

凡治痢不审病情虚实，徒执常法，自恃颛门者，医之罪也。实者，邪气之实也。虚者，正气之虚也，七实三虚，攻邪为先。七虚三实，扶正为本。十分实邪，即为壮火食气，无正可扶，急去其邪以留其正十分虚邪，即为奄奄一息，无实可攻，急补其正，听邪自去。故医而不知变通，徒守家传，最为误事。

凡治痢不分所受湿热多寡，辄投合成丸药误人者，医之罪也。痢由湿热内蕴，不得已用苦寒荡涤，宜煎不宜丸。丸药不能荡涤，且多夹带巴豆、轻粉、定粉、硫黄、硇砂、甘遂、芫花、大戟、牵牛、乌梅、粟壳之类，即使病去药存，为害且大，况病不能去，毒烈转深，难以复救，可不慎耶？

《医门法律·痢疾门》

何谓四大忌？一曰忌温补。痢之为病，由于湿热蕴积，胶滞于肠胃中而发，宜清邪热，导滞气，行瘀血，而其病即去。若用参、术等温补药，则热愈盛，气愈滞，而血亦凝，久之，正气虚，邪气盛，不可疗矣，此投温补之剂为祸最烈也。二曰忌大下。痢因邪热胶.滞肠胃而成，与沟渠壅塞相似，惟用磨刮疏通则愈。若用大承气大下之，譬如欲清壅塞之渠，而注狂澜之水，壅塞必不能清，无不岸崩堤塌矣。治痢而大下之，胶滞必不去，徒伤胃气，损六气而已，正气伤损，邪气不可除，壮者犹可，弱者危矣。三曰忌发汗。痢者有头痛目眩，身发寒热者。此非外感，乃内毒熏蒸，自内达外，虽有表证，实非表邪也。若发汗，则正气已耗，邪气益肆，且风剂燥热，愈助热邪，表虚于外，邪炽于内，鲜不毙矣。四曰忌分利。利小便者，治水泻之良法也，以之治痢，则大乘矣。痢因邪热胶滞，津液枯涩而成，若用五苓等剂，分利其水，则津液愈枯而涩滞更甚，遂至缠绵不已，则分利之为害也。若清热导滞，则痢自愈，而小便自清，又安用分利为哉？

《杂病源流犀烛·痢疾源流》

湿乃痢疾之根源，少阳乃治痢之线索，何也？湿邪夹寒热直入少阴太阴两脏，太阴为本，少阴为标，少阴生木者也，太阴畏木者也。少阴亏则木失其滋养而生气不伸，太阴亏则木乘所胜而生气下郁，故痢疾之见证虽非一端，而腹痛雷鸣始终兼有。《金匮》云：六腑气绝于外者，手足寒。上气脚缩，五脏气绝于内者，利不禁。下甚者，手足不仁。夫手足，脾所主也，而至不仁脚缩，则脾阳困疾，木邪结塞，为何如也？施治者不可不早为培补脾阳，提出少阳生气，俾中州之土有主，输化有权哉。近代粗工，泥定后重为气滞而不敢用，不知少阳生气不升则肺气奔迫于大肠，未有不后重者也。泥定腹痛为食积而不敢用，不知少阳生气太升则木邪横克于太阴，未有不腹痛者。泥定赤色为暑热而不敢用，不知少阳之生气不升则木火剥削肠胃之膏脂，未有不赤色者。若必待不后重、不腹痛、不赤色而后用培补，势必至六腑气绝于外，五脏气绝于内而后已也。况余之所谓补土者，原非峻补之偏见也。审其为热也，则加以苦寒，审其为寒也，则加以辛温。始终总以土中提出少阳为治痢一大关键。

清·芬余氏《医源》

痢疾不可利小便辨

世谓痢乃热邪内蕴，致膀胱气化不行，小便黄赤不利，当利其小便，分其热势，则下痢自止。此说遂牢不可破，岂知夏秋之交津液外泄，小便本少，再兼热邪内蕴，阴已消灼无几，更欲利之，是重竭其阴也。余因考之《金匮》，治法不下数十余条，未有言利小便者，但有一条曰：下利气者，当其小便利。后人遂以为证据，不知此泄泻非论痢疾也。盖气者，膀胱之气也。不曰下痢而曰下利，气是膀胱之气，并于大肠而下之，故当利其小便，使复还膀胱之气。若果是痢疾，何此独添一个气字哉？粗工不察，专守其说，一见小便短少，即用木通、车前、猪苓、泽泻之类，愈服愈少，以至点滴皆无，反变出发热口渴，岂非阴竭之一验乎！余尝以补脾升清阳之法，正所以利小便也。使清气上升，津液下降，甚至兼以养阴，使肾水内充，虚阳有附。服之数日，短少者转长，黄赤者转清。治经千百，无不如鼓应桴也。

痢疾不可发汗辨

痢疾发汗之说，不知何人作俑。嘉言先生又从而知之，谓冬月伤寒，已称病热，至夏暑湿热三者交蒸，其热十倍，故下痢必先从汗解表。噫！以此引证，诚大谬矣。夫冬月阳在内而阴在外，夏月阴在内而阳在外，故伤寒应发热而不发热为重，以其寒外束而内无阳也。痢疾不应发热，发热则死，以其热外淫而内无阴也。此正当与伤寒对看，不得与伤寒同一例也。明乎此，则知伤寒宜发汗而痢疾不当发汗矣。又谓失于表者，外邪但从里出，不死不休，故虽百日之远，仍用逆挽之法引其邪而出之于外，此说尤为误人。夫久痢皮肤枯槁，津液已竭，汗从何来？逆挽之法，阳气下陷者或偶中之，不可为例。至邪从外解，则断无之理。故仲景特申明下痢攻表之戒，谓汗出必胀满下痢，阴已内泄，发汗再使外泄可乎？至《金匮》所云下痢腹胀满，身体疼痛者，必温其里，乃攻其表者，以外兼表证也。设无身体疼痛，其不可攻表明矣。业医者不于此等大关键处急为加之意哉？

清·芬余氏《医源》

痢是湿热及食积，治者别赤白青黄黑五色以属五脏。白者湿热伤气分，赤者湿热伤血分，赤白相杂气血俱伤，黄者食积。治法：泻肠胃之湿热，开郁结之气，消化积滞，通因通用。其初只是下，下后未愈，随症调之。痢稍久者不可下，胃虚故也。痢多属热，然亦有虚与寒者。虚者宜补，寒者宜温。年老及虚弱人不宜下。

《明医杂著·痢疾》

后世庸工以为痢证无寒，不知其热并不在于中焦，况三焦皆寒，上下无热者亦复不少，而以硝黄重泻胃气，湿寒愈增，轻则生鼓胀之病，重则死矣。大凡新秋病痢，皆暑夏生冷之所伤，俗医以为暑邪，而用寒攻，无有不误者也。

治法当泻土湿而疏木郁，其热盛者，凉行其滞，其寒盛者，温行其结。令其脾燥肝升，凝结通达，瘀清腐扫，脂血调和，则痛坠全瘳，脓血弗下矣。至于历代医书痢证诸方，荒唐不经，未足深辨也。

《素灵微蕴·肠澼解》

今人患痢者，古方谓之滞下是也。得病之由，多因脾胃不和，饮食过度，停积于肠胃之间，不得克化，而又为风寒暑湿之气干之，故为此疾。伤热下痢则赤，伤冷则白，伤风纯下清血，伤湿则下如豆羹汁，冷热交并，赤白兼下，又有如鱼脑髓者。治法当先用通利之药，疏涤脏腑积滞，然后辨以冷、热、风、湿之证，用药调治。热赤者清之，冷白者温之，风湿者分利之，冷热相兼者温凉以调之。仍须先调助胃气，切不可骤用罂粟壳、诃子之药止涩之，便停滞不能疏泄，未有不致危者。凡下痢之脉，宜微小，不宜浮洪，宜滑大，不宜弦急。身寒则生，身热则死。间有疟痢兼作者，惟当分利阴阳，理脾助胃。因毒物致痢者宜解之，不可一概而论也。

［日］吉田宗桂《医方大成论》

四、方药

少阴病，下利便脓血者，桃花汤主之。

《伤寒论·辨少阴病脉证并治》

下利已瘥，至其年月日复发者，以病不尽故也，当下之，以大承气汤。

下利，便脓血者，桃花汤主之。

热利下重者，白头翁汤主之。

《金匮要略·呕吐哕下利病脉证治》

湿毒气盛，则下利腹痛，大便如脓血，或如烂肉汁也……湿毒下脓血者，桃花汤，地榆散，黄连阿胶散。

《类证活人书》

今之白脓，全无腥臭，面色微黑，骨力羸弱，的见肾虚，合用炒故纸、当归、木香、干姜、官桂主之，嗣是少与震灵丹或玉华白丹为佐。虽然，又有妇人一证，似痢非痢，泄下白脓，心腹暴痛，吼不忍闻，此当为之通血，投通血之剂，却以养正丹辅之。

《仁斋直指方·证治提纲·大便脱泄白脓》

夫肠澼者，为水谷与血另作一派，如唧桶涌出也。时值长夏，湿热大盛，正当客气胜而主气弱，故肠澼之病甚，以凉血地黄汤主之。

《脾胃论·肠澼下血论》

痢赤属血，白属气，有身热后重，腹痛下血。身热挟外感，小柴胡汤去人参。后重乃积与气坠下之故，兼升兼消，宜木香槟榔丸之类。不愈者，用秦艽、皂角子煨、大黄、当归、桃仁、黄连、枳壳；若大肠风盛，可作丸服之。保和丸亦治因积作后重者。五日后不可下，盖脾胃虚故也。后重窘迫者，当和气，木香、槟榔之属。腹痛者，肺金之气，郁在大肠之间，如实者以刘氏之法下之，虚则以苦梗开之，然后用治痢药。气用气药，血用血药。有热用黄芩、芍药之类无热腹痛，或用温药姜、桂之属。下血以四物为主。下血多主食积与热，或用朴硝者。又青六丸，治血痢效。痢疾初得一二日间，以利为法，切不可便用止涩之剂。若实者调胃承气、大小承气、三一承气下之。有热先退热，然后看其气病血病，加减用药，不可便用参术。然气虚者可用，胃虚者亦用之。血痢久不愈者，属阴虚，四物汤为主。凉血和血，当归桃仁之属。又下痢久不止发热者，属阴虚，用寒凉药，必兼升散药，并热药。下痢大孔痛者，因热流于下也。以木香、槟榔、黄连、黄芩、炒干姜。噤口痢者，胃口热甚故也。大虚大热，用香连丸、莲肉各一半，共为末，米汤调下。又方：人参二分，姜汁炒黄连一分，为末浓煎，终日细细呷之。如吐则再

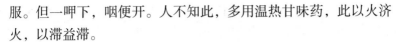

服。但一呷下，咽便开。人不知此，多用温热甘味药，此以火济火，以滞益滞。

治痢十法

其或恶寒发热，身首俱痛，此为表证，宜微汗和解，用苍术、川芎、陈皮、芍药、甘草、生姜三片煎；其或腹痛后重，小水短，下积，此为里证，宜和中疏气，用炒枳壳、制厚朴、芍药、陈皮、滑石、甘草煎。其或下坠异常，积中有紫黑血，而又痛甚，此为死血证，法当用擂碎桃仁、滑石行之。或口渴及大便口燥辣，是名挟热，即加黄芩；或口不渴身不热，喜热手熨荡，是名挟寒，即加干姜。其或下坠在血活之后，此气滞症，宜于前药加槟榔一枚。其或在下则缠坠，在上则呕食，此为毒积未化，

胃气未平证。当认其寒则温之，热则清之，虚则用参术补之。毒解积下，食自进。

其或力倦，自觉气少，恶食，此为挟虚证，宜加白术、当归身，虚甚者加人参，又十分重者，止用此条，加陈皮补之，虚回而痢自止其或气行血和积少，但虚坐努责，此为无血证，倍用当归身尾，却以生芍药、生地、生桃仁佐之，复以陈皮和之，血生自安。

其或缠坠退减十之七八，秽积已尽，糟粕未实，当以炒芍药、炒白术、炙甘草、陈皮、茯苓煎汤，下固肠丸三十粒。然固肠丸性燥，恐有滞气未尽行者，但单饮此汤，固肠丸未宜遽用。盖固肠丸有去湿实肠之功。其或利后，糟粕未实，或食粥稍多，或饥甚方食，腹中作痛，切不可惊恐，当以白术、陈皮各半，煎汤和之，自安。其或久痢后，体虚气弱，滑下不止，又当以药涩之，可用诃子、肉豆蔻、白矾、半夏，甚者添牡蛎，可择用之。然须用陈皮为佐，恐大涩亦能作痛。又甚者，灸天枢、气海。上前方用厚朴，专泻滞凝之气。然厚朴性大温而散气，久服大能虚人，滞气稍行，即去之，余滞未尽，则用炒枳壳、陈皮，然枳壳亦能耗气，比之朴稍缓，比陈皮稍重。滞气稍退，当去之只用陈皮以和众药，然陈皮去白有补泻之功，若为参术之佐，亦纯作补

药用。凡痢疾腹痛，必以白芍药、甘草为君，当归、白术为佐。恶寒痛者，加桂；恶热痛者，加黄柏。达者更能参以岁气时令用药，则万举万全，岂在乎执方而已哉！

《丹溪心法》

凡痢疾腹痛，以白芍、甘草为君，当归、白术为佐，见血先后，分三焦热论……先见脓血，后见大便者，黄芩为君，地榆佐之；脓血相杂而下者，制大黄；先大便而后脓血者，黄芩二制，皆以当归根梢，详其上下而用之；腹不痛，白芍药半之；身体困倦，目不欲开，口不欲言，黄芪、人参；沉重者，制苍术；不思饮食者，木香、藿香叶；里急，大黄、芒硝、甘草下之；后重者，木香、藿香、槟榔和之。

《医学起源·主治心法》

痢是湿热及食积，治者别赤白青黄黑五色以属五脏。白者湿热伤气分，赤者湿热伤血分，赤白相杂，气血俱伤，黄者食积。治法：泻肠胃之湿热，开郁结之气，消化积滞，通因通用。其初只是下，下后未愈，随症调之。痢稍久者不可下，胃虚故也。痢多属热，然亦有虚与寒者。虚者宜补，寒者宜温。年老及虚，弱人不宜下。

主方：黄芩（炒）、黄连（炒，各五分），白芍药（炒，二钱，以上三药乃痢疾之必用者），木香、枳壳（炒，各五分），甘草（炙，三分），槟榔（一钱），上姜、水煎服。若腹痛，加当归一钱五分，缩砂一钱。再加木香、芍药各五分。若后重，加滑石（炒）五分。再加枳壳、槟榔、芍药、条芩各五分。若白痢加白术、白茯苓、滑石（炒）、陈皮各钱。初欲下之，再加大黄五钱。兼食积，加山楂、枳实各一钱；若红痢，加当归、川芎、桃仁各一钱五分。初欲下之，再加大黄五钱。若红白相杂，加川芎、当归、桃仁各一钱五分以理血；滑石、陈皮、苍术各一钱五分以理气。有食积者，加山楂、枳实以消导。若白痢久，胃弱气虚，或下后未愈，去槟榔、枳壳，减芩、连、芍药各七分，加白术一钱五分，黄芪、陈皮、茯苓各一钱，缩砂、干姜（炙）各五分。若红痢久，胃弱血虚，或下后未愈，减黄芩、黄连各五分，加当归、川芎、熟地、阿胶、陈皮各一钱，白术一钱五分；若赤黑相杂，此湿胜也，及小便赤涩短少，加木通、泽泻、茯苓各一钱，山栀仁（炒）五分，以分利之。若血痢，加当归、川芎、生地黄桃仁、槐花（炒）各一钱；久不愈，减芩、连各七分，去槟榔、枳壳，再加阿胶珠、侧柏叶、白术各一钱五分，干姜（炒黑）、陈皮各一钱。若痢已久，而后重不去，此大肠坠下，去槟榔、枳壳，用条芩，加升麻一钱以升提之。若呕吐食不得下，加软石膏一钱五分，陈皮钱，山栀仁（炒）五分，生姜六分。缓呷之，以泻胃口之热。

有一样气血虚而痢者，用四物汤加人参、白术、陈皮、黄芩、黄连；有一样寒痢，用黄连、木香、芍药（酒炒）、当归、干姜（炒）、缩砂、浓朴、肉桂。

若得痢而误服温热止涩之药，则虽稍久，亦宜用前法以下之，下后方调之。若得痢便用前症法下之而未应，又用前调理法治之久而不愈，此属虚寒而滑脱，可于前补虚寒温条用择，更加龙骨、石脂、罂粟壳、乌梅肉等收涩之药。

《明医杂著·痢疾》

倘有遇血痢者，不可偏见以为热也。世人一见滞下，不分寒热阴阳虚实，便以大黄汤荡涤之，是重剂也；其次以黄芩芍药汤和之，是轻剂也。香连丸是常药也，当归芍药和其血，槟榔枳壳调其气，见有血色者，红花生地地榆以凉其血，黄连黄柏以清其火。朝夕更医，出入增减，不过如此。已濒于危，犹曰血色依然，腹痛未减，谁敢温补。凡腹痛后重，小便短少，口渴喜冷冻饮料，大肠口燥辣，是为挟热下痢，前法固宜。若腹痛口不渴，喜热饮，小便清长，身不热，腹喜热手熨者，是为挟寒下痢，须理中姜桂温之。至于初起受病，原系热痢，迁延日久，各证不减，或反加重，理当别治。竟作虚看，须用补中益气一升一补，倍加参、芪温补。如小腹重坠，切痛奔豚，此兼属少阴证，急加吴萸、肉桂、破故纸、肉果，甚则加附子。如有纯血者，加炒黑干姜，虚回而利自止。若必待血清利止而后补，亦晚矣。

《医贯·后天要论·痢疾论》

凡人夏秋感暑热之气，患痢便血，一日间至百十次不止者，至危急也。苟用凉药以止血，利药以攻邪，俱非善法。我有神方，可以救急援危，而又不损伤气血，痢止身亦健也。方用援绝神丹：白芍、当归各二两，枳壳、槟榔、甘草各二钱，滑石末三钱，广木香、萝卜子各一钱，水煎服。一剂轻，二剂止，三剂痊愈。此方妙在用白芍、当归至二两之多，则肝血有余，不去制克脾土，则脾气有生发之机，自然大肠有传导之化加之枳壳、槟榔、萝卜子，俱逐秽去积之神药，尤能于补中用攻。而滑石、甘草、木香，调和于迟速之间，更能不疾不徐，使瘀滞之尽下，而无内留之患也。其余些小痢疾，不必用如此之多，减半治之，亦无不奏功。前方不必分红白痛与不痛，皆神效。

《石室秘录·痢疾》

痢疾用药须分新、久。初起二三日，间以利为度，可用承气汤下之，此通因通用之法也。三四五日，便不可下。日久便宜参术大法，黄连白芍汤为主，而随症增损。腹胀，加厚朴、枳壳。有热，加黄芩、山栀。后重，加木香、槟榔、滑石。凉血和血，用当归、红花、生地、桃仁。噤口不食，用石莲。身热，加前胡、柴胡。切不可初起便用止涩之药及辛热之剂。凡粟壳、石脂、桂心、干姜之类，皆在禁例，犯之其害不小。

元·罗知悌《罗太无口授三法·痢疾》

古人治痢，多用坠下之品，如槟榔、枳实、厚朴、大黄之

60

属，所谓通因通用。法非不善矣，然而效者半，不效者半。其不效者，每至缠绵难愈，或呕逆不食而成败症者，比比皆是。予为此症，仔细揣摩不舍置，忽见烛光，遂恍然有得，因思火性炎上者也，何以降下于肠间而为痢？良由积热在中，或为外感风寒所闭，或为饮食生冷所遏，以致火气不得舒伸，逼迫于下，里急而后重也。医者不察，更用槟榔等药下坠之，则降者愈降，而痢愈甚矣。予因制治痢散，以治痢症初起之时。方用葛根为君，鼓舞胃气上行也。陈茶、苦参为臣，清湿热也。麦芽、山楂为佐，消宿食也。赤芍药、广陈皮为使，所谓"行血则便脓自愈，调气则后重自除"也。制药普送，效者极多。惟于腹中胀痛，不可手按者，此有宿食，更佐以朴黄丸下之。若日久脾虚，食少痢多者，五味异功散，加白芍、黄连、木香清而补之。气虚下陷者，补中益气汤升提之。若邪热秽气，塞于胃脘，呕逆不食者，开噤散启之。若久痢变为虚寒，四肢厥冷，脉微细，饮食不消者，附子理中汤加桂温之。夫久痢必伤肾，不为温暖元阳，误事者众矣，可不谨欤！

《医学心悟·痢疾》

痢者，即下利之病也，从病从利，故名曰痢。然其为病，岂一朝一夕之故哉！其所由来者渐矣。盖因平日饮食不节，油腻生冷，恣嗜无忌，或饥饱不时，或冷热不择停蓄于中，久而不化，又或外感暑湿，内伤七情，行房于既饱之余，努力于过饱之后。所积之物，煅炼稠黏，有赤有白，有赤白相杂，与纯黄色之异，不见其粪，而惟见其积者，为藉气血而变成也。伤于血则变为赤，伤于气则变为白，气血俱伤则赤白相杂。若赤白兼黄则脾家亦伤；而纯于赤白者，亦未必非伤脾所致也。使无赤白而其色纯黄，则专伤脾土，而气与血犹未甚动焉。至若下利如黑尘之色及屋漏水者，皆不治之症。或大孔如竹筒，唇如朱红，皆死候也。而噤口者亦多死，以其无胃气，而邪热独结于上也。大法初

61

起当先推荡，而后调理，病久则带补兼收，切不可骤用涩药。初痢一涩，积聚不去，多致死亡又不可因久痢之人气虚不摄，妄投黄芪、升麻之类。下痢若服黄芪，即发鼓胀；若服升麻，则小便与积皆升至上焦，此速死之道也。但伤血则调血，伤气则调气，伤脾则养脾，当寒而寒，当温而温，当燥而燥，当清而清，因病用药，其可以执一乎？

药例

初痢里急后重者，湿多也，必先于燥湿。宜以苍术、防风为主，佐以黄连、槟榔、木香之类 使之快利。

初痢腹痛甚者，食积多也，必先于消食积。宜以大黄为主，佐以厚朴、枳实、槟榔、蓬术、甘草之类，待其利后，方以当归、白术、茯苓、芍药之类以调理之。

下痢纯黄，必先消食养脾。宜以苍术、厚朴、茯苓为主，佐似白术、枳实、陈皮、槟榔、蓬术、山楂、神曲、甘草之类。

赤痢，必先于清血。宜以当归为主，佐以黄连、山楂、麦芽、桃仁、甘草之类。

白痢，必先于调气。宜以木香为主，佐以陈皮、厚朴、白术、茯苓、神曲、麦芽、芍药、甘草之类。

赤白相杂，必先调气养血。宜以当归、木香为主，佐以桃仁、山楂、麦芽、陈皮、白术、黄连、甘草之类。

血痢久不愈者，带补兼收。宜以当归、芍药、川芎、地黄为主，佐以白术、地榆、乌梅、五味、甘草之类及黄连。

白痢久不愈者，带补兼温。宜以白术、人参、茯苓、甘草为主，佐以肉果、肉桂、诃子、乌梅、大枣、煨姜之类。

赤白相杂，久不愈者，带补气血兼涩。宜以当归、白术、芍药、人参为主，佐以肉果、乌梅、炙甘草、粟壳、大枣之类。

久痢不愈，至九十月间者，大补兼温。宜以大剂人参、白术为主，佐以炒黑干姜、乌梅、肉果、肉桂、炙甘草、大枣之类。

下痢纯血不稠黏者，乃伤血也，必消导其血。宜以当归、桃仁、红花、山楂为主，佐以苏木、赤曲、牛膝、生地黄、赤芍、甘草之类。此病在大人多难愈，在小儿则惟以食积治之。

休息痢，经年累月不愈，或愈后不时复发者是也。此为气血皆虚，脾胃甚弱，不可不大补。宜以当归、地黄、人参、白术为主，佐以川芎、芍药、茯苓、炙甘草、肉桂、乌梅、肉果之类。不用煎剂，即以此为末，用大枣煮熟去皮核，捣成膏，加生姜汁，拌和为丸。空心米汤送下二百丸，为尝服之药，方可收功。

噤口痢，绝不饮食，食即随吐。盖为邪热在上焦，脾土不能为主，故患此病者多死。若治得其道，亦或有可生者。宜用白芍、木香、黑姜等剂。宜以干山药、细茶为主，佐以人参、石莲、黄连、石菖蒲、茯苓之类，水煎，加生姜汁，徐徐呷下，任其吐出，仍与饮之。又吐又饮，终至不吐，即可生矣。再与二三服即愈。以后不必再服。胸次一开，自然思食，何噤口之有，故宜用石菖蒲。

疫痢，憎寒壮热，下痢臭秽，众人病一般者是也，必先解表发散。宜以大剂苍术为主，佐以羌活、防风、人中黄、芍药、黄芩、黄连之类，加葱白、生姜服之。

明·王肯堂《医镜·痢疾》

方书治痢，多本"通因通用"之言，任用槟榔、枳实、厚朴、大黄之属，然而效者仅半，不效者遂至缠绵时月，甚或呕逆不食。不思利下有虚有实，夏秋之间，暑湿热交蒸而利者，实也；脾胃虚弱，阴寒侵袭，水谷停积，气血凝滞，则兼虚义。其症有白沫、脓血、便血之分，有里急、虚努、滑脱、休息、噤口之别。果其实热而新感者，可言"通因通用"，设虚寒或利久者，不又当曰"塞因塞用"乎？初起之时，通用治利散，兼暑热者，加鲜藿香、滑石；发热自汗，呕逆渴饮，湿热甚者，加川连、酒炒黄芩；暑热蒸成赤利，或便脓血者，芩、连、红曲炭、香附汁，甚或加入白头翁；寒湿胀闷腹痛者，加香、砂、厚朴；白沫溺清者，再加干姜；虚坐努责，便不减者，加木香、白术炭；虚滑者，宜参、术、茯苓、粟壳、赤石脂、禹余粮；虚热食少，再加灶心土、牡蛎、升麻炭；厥冷，脉沉弱，再加炮姜，甚或加附子。邪热秽气梗塞肠胃，呕吐不食者，用胡黄连、石莲、石菖蒲、茯苓、陈仓米、陈芽茶、鲜佩兰；虚加葛根、炒党参。前贤河间、丹溪并云：利下因湿，治以辛苦寒。惟东垣本《太阴阳明篇》云：饮食不节，起居不时，损其胃气，清阳之气不上升反下降，而为渗泄久利；太阴传少阴，而为肠澼，立说最为独到。后人但知"通因通用"，不思虚寒及利久症，气本下陷，再行其气，后重不更甚乎？中本虚寒，复攻其积，元气不愈竭乎？利久脾弱，贼邪传肾，非温补以复肾阳，中土不将坐败，真元不将坐竭乎？且湿热伤血者，止宜和血清热，过用推荡，血不转伤乎？津亡作渴者，自宜止泄，徒与渗利，津不转耗乎？喻嘉言曰：凡治利不分标本先后，概用苦寒，医之罪也；不审虚实，徒执常法，医之罪也。然则临证者，施治宜先审因，虽经文殆未可墨守矣。

　　旧说湿多成五泻，因有湿兼风为飧泄水谷完出，湿兼热为溏泄杂下污积黏垢，湿兼寒为鹜泄杂下清水，小水清白，湿胜为濡泄体本软弱，泄下多水，湿胜气脱为滑泄久下不能禁锢之说，似乎泄之本末尽矣。然《内经》一言"清气在下，则生飧泄"，一言"湿胜则濡泄"，一言"多热则溏出糜"，五泄之中三也；一言"不远热则身热吐下，血泄淋"《六元正纪大论》，一言"肾脉小甚为洞泄"《脏腑病形》篇，"长夏病洞泄寒中"《真言论》，又不在五泄之数，是泄之不止于五，不独因于湿邪明矣。水泻腹不痛者，湿也，升阳除湿汤、胃苓汤；时泄时止，脉弦滑者，痰也，苍白二陈汤加茯苓、砂仁、建曲；身热脉涩渴饮者，暑湿也，益元五苓散；肠鸣腹痛，水泄杂作者，杂火也，黄芩芍药汤加木香、苓、泻；伏暑兼伤生冷者，连理汤；肠鸣刺痛，洞下清水，理中汤加荷蒂；食入完谷出者，气虚也，俗称肠泄，六君加肉果、伏龙肝；晡后腹膨肠鸣，次早洞泄，为顿泄，脾虚湿浊下注也，理苓汤加木香；滑泄不禁，脾肾虚寒，或天明时作泄者，术附汤加参、苓、骨脂、肉果、粟壳；忧思太过，脾气郁结，脾阳不升者，四君加醋炒柴胡、白芍。然古法亦有不可尽泥者，寒湿之泄，例用淡渗，先利小水，而东垣则云：复益其阴而竭其阳，则将阳气愈消，精神愈短，因本"下者举之"之意，用升阳之味而愈。伤酒作泄，例用黄连、葛根，而景岳则云：宜扶阳以胜湿，用胃关煎、右归饮而愈。是则变化在心，虽古人已试之效，且未可凭，况执一偏说，强病以从私见哉？

《医悟·利下》

　　痢疾之脉有数者，有寒、有热、有虚、有实。若烦渴身热，小水短赤，少腹胀痛，而里急后重，年力强壮，而形气有余，其脉数而洪滑有力，方为真实热，宜凉，宜下，先进百顺丸，次用痛痢饮，随进归芍饮，后服胃关煎。如痢初起，并日久不愈，脉数而弦涩细弱，慎勿攻之。初起而少壮者佐关煎，日久而衰老者胃关煎，俱间服吴茱萸丸。有胀滞而小水赤涩，兼服胃苓汤。

《医学集成》

　　清臣曰：痢有四端，一曰陷邪，一曰时毒，一曰秋燥，一曰滑脱。初起多属湿热，历久多属虚寒。行血则便脓自止，调气则后重自除。赤伤血分，白伤气分，赤白并行，气血两伤，屋漏尘腐，险危宜慎。

　　陷邪者，六经之邪陷入而为痢也，宜分经用药。病在三阳，人参败毒散加芩、葛、硝、黄；病在三阴，砂半理中汤加附子、吴萸。

　　时毒者，疠疫流行，人触之而为痢也，宜宽肠下滞，大承气汤加归、芍、芩、连、桔梗。或济川饮：当归、白芍、槟榔、厚朴、黄芩、知母、莱菔、大黄、滑石、甘草。

　　秋燥者，秋分后燥金主气，人感之而为痢也，宜养阴润燥，

65

舒氏方：生地、阿胶、麦冬各二两，桔梗、甘草各五钱。或生地、阿胶、瓜蒌、桔梗、鸡子黄。

滑脱者，脾肾阳衰，中气下陷而为痢也，宜温补收涩，真人养脏汤：人参、焦术、炒芍、肉桂、附子、广香、肉蔻、诃子、粟壳、甘草、烧姜、枣子。或黄芪、焦术、半夏、砂仁、炮姜、附子、故纸、益智。

赤白相杂，救绝神丹：当归、白芍各一两，滑石三钱，枳壳、槟榔各二钱，莱菔钱半，广香、甘草各一钱，蓣子七个。或调血汤：当归、白芍、陈皮、黄连、大黄、广香、甘草、车前。

单红不白，调血饮：当归、白芍、枳壳、黄连、地榆、木通、滑石、甘草。或当归、赤芍、地榆、槐花、黄连、大黄、红花、灯心。

单白不红，附子理中加砂、半、丁香。或异功散加芪、砂、姜、桂。滑脱，加升、柴。

噤口痢热证，参连饮：人参、黄连（吴萸水炒）、石莲、甘草、糯米，加沙糖、白蜜、姜汁、莱菔汁，冲服。寒证，砂蔻六君加炮姜。

统治红白、禁口、烟痢，用大蒜、蓣子，合捣为丸，每服三钱，立愈。

初起宜下，镜花缘方：苍术、杏仁、羌活各二两，生军、熟军各一两，川乌、甘草各两半，研末，每服四钱，小儿二钱，孕妇忌服。赤痢，灯心汤下；白痢，生姜汤下；赤白痢，灯心生姜汤下。

下后宜调，归芍煎：当归、白芍、滑石、槟榔、枳壳、广香、甘草、蓣子。赤痢，加红米；白痢，加炮姜。

寒者宜温，附子理中加砂、半、故纸、吴萸。

虚者宜补，四君子加黄芪、山药、砂仁。

《医学集成》

五、预后调护

帝曰：肠澼便血何如？岐伯曰：身热则死，寒则生。帝曰：肠澼下白沫何如？岐伯曰：脉沉则生，脉浮则死。帝曰：肠澼下脓血何如？岐伯曰：脉悬绝则死，滑大则生。帝曰：肠澼之属，身不热，脉不悬绝，何如？曰：滑大者曰生，悬涩者曰死。以脏期之。

《素问·通评虚实论》

脾脉外鼓，沉为肠澼，久自已。肝脉小缓为肠澼，易治。肾脉小搏，沉为肠澼下血。血温身热者死。心肝澼亦下血，二脏同病者可治。其脉小沉涩为肠澼。其身热者死。热见七日死。

《素问·大奇论》

肾移热于脾，传为虚，肠澼，死，不可治。

《素问·气厥论》

阴阳虚，肠澼死。

《素问·阴阳别论》

病肠澼者，下脓血，病人脉急皮热，食不入，腹胀，目瞪者，死。或一身厥冷，脉沉细而不生者，亦死。食如故，脉沉浮有力而不绝者，生。

《中藏经·脉病外内证决论》

病肠澼，下白脓者死。病肠澼下脓血，脉悬绝者死。病肠澼下脓血，身有寒，脉绝者死。

《中藏经·论诊杂病必死候》

秋冬诊其脾脉，微涩者为内溃，多下血脓。又脉悬绝则死，滑大则生。脉微小者生，实急者死。脉沉细虚迟者生，数疾大而有热者死。

《诸病源候论·痢疾诸候》

凡患痢病，忌生冷酢滑猪鸡鱼油乳酪酥干脯酱粉咸，所食诸食，皆须大熟烂为佳。亦不得伤饱，此将息之大经也。若将息失所，圣人不救也。

《千金方·热冷痢蚀诸痢论》

第七节 现代中医研究进展

本病病名及病因病机认识，此前已有详尽论述，现主要针对中医药对UC治疗方面的现代研究进展进行论述。

一、辨证论治

溃疡性结肠炎在临床中的不同症状对应的不同病机，众多医家根据自身的临床经验提出了对本病不同的辨证方案，并拟相应的治疗方案，在临床上疗效显著。

1.从大肠湿热论治

大肠湿热是溃疡性结肠炎发病过程中最为重要的病理因素，一方面，感受外邪，或情志失调，或饮食不节，造成脾胃虚弱，运化失司，湿热内生，下注大肠，因此，大肠湿热作为诸多因素共同作用的结果，同时湿热又可阻滞气机，影响气血运行，造成气滞血瘀，湿热与气滞、血瘀相搏结，肉腐成脓，形成溃结，因此，大肠湿热又是进一步病变的原因。所以，在临床上，诸多医家均从大肠湿热出发治疗溃疡性结肠炎，取得了不错的疗效。

白头翁汤是治疗溃疡性结肠炎活动期大肠湿热证最常用的药方，具有清热解毒、凉血止痢之功效。谭朝晖等[1]应用白头翁汤口服联合灌肠的方法，治疗了66例大肠湿热证的溃疡性结肠炎患者，经过治疗4周后，发现治疗组内镜缓解率（51.4%）明显高于对照组（25.8%）。钱潇等[2]应用加味千金白头翁汤口服联合灌肠治疗了70例轻－中度溃疡性结肠炎患者，结果发现，实验组中医证候总有效率（82.9%）明显高于对照组（60.0%），临床症状的改善及肠镜下黏膜修复情况也明显优于对照组。

芍药汤是出自张洁古的《素问·病机气宜保命集》，是一张治疗湿热痢疾的名方，经过千百年历代医家的临床实践，疗效确切，具有清热燥湿、调气和血的作用，因此近年来不少医家用其治疗溃疡性结肠炎。孙显军[3]应用芍药汤加减治疗了120例溃疡性结肠炎患者，结果显示治疗组的有效率（85%）明显高于对照组（60%）；李晓玲[4]也做了类似的研究，应用芍药汤加减配合西药灌肠治疗49例溃疡性结肠炎患者，发现实验组的总有效率（89.5%）明显高于对照组（73.7%），说明芍药汤能够显著改善患者的临床症状，提高生活质量。

2. 从瘀血论治

溃疡性结肠炎经久不愈，病程较长，而古人有言"病久及血""病久入络"，因此，溃疡性结肠炎除了气分病变之湿热外，还出现了血分病变，形成瘀血，是气分、血分同时发生病变的疾病，因此在治疗的同时，需要重视血分的异常，尤其是诸方效果不好时，从瘀血论治，会取得意想不到的效果。

谢晶日教授在诊治溃疡性结肠炎过程中尤其重视从瘀血论治，认为单用止血药会有闭门留血之弊，因此创立活血通络法，在诊治时，将活血化瘀通络药（主要为三七、乳香、没药等）与止血药（主要为血竭、白及等）同用，从而达到止血不留瘀的效果，最终瘀血去而腐脓除，新肉生，促进肠黏膜的修复，达到治疗的目的[5]。

少腹逐瘀汤出自清代王清任的《医林改错》，具有活血化瘀、温经止痛的作用，尤其适用于寒凝血瘀型的溃疡性结肠炎患者。任建平[6]应用少腹逐瘀汤口服联合康复新液灌肠治疗了35例溃疡性结肠炎患者，结果发现，治疗组的临床疗效总有效率为93.18%，明显高于对照组的75%，并能显著改善患者的高凝血状态。

3.从脾胃虚弱论治

脾胃作为后天之本，是机体中焦的枢纽，是气血生化之源，因此，脾胃虚弱是诸多疾病的根源。正如李东垣所言，"脾胃内伤，百病由生"，溃疡性结肠炎的发病也是如此，《诸病源候论》对此有清晰的记载："凡痢皆由荣卫不足，肠胃虚弱，冷热之气乘虚入客于肠间，虚则泄，故为痢也。"明确指出"肠胃虚弱"是肠澼（溃疡性结肠炎）致病的根源，因此，临床医家多从脾胃入手治疗溃疡性结肠炎。

参苓白术散是一张治疗脾胃虚弱、水湿内生的效方，张雪[7]应用参苓白术散加减配合中药保留灌肠治疗37例溃疡性结肠炎患者，结果显示，治疗组的治愈率（91.9%）明显高于对照组（81.8%），治疗组的总有效率为97.3%，也显著高于对照组的89.2%。

四君子汤是一张健脾益气的良方，已广泛应用于脾胃气虚型的溃疡性结肠炎的临床治疗之中。彭洪等[8]运用四君子汤加减治疗30例溃疡性结肠炎患者，治疗8周后，发现中药组与西药组的临床综合疗效相当，但是中药组在中医证候疗效总有效率为93.33%，显著优于西药组的80%，表明四君子汤能够显著改善患者的临床症状。

4.从脾肾阳虚论治

中医讲，"久病伤阳""久病及肾"，溃疡性结肠炎是一个慢性的、反复发作的疾病，病程较长，脾虚日久，会伤及肾阳，形成脾肾阳虚的病证，因此，对于溃疡性结肠炎的治疗，尤其是平素阳虚或者进入缓解期的患者，从脾肾入手，可取得不错的疗效。

真人养脏汤出自北宋《太平惠民和剂局方》，具有温补脾肾、涩肠固脱的作用，主要用于脾肾两虚导致的久泄久痢、滑脱不禁等病症，因此广泛用于脾肾阳虚型溃疡性结肠炎。周策等[9]应用自拟真人养脏汤治疗43例脾肾阳虚型溃疡性结肠炎患者，结果发现，治疗后实验组的有效率为86.05%，明显高于对照组的70.45%。王璐等[10]也做了类似的临床观察，发现真人养脏汤合四逆汤能显著改善脾肾阳虚型溃疡性结肠炎患者的腹痛腹泻、黏液脓血便等临床症状。

5.从阴虚内热论治

《丹溪心法》言："血痢久不愈者，属阴虚……下痢久不止，发热者，属阴虚。"意即溃疡性结肠炎经久不愈，会出现阴虚的情况，尤其是长期腹泻、便血，伤及阴液，造成阴虚；此时，阳气偏亢，容易形成阴虚内热证，因此，很多临床医家从阴虚内热入手治疗，也取得了不错的效果。

尹志辉等[11]应用驻车丸合归脾汤治疗39例阴血亏虚型溃疡性结肠炎患者，结果发现，治疗组的总有效率为92.3%，明显优于对照组的61.5%，且治疗后的临床总积分也明显低于对照组，说明驻车丸合归脾汤对于阴血亏虚型溃疡性结肠炎患者有确切的疗效。

6.从寒热错杂论治

寒热错杂，顾名思义，即寒证和热证同时存在，相兼为病，此类证型在临床中较为常见。

王爱华教授等[12]认为溃疡性结肠炎活动期多以脾虚失运为本，湿毒热毒为标，病程多为寒热错杂证，因此应用半夏泻心汤加减治疗，疗效确切。毛堂友等[13]应用清肠温中方治疗84例寒热错杂、湿热瘀阻证型的活动期溃疡性结肠炎（轻-中度）患者，单独口服清肠温中方治疗8周，研究结果显示，中医证候的总有效为84.52%，临床有效率为93.48%，表明清肠温中方可以明显改善溃疡性结肠炎患者的临床症状，修复肠黏膜损伤。

7.从肝郁脾虚论治

溃疡性结肠炎与情志失调关系密切。一方面情志失调，肝气郁滞，会克伐脾土，导致脾胃运化失调，湿热内生，下注大肠；另一方面，溃疡性结肠炎腹痛腹泻、黏液脓血便的病症又会反过来促进患者情绪紧张、焦虑抑郁，形成肝郁，二者形成恶性循环，相互影响，因此，临床上从肝郁脾虚入手治疗溃疡性结肠炎屡见报道。

谢晶日教授[14]曾用疏肝健脾方配合中药灌肠，治疗一溃疡性结肠炎患者，辨证为肝郁脾虚夹湿证，疗效确切，并随访1年，未见复发。许汝娟[15]应用健脾疏肝汤结合物理疗法治疗44例溃疡性结肠炎患者，结果发现治疗组的有效率（97.73%）明显高于对照组的有效率（84.09%），说明健脾疏肝汤能够明显改善溃疡性结肠炎患者的腹痛、便血、腹泻、肠镜下结肠黏膜病变评分等。颜丽花等[16]应用痛泻要方加减治疗34例慢性溃疡性结肠炎患者，治疗2个月后，治疗组的总有效率为88.2%，对照组的总有效率为64.7%，治疗组的有效率明显高于对照组。

二、针灸治疗

作为中医学中重要的治疗手段以及中医特色疗法，在UC的临床治疗中逐步受到重视。目前研究认为针灸的整体调节作用具有多靶点、多水平、多层次的特点。秉承辨病、辨证、循经的指导思想，其本身所具有的整体调整和双向、良性调节作用能够调节免疫失衡状态，修复肠道黏膜屏障的功能，使得针灸在UC的临床治疗中占有重要地位。

众多医家在大量临床经验的基础上，结合人体脏腑经络循行理论，秉承辨病、辨证、循经的指导思想，以"肚腹三里留"和"合治内腑"等理论为指导，选取任脉、足太阴脾经、足阳明胃经和足太阳膀胱经的穴位活血化瘀、清热解毒、益气健脾达到临床上治疗UC腹痛、腹泻、黏液脓血便、里急后重的目的。黄绪银等[17]在临床上治疗UC患者时称针对不同证型取用不同穴位：气滞血瘀者，重灸天枢，斜刺肝俞，直刺肾俞，直刺脾俞以补气健脾、活血化瘀；脾肾阳虚型，灸天枢穴，配合针刺三阴交、长强、足三里以温阳健脾止泻；针对湿热郁结型直刺足三里、天枢、上巨虚以清热燥湿为主，研究组总有效率为95.0%，远高于对照组的有效率（81.6%），差异有统计学意义（P<0.05）。闻永等[18]在临床上选用大肠募穴天枢、大肠下合穴上巨虚、手阳明经之合穴曲池辅以其他相关穴位共奏清理大肠湿热积滞、行气活血之功，在临床上改善患者临床症状，提高患者生活质量以及改善患者肠镜下黏膜情况等方面疗效显著。陈俊玲等[19]在临床上辨证采用隔药饼灸治疗溃疡性结肠炎患者，药饼药物组成为干姜、红花、附子、木香、元胡等温养健脾、行气活血药物等研末，以黄酒调和；艾灸选取神阙、关元、气海及足三里（双），治疗后显效率为64%、总有效率达92%，疗效明显，优于西药对照组的显效率（20%）及总有效率（56%）；这说明针灸治疗为中医在UC的治疗方面提供一种非药物治疗手段。

三、中药灌肠

灌肠疗法作为溃疡性结肠炎患者常用的辅助疗法之一，可使药物直达肠道所在病变，能在短时间内在局部迅速吸收，达到治疗效果，特别是针对直肠、乙状结肠等相对病变位置较低的病变疗效更佳[20]。局部的灌肠疗法能够避免因为中药的偏性对胃肠道的刺激，同时减少药物通过口服后进入肝脏的首过效应，使药物能够达到治疗的最大效果。

常用的灌肠药物有地榆、黄柏、苦参、白及、银花炭、锡类散、槐花、五倍子等清热收敛止血药。胡占起等[21]在基础治疗方法上，结合患者的肠道病变部位配合中药保留灌肠；针对黏液脓血便的患者，予黄连15g、黄柏15g、白头翁10g、马齿苋10g、五倍子10g、地榆炭30g煎汤保留灌肠，临床疗效优于单一口服治疗。郑芳忠等[22]在临床上采用膈下逐瘀汤配合灌肠组（灌肠方：赤石脂、地榆炭各50g，白及15g，黄连、青黛、五倍子、黄柏各10g）治疗UC，在临床疗效上优于柳氮磺吡啶。黄群等[23]应用单味中药血竭对80例溃疡性结肠炎患者进行灌肠治疗，研究结果发现实验组的临床有效率为90.00%，明显高于对照组的77.50%，其临床症状的改善及内镜活动指数评分均明显优于对照组。陈建科[24]应用中药保留灌肠联合柳氮磺吡啶口服治疗了51例溃疡性结肠炎患者，经过8周治疗后，实验组的有效率（96.08%）明显高于对照组（84.31%），且实验组的临床症状改善情况也明显优于对照组。

四、其他疗法

1.中药栓剂

中药栓剂作为比中药灌肠更为方便的局部治疗方式，除具备中药灌肠的优势之外，还具有给药方便、临床患者接受程度高等特点。吴泉等[25]采取芪黄栓治疗慢性UC患者55例，方中黄芪、白术、薏苡仁、蒲黄、川芎、五灵脂、白头翁、败酱草、白及、当归、槐花共奏行气活血止痛、消痈排脓、去腐生肌之效，临床疗效显著。李孝镇等[26]应用清肠栓联合健脾清肠方治疗了53例脾虚湿热型溃疡性结肠炎患者，治疗8周后，发现实验组IBDQ量表积分的提高分（19.3分）明显高于对照组（9.0分），表明包含清肠栓在内的内外治疗方法能够显著改善溃疡性结肠炎患者的生活质量。王珍等[27]观察了榆白缓释栓配合美沙拉嗪口服治疗30例溃疡性结肠炎（直肠型）的临床疗效，榆白缓释栓与柳氮磺吡啶栓的疗效相当，可作为其替代药物使用。

2.穴位埋线

穴位埋线是一种长期刺激穴位，达到"疏其气血，令其条达"的治疗方法，用于治疗慢性溃疡性结肠炎患者疗效较好且临床不良反应较少。宗伟、陈淑君等[28, 29]研究发现穴位埋线对溃疡性结肠炎的疗效明确，单一穴位埋线以及联合其他治疗方法治疗轻、中度溃疡性结肠炎的效果优于单一口服美沙拉嗪制剂。

3.穴位注射

穴位注射在发挥针刺治疗效果的同时，还能发挥注射药物的治疗效果，根据注射药物的不同效果发挥例如提高机体免疫力、发挥抗炎作用、改善肠道功能等功效；针刺和药物时双管齐下，达到促进黏膜愈合、增强疗效、改善临床症状的目的[30]。

4.推拿治疗

推拿治疗具有调胃健脾、祛瘀除湿、疏通经络、调节气血之功效，能提高机体免疫力，改善局部微循环，减轻肠黏膜的炎性反应，促进肠黏膜修复、溃疡愈合[31]。刘晓艳等运用推拿三步九法，通过对溃疡性结肠炎脾胃虚弱型患者采用不同手法顺次对膈俞、膏肓俞、脾俞、胃俞、大肠俞、中脘、天枢、气海、关元、足三里、阴陵泉、太冲等推按治疗，结合其他疗法，对患者临床症状的缓解有一定的辅助疗效[32]。

5.艾灸

艾灸具有温中补虚、温阳散寒、温经止痛的作用，主要利用其温热和温通之性，作用于特定穴位，一方面利用其"温"的特性，使其发挥温补、温通的作用，同时还可以刺激穴位的功能，发挥相应的作用，而且作用持久[33]，尤其适用于脾胃虚弱或脾肾阳虚类型的溃疡性结肠炎。宋宸宇[34]利用艾灸治疗了60例脾胃虚寒型溃疡性结肠炎患者，结果发现，总有效率为90.0%，疗效显著。肖再军[35]利用穴位艾灸治疗了102例脾肾阳虚型溃疡性结肠炎患者，总有效率为86.3%，疗效确切。

五、作用机制研究

近年来，中医药治疗溃疡性结肠炎的作用机制研究也取得了一定的进步，总结机制研究进展，能够为中医药治疗靶点研究及临床应用推广提供科学依据。

1.免疫炎症因素

（1）Th1/Th2平衡：UC的发病机制目前尚不明确，多数观点认为是由于环境、感染等因素刺激，引起遗传易感的宿主发生不恰当的免疫炎症反应从而发病[36]，而免疫因素在UC的发病中起主导作用，根据T细胞介导免疫功能及分泌的细胞因子不同，可以将T细胞分为Th1和Th2两个主要的亚群，前者主要分泌IFN-γ、TNF-α、IL-6等因子介导细胞免疫和炎症反应；后者通过分泌IL-4、IL-5、IL-13和TGF-β等因子介导体液免疫和抗炎反应[37]。两者在健康个体的体内维持着动态平衡，当一方过度分泌等情况致使平衡失调，则会诱发UC的发生。

雷公藤提取物可以阻止由葡聚糖硫酸钠（DSS）或氧化偶氮甲烷（AOM）诱导的UC小鼠肿瘤标记物的产生，使β-连环蛋白和增殖细胞核抗原的表达水平上调，降低TNF-α、IL-1β和IL-6炎性因子，抑制Th1亚群细胞[38]。芍药醇可以通过下调血清IL-17、IL-6和上调TGF-β1水平，从而对2，4，6-三硝基苯磺酸（TNBS）诱导的溃疡性结肠炎大鼠起到治疗作用[39]。去氧五味子素可以降低Th1分泌的炎性细胞因子，抑制CD4$^+$T细胞浸润和上皮细胞凋亡，抑制DSS诱导UC小鼠结肠的炎症反应[40]。利用藻酸盐-壳聚糖微球作为保护壳运载淫羊藿苷的实验发现，在靶向释放的前提下，淫羊藿苷通过减少大鼠结肠组织中Th1类炎症介质和细胞因子分泌，下调相关基因表达从而减轻炎症，保护肠黏膜[41]。

青黛有效成分靛蓝通过上调肠黏膜固有层淋巴细胞Th2亚群的IL-10和IL-22mRNA表达，使DSS和TNBS诱导的结肠炎小鼠症状改善，用青黛和靛蓝处理脾细胞可以促进Th2类抗炎因子的释放，使IL-10产生的CD4$^+$T细胞和IL-22产生的CD3-RORγt+细胞增殖，可能通过AhR通路从而起到减轻炎症的作用[42]。冰草汁作为小麦苗植物属的果肉提取物，在小麦或芹菜中分布较多，其具有抑制UC大鼠Th1类促炎因子IL-1β、IL-8并减轻脂多糖对肠上皮细胞的刺激作用[43]。清肠温中方能明显降低DSS诱导的UC大鼠DAI、HS、MPO活性，改善体质量下降及便血的症状，下调血清Th1分泌的IL-6、TNF-α等免疫炎症因子水平，发挥免疫调节作用而修复UC大鼠结肠黏膜损伤；同时还有抑制大鼠IP10/CXCR3轴的作用，使趋化因子和相关mRNA表达下调，减少Th1相关炎症因子释放，减轻炎症并修复肠黏膜[44]。

半夏泻心汤水溶性提取物可以降低UC小鼠结肠组织中升高的Th1类炎性因子的mRNA表达，从而起到与柳氮磺吡啶类似的疗效[45]。黄芩汤对AOM/DSS/TNBS诱导的UC小鼠均有治疗作用，可能与其抑制Th1类炎症细胞因子TNF-α、IL-1β和IL-6的产生有关[46]。白头翁汤在UC动物模型或临床病例中，可以减少Th1相关促炎因子的分泌，从而减轻炎症，促进受损黏膜修复。葛根芩连汤对体外细胞具有减少TNF-α、IL-6、IL-1β等Th1类促炎因子的产生作用[47]。参榆灌肠方能够降低TNBS诱导的UC大鼠结肠组织中IL-6含量，促进TGF-β表达，起到减轻炎症、修复肠黏膜的作用[48]。

（2）Th17/Treg平衡：Th17可通过分泌炎性因子IL-17等促进肠道炎症并诱导自身免疫病的发生，而Treg细胞可抑制免疫应答、维持免疫耐受而起到减轻肠黏膜炎症反应的作用，Th17/Treg平衡是在Th1/Th2后提出的另一条与免疫有关的重要机制。

小檗碱可以减少小鼠结肠中因DSS上调的Th17相关细胞因子（IL-17和ROR-γt）mRNA，抑制结肠组织中IL-6和IL-23的mRNA表达以及STAT3的磷酸化。还能逆转DSS引起的脾脏和肠系膜淋巴结的CD4$^+$细胞的IL-17分泌上调，抑制Th17的应答，降低慢性复发性DSS诱导的结肠炎的严重性[49]。四君子汤可以增强DSS诱导的UC大鼠网状内皮系统吞噬功能，提高淋巴细胞转化率和肠黏膜中的sIgA含量，强化局部细胞免疫功能，促进溃疡和损伤修复[50]。乌梅丸可以提高UC大鼠CD4$^+$/CD25$^+$与CD4$^+$T淋巴细胞比例和IL-10的表达；Treg细胞含量与结肠损伤指数呈负相关，并且可能通过免疫相关机制起到治疗作用[51]。电针结肠炎小鼠关元、足三里穴位后，通过流式细胞检测小鼠脾脏Th17、Treg细胞发现电针治疗可以改善两种免疫细胞的表达平衡，维持平衡稳态[52]。

2.TLRs/NF-κB通路

NF-κB是一种多功能核转录因子，具有广泛的生物活性，在机体免疫及炎症反应中都起着重要调节作用[53]。正常情况下，细胞质中的NF-κB与抑制蛋白IκB形成复合物，以无活性形式存在于细胞中。可通过Toll样受体（TLRs）的介导，一些胞外信号可激活IκB激酶，使IκB磷酸化而与NF-κB解离，致使后者被活化；活化的NF-κB参与诱导型一氧化氮合酶（iNOS）、血管细胞黏附分子-1等多种炎症、细胞因子的分泌，而这些细胞因子与炎症发展过程中的各个阶段密切相关[54]。

雷公藤提取物可使环氧合酶-2（COX-2）的表达下调，使iNOS和NF-κB失活，通过上调E-钙黏蛋白和下调N-钙黏蛋白，抑制上皮间质转化，从而起到修复炎症造成的上皮损伤的作用[38]。穿心莲内酯可以抑制TNBS诱导的肠炎小鼠的p38MAPK和NF-κB信号通路，减少相关的促炎细胞因子释放[55]。半夏泻心汤可以降低DSS诱导小鼠TNF-α、IL-1β、IL-17、IL-23、COX-2水平，上调Nrf2表达，通过抑制NF-κBp65激活结肠组织中Nrf2表达起到抗炎和抗氧化治疗的作用[56]。葛根芩连汤还可降低DSS诱导UC小鼠的TLR2、TLR4表达，抑制NF-κB活化，下调TNF-α、IL-1β、IL-4并减少COX-2表达，从而达到治疗效果[37]。白头翁汤也可不同程度的抑制UC动物或临床患者的NF-κB转录活性，从而减轻炎症，促进受损黏膜修复[57]。黄芩苷水煎剂不仅可以阻断UC患者的TLR4/NF-κB信号传导通路，降低TNF-α、IL-6和IL-13的mRNA表达从而减少促炎因子，还可以促进活化的CD40+和CD29+分子表达，调整免疫反应应答[58]。复方甘草酸苷可以显著降低TNBS诱导的UC大鼠血清和结肠黏膜中TLR4及NF-κBp65的含量，并能通过阻断这一炎症信号通路从而发挥疗效[59]。

3.氧化应激反应

氧化应激是指机体在遭受有害刺激时，氧化与抗氧化作用失衡，高活性氧化分子产生过多或消除过少，机体倾向于氧化作用，从而导致组织损伤的状态[60]。研究认为UC中大量的炎性介质、吞噬细胞等进入肠黏膜激活所产生大量氧自由基和细胞的脂质过氧化可以直接破坏肠黏膜[60, 61]。

半夏泻心汤可以减少MDA和MPO表达，提高SOD活性，促进抗氧化反应的发生[56]。葛根芩连汤具有降低巨噬细胞炎症蛋白-2、细胞间黏附分子-1表达，减弱UC小鼠结肠中的氧化应激反应，降低MPO活性和丙二醛水平，升高谷胱甘肽含量的抗氧化作用[47]。黄芩汤也可增加由AOM/DSS/TNBS诱导的UC小鼠的抗氧化能力，对损伤的细胞有修复作用[46]。四神丸可以下调肠黏膜细胞MDA、MPO和p38丝裂原活化蛋白激酶的表达，降低细胞毒性和减缓细胞凋亡，减轻过多的氧化反应，同时上调抗炎因子IL-4、IL-10等的mRNA表达，从而改善炎症状态[62]。玉屏风粉剂通过减少结肠嗜铬细胞增生和5-HT含量，降低结肠MPO活性，减少中性粒细胞浸润和由此带来的过度氧化，从而起到抗炎修复作用[63]。针对DSS诱导UC模型小鼠，白花蛇舌草总黄酮能显著升高结肠中SOD活性并降低MDA含量及MPO活性，通过抑制脂质过氧化反应、恢复机体氧化与抗氧化之间的平衡，从而减轻结肠黏膜的损伤[64]。

4.紧密连接复合体

肠上皮细胞的完整性缺失和渗透性增高可导致UC发病。上皮细胞的完整性不仅包括肠上皮细胞自身结构的完整和功能的健全，还包括维持细胞间联系的各种蛋白、分子和结构的不受破坏。正常情况下，肠腔和黏膜间通过一条转运通道相互联系，而包含了中间连接、细胞桥粒、缝隙连接和细胞间折叠的紧密连接，在这条转运通道中起到一种有效而且相当重要的防御作用。紧密连接复合体包括成孔蛋白Claudin-2、闭孔蛋白Claudin-4、支架蛋白ZO-1和影响细胞极性及细胞移行的Occludin蛋白[65]。

通过麦粒灸关元、中脘穴治疗TNBS诱导的结肠炎大鼠可以发现，治疗后肠上皮中Claudin-4和ZO-1的mRNA水平升高，推测修复紧密连接可能是艾灸潜在的治疗机制[66]。化瘀通阳方可以促进DSS诱导的UC大鼠肠上皮中Occludin蛋白表达，同时通过修复紧密连接超微结构从而起到治疗作用[67]。清肠温中方也具有促进TNBS诱导结肠炎大鼠肠黏膜ZO-1和Occludin蛋白表达的作用，可以促进肠黏膜屏障修复，以减轻疾病程度[68]。

5.菌群失调

益生菌是位于体内可以移动的菌群，其自身对宿主不会产生伤害并且菌群的多样性和正常分布能起到维持肠屏障功能的作用。UC中存在着不同程度的肠道菌群失调现象，主要表现为一些益生菌如双歧杆菌和乳酸杆菌等数量减少，而肠球菌等数量增加，其机制可能是益生菌具有与肠黏膜上皮细胞表面形成特异性抗体屏障，定植肠道，起到保护肠黏膜的作用，而益生菌数量减少会导致肠道慢性炎症反应及肠黏膜免疫反应[69]。

体外实验发现红参和薏苡仁煎煮剂有促进肠道益生菌如乳酸菌和双歧杆菌生长的作用，可以帮助重建UC肠道微生物屏障，从而起到治疗作用[70]。艾灸可上调UC大鼠肠道中双歧杆菌、乳杆菌含量，改善肠道菌群分布，发挥可能的减轻炎症反应和调控免疫应答的效果[71]。临床试验发现中药灌肠联合美沙拉嗪肠溶片可能会通过改善菌群失调、恢复正常菌群分布从而升高UC患者IBD-Q评分、减轻临床症状发挥疗效[69]。复方四君子汤和党参多糖可通过作用于不同的菌属，从而帮助DSS诱导的急性UC小鼠恢复正常肠道菌群平衡，减轻疾病活动度和组织损伤[72]。

六、问题与展望

综上所述，中医药在诊治溃疡性结肠炎（UC）的过程中取得了很大进步。中医药在改善UC患者腹痛、腹泻、黏液脓血便以及里急后重等临床症状，降低疾病复发率，以及改善患者的生活质量等方面具有一定的优势。但是，由于中医学对疾病的诊断是一个司外揣内的过程，目前临床上治疗思路、方法各有所长，在临床上均能取得良效，但尚不能提供疾病治疗上足够的临床证据，亦有其不足之处：①UC病理生理机制与中医证型的关系仍未明确，故需进一步探究两者之间的关系；②中医药干预UC的临床疗效评价尚未完全成熟，目前临床上尚缺乏针对UC的多中心、大样本的随机临床研究，因此还需要通过大规模的临床试验验证其疗效，为中医药进一步治疗UC提供理论支撑；③由于UC反复迁延难愈，患者易伴有抑郁、焦虑状态，故从本病的终点结局出发，临床应注重对患者进行长期调理，针对患者的精神情绪进行调摄，并适时适当酌用抗抑郁、抗焦虑药物治疗；④实验研究方面，动物实验很难模拟出人类UC所有的临床症状，今后仍需构建稳定可靠的病证结合型UC动物模型。因此，将西医学对UC的诊断、分型与中医诊疗特点相结合，采用病证结合模式进一步开展UC科研与临床研究，是今后中医药的研究方向。

参考文献

［1］谭朝晖，刘荣火，邹立华，等.白头翁汤对溃疡性结肠炎黏膜愈合的影响及部分机制研究［J］.中国中医药信息杂志，2016，23（7）：30-34.

［2］钱潇，章静，张娅丽.加味千金白头翁汤口服联合灌肠治疗轻中度溃疡性结肠炎效果观察［J］.中国乡村医药，2017，24（3）：33-34.

［3］孙显军.芍药汤加减联合西药治疗溃疡性结肠炎疗效观察［J］.现代中西医结合杂志，2017，26（4）：436-438.

［4］李晓玲.芍药汤加减配合西药灌肠治疗溃疡性结肠炎49例临床疗效［J］.北方药学，2015，12（7）：50-51.

［5］周羚，李明，李贺薇.谢晶日教授治疗溃疡性结肠炎验案管窥［J］.环球中医药，2016，9（10）：1248-1249.

［6］任建平.少腹逐瘀汤内服联合康复新液灌肠治疗血瘀肠络型溃疡性结肠炎临床研究［J］.四川中医，2017，35（1）：

75-77.

［7］张雪.参苓白术散加减配合中药保留灌肠治疗脾胃虚弱型溃疡型结肠炎疗效观察［J］.辽宁中医药大学学报，2017，19（3）：187-190.

［8］彭洪，林中超，祝秀华.四君子汤加减方治疗溃疡性结肠炎临床疗效观察及对血清IL-33含量的影响［J］.中医药学报，2016，44（4）：37-41.

［9］周策，唐太春，余乐来，等.自拟真人养脏汤治疗脾肾阳虚型溃疡性结肠炎的临床观察［J］.实用中西医结合临床，2015，15（10）：1-3，42.

［10］王璐，刘冬梅.真人养脏汤合四逆汤治疗脾肾阳虚型溃疡性结肠炎40例总结［J］.湖南中医杂志，2015，31（10）：43-44.

［11］尹志辉，刘少琼，成立祥.驻车丸合归脾汤治疗阴血亏虚型溃疡性结肠炎39例小结［J］.中医药导报，2008，14（10）：29-30.

［12］朱卫，高亚，王爱华，等.王爱华教授辨治溃疡性结肠炎经验［J］.湖南中医药大学学报，2017，37（1）：48-51.

［13］毛堂友，程佳伟，魏仕兵，等.清肠温中方治疗溃疡性结肠炎84例［J］.环球中医药，2016，9（4）：479-481.

［14］孟维，王海强.谢晶日治疗溃疡性结肠炎经验举隅［J］.辽宁中医杂志，2017，44（1）：47-48.

［15］许汝娟.健脾疏肝汤结合物理疗法治疗溃疡性结肠炎44例［J］.河南中医，2017，37（3）：472-473.

［16］颜丽花，王小娟.痛泻要方加减治疗慢性溃疡性结肠炎34例疗效观察［J］.湖南中医杂志，2016，32（6）：55-56.

［17］黄绪银，陈秀清，张奇志.中医针灸治疗慢性溃疡性结肠炎疗效观察［J］.中国现代药物应用，2015，9（13）：255-256.

［18］闻永，石蕾，李俊，等.针刺联合穴位埋线序贯治疗轻中度溃疡性结肠炎［J］.中国针灸，2018，38（4）：353-357.

［19］陈俊玲，赵洪霄.隔药饼灸治疗慢性溃疡性结肠炎50例疗效观察［J］.新疆中医药，2017（1）:13-15.

［20］冯倩倩，刘斌.溃疡性结肠炎中医药外治法研究进展［J］.亚太传统医药，2017，13（23）：81-83.

［21］胡占起，隋楠，田振国.辨证应用中药灌肠治疗溃疡性结肠炎［J］.辽宁中医药大学学报，2016（6）：76-78.

［22］郑芳忠.膈下逐瘀汤配合灌肠治疗溃疡性结肠炎46例［J］.光明中医，2011，26（12）：2457-2458.

［23］黄群，冷玉杰.中药血竭保留灌肠治疗溃疡性结肠炎［J］.吉林中医药，2016，36（10）：1001-1004.

［24］陈建科.中药保留灌肠治疗溃疡性结肠炎临床研究［J］.中医学报，2015，30（5）：731-733.

［25］吴泉，李青.芪黄栓治疗慢性溃疡性结肠炎55例疗效观察［J］.云南中医中药杂志，2011，32（3）:40-41.

［26］李孝镇，唐志鹏，谢建群.溃疡性结肠炎患者的生存质量分析176例［J］.世界华人消化杂志，2013，21（32）：3486-3492.

［27］王珍，靳桂春，刘媛，等.榆白缓释栓配合治疗溃疡性结肠炎疗效观察［J］.山西中医，2017，33（1）：47-48.

［28］宗伟，衣蕾，朱云清.穴位埋线治疗轻、中度溃疡性结肠炎34例［J］.陕西中医，2015（1）：98-100.

［29］陈淑君.穴位埋线治疗溃疡性结肠炎的疗效及对抗中性粒细胞胞浆抗体的影响［J］.中医临床研究，2015（3）：78-80.

［30］罗丹，仝战旗.中医药治疗溃疡性结肠炎的临床研究进展［J］.医学综述，2017，23（2）：336-339，343.

［31］郑帆，蔡丽，邱承智，等.中医药治疗溃疡性结肠炎临床研究进展［J］.亚太传统医药，2018，14（06）：91-93.

［32］刘晓艳，吕明.推拿三步九法结合针灸治疗慢性溃疡性结肠炎91例［J］.陕西中医，2009，30（11）:1520-1521.

［33］高志平.艾灸源流说［J］.北京中医药大学学报，2017，40（1）：16-19.

［34］宋宸宇.艾灸治疗脾胃虚寒型溃疡性结肠炎60例临床分析［J］.亚太传统医药，2014，10（21）：53-54.

［35］肖再军.穴位艾灸治疗脾肾阳虚型溃疡性结肠炎102例临床观察［J］.北方药学，2014，11（3）：98-99.

［36］Eichele D D，Kharbanda K K.Dextran sodium sulfate colitis murine model：An indispensable tool for advancing our understanding of inflammatory bowel diseases pathogenesis［J］. World J Gastroenterol，2017，23（33）：6016-6029.

［37］张石宇，刘文，郭光伟，等.葛根芩连结肠定位片对湿热内蕴型溃疡性结肠炎家兔模型Thl/Th2细胞因子平衡的影响［J］.时珍国医国药，2016，27（10）：2387-2391.

［38］Lin L，Sun Y，Wang D，et al.Celastrol Ameliorates Ulcerative Colitis-Related Colorectal Cancer in Mice via Suppressing Inflammatory Responses and EpithelialMesenchymal Transition［J］. Front Pharmacol，2016，1（6）：320.

［39］Zong S Y，Pu Y Q，Xu B L，et al.Study on the physicochemical properties and anti-inflammatory effects of paeonol in rats with TNBS-induced ulcerative colitis［J］. Int Immunopharmacol，2016，11（42）：32-38.

［40］Zhang W F，Yang Y，Su X，et al.Deoxyschizandrin suppresses dss-induced ulcerative colitis in mice［J］. Saudi J Gastroenterol，2016，22（6）：448-455.

［41］Wang Q S，Wang G F，Zhou J，et al.Colon targeted oral drug delivery system based on alginate-chitosan microspheres loaded with icariin in the treatment of ulcerative colitis［J］. Int J Pharm，

2016, 515（1/2）: 176-185.

［42］Kawai S, Iijima H, Shinzaki S, et al.Indigo Naturalis ameliorates murine dextran sodium sulfate-induced colitis via aryl hydrocarbon receptor activation［J］. J Gastroenterol,2017,52(8): 1-16.

［43］Ping Wan, Hao Chen, Yuan Guo, et al.Advances in treatment of ulcerative colitis with herbs: From bench to bedside［J］. World J Gastroenterol, 2014, 20（39）: 14099-14104.

［44］Mao T Y, Shi R, Zhao W H, et al.Qingchang Wenzhong Decoction Ameliorates Dextran Sulphate SodiumInduced Ulcerative Colitis in Rats by Downregulating the IP10/CXCR3 Axis-Mediated Inflammatory Response［J］. Evid Based Complement Alternat Med, 2016（3）: 1-10.

［45］Wang X, Yang J, Cao Q, et al.Therapeutic efficacy and mechanism of water-soluble extracts of Banxiaxiexin decoction on BALB/c mice with oxazolone-induced colitis［J］. Exp Ther Med, 2014, 8（4）: 1201-1204.

［46］Chen P, Zhou X, Zhang L, et al.Anti-inflammatory effects of Huangqin tang extract in mice on ulcerative colitis［J］. J Ethnopharmacol, 2015（162）: 207-214.

［47］Li R, Chen Y, Shi M, et al.Gegen Qinlian decoction alleviates experimental colitis via suppressing TLR4/NF-κB signaling and enhancing antioxidant effect［J］. Phytomedicine, 2016, 23（10）: 1012-1020.

［48］朱磊, 沈洪, 王玖, 等.参榆灌肠方对溃疡性结肠炎模型大鼠肠黏膜修复的影响［J］. 中医药导报, 2016, 22（24）: 13-15, 28.

［49］Li Y H, Xiao H T, Hu D D, et al.Berberine ameliorates chronic relapsing dextran sulfate sodium-induced colitis in C57BL/6 mice by suppressing Th17 responses［J］. Pharmacol Res, 2016（110）:

227-239.

[50] Yu W, Lu B, Zhang H, et al.Effects of the Sijunzi decoction on the immunological function in rats with dextran sulfate-inducedulcerative colitis [J]. Biomed Rep, 2016, 5 (1): 83-86.

[51] Tao M, Wang X, Wang A, et al.Effect of jiaweiwumel decoction on regulatory T cells and interleukin-10 in a rat model of ulcerative colitis [J]. J Tradit Chin Med, 2015, 35 (3): 312-315.

[52] Wang C Y, Zeng L L, Geng Y, et al.Effect of Electroacupuncture Stimulation of "Guanyuan" (CV 4) and "Zusanli" (ST 36) on Spleen Lymphocytes Treg/Th 17Immune Balance in Ulcerative Colitis Mice [J]. Zhen Ci Yan Jiu, 2016, 41 (1): 55-59.

[53] 徐晓云, 李冬斌, 李彬.TLR4、NF-κB p65、IL-8在溃疡性结肠炎中的表达 [J]. 疑难病杂志, 2012, 11 (3): 181-183.

[54] Sakthivel K M, Guruvayoorappan C.Protective effect of Acacia ferruginea against ulcerative colitis via modulating inflammatory mediators, cytokine profi le and NF-κB signal transduction pathways [J]. J Environ Pathol Toxicol Oncol, 2014, 33 (2): 83-98.

[55] Liu W, Guo W, Guo L, et al.Andrographolide sulfonate ameliorates experimental colitis in mice by inhibiting Th1/Th17 response [J]. Int Immunopharmacol, 2014, 20 (2): 337-345.

[56] Chen G, Yang Y, Liu M, et al.Banxia xiexin decoction protects against dextran sulfate sodium-induced chronic ulcerative colitis in mice [J]. J Ethnopharmacol, 2015 (166): 149-156.

[57] Wang X, Fan F, Cao Q.Modified Pulsatilla decoction attenuates oxazolone-induced colitis in mice through suppression of inflammation and epithelial barrier disruption [J]. Mol Med Rep, 2016, 14 (2): 1173-1179.

[58] Yu F Y, Huang S G, Zhang H Y, et al.Effects of baicalin

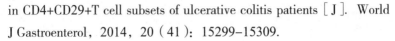

in CD4+CD29+T cell subsets of ulcerative colitis patients［J］. World J Gastroenterol，2014，20（41）：15299-15309.

［59］兰向阳，卢光新，杨建业，等.复方甘草酸苷对溃疡性结肠炎大鼠Toll样受体介导的NF-κB信号通路的影响［J］. 中医药导报，2015，21（9）：29-32.

［60］谢妲.涩肠青黛散联合美沙拉嗪对溃疡性结肠炎患者炎症因子及氧化应激的影响［J］. 中医学报，2017，32（6）：1063-1066.

［61］鲁蕾，李春涛，张烨.双歧杆菌三联活菌治疗溃疡性结肠炎对炎症因子、氧化应激及T淋巴细胞亚群的影响［J］. 海南医学院学报，2017，23（16）：2192-2195，2199.

［62］Liu D Y，Guan Y M，Zhao H M，et al.The protective and healing effects of Si Shen Wan in trinitrobenzene sulphonic acid-induced colitis［J］. J Ethnopharmacol，2012，143（2）：435-440.

［63］Zang K H，Rao Z，Zhang G Q，et al.Anticolitis activity of Chinese herbal formula yupingfeng powder via regulating colonic enterochromaffin cells and serotonin［J］. Indian J Pharmacol，2015，47（6）：632-637.

［64］罗雲，岳小强.近十年轻中度溃疡性结肠炎的中医药治疗研究概况［J］. 中医药导报，2016，22（12）：93-97.

［65］Mariscal LG，Betanzos A，Nava P，et al.Tight junction proteins［J］. Prog Biophys Mol Biol，2003，81（1）：1-44.

［66］Ma T M，Xu N，Ma X D，et al.Moxibustion regulates inflammatory mediators and colonic mucosal barrier in ulcerative colitis rats［J］. World J Gastroenterol，2016，22（8）：2566-2575.

［67］Shi Lijie，Shi Lei，Liu Leilei，et al.Effect of Yang-activating and stasis-eliminating decoction from Traditional Chinese Medicine on intestinal mucosal permeability in rats with ulcerative colitis induced by dextran sulfate sodium［J］. J Tradit Chin Med，

2017，37（4）：452-460.

［68］刘丽娟，王允亮，魏仕兵，等.清肠温中方对2，4，6-三硝基苯磺酸诱导结肠炎大鼠肠黏膜屏障的作用研究［J］.中华中医药杂志，2015，30（9）：3266-3269.

［69］于姣，何瑾瑜，张蕾.中药灌肠对溃疡性结肠炎患者的临床疗效及其对肠道菌群的影响［J］.中国微生态学杂志，2017，29（11）：1323-1329.

［70］Guo M，He X，Huang K，et al.Red Ginseng and Semen Coicis can improve the structure of gut microbiota and relieve the symptoms of ulcerative colitis［J］.J Ethnopharmacol，2015，5（162）：7-13.

［71］Wang X M，Lu Y，Wu LY，et al.Moxibustion inhibits interleukin-12 and tumor necrosis factor alpha and modulates intestinal flora in rat with ulcerative colitis［J］.World J Gastroenterol，2012，18（46）：6819-6128.

［72］陈新君.复方四君子汤及党参多糖调节溃疡性结肠炎小鼠肠道菌群的作用研究［D］.兰州：兰州大学，2016.

第三章　溃疡性结肠炎的病因病机

第一节　儒家"中和"思想与溃疡性结肠炎

儒家产生于先秦，为孔子所创，是诸子百家中最具影响力的一家。儒家学说源于夏、商、周三代；儒家以《易》《诗》《书》《礼》《乐》《春秋》六经为典范，以孔子为宗师。儒家思想一直影响着中国社会的方方面面，儒家文化思想的发展变化是中华传统文化五千年发展的主要内容之一。儒家的哲学思想是儒家"六经"中蕴含的"中和"思想、"天人合一"的思想、"八卦"体系、"阴阳"观念、"五行"观念、"气本论"以及"一以贯之""辨证"思维等，为中医学理论体系的构建提供了哲学思想基础和模式；中医学是儒家哲学为父和医家经验为母的产儿。

一、中和思想

"中和"二字的论述最早见于《礼记·中庸》："喜怒哀乐之未发，谓之中；发而皆中节，谓之和。中也者，天下之大本也；和也者，天下之达道也。"喜怒哀乐各种感情还没有向外表露时（即不偏不倚，保持固有的本性时）叫作中；向外表露时（没有太过和不及）合乎于自然的"理"叫作和；中，是天下万物的根本；和，是天下万物运行的规律。儒家非常强调中庸，这个"庸"是平常的意思，它还有"用"的意思，用中；中庸实际上可以反过来讲，就是孔子讲的"执其两端，用其中"的"用中"的意思，强调过犹不及，要把握适当的度，把握中道；中庸是恰如其分的意思，实际就是平衡，不走极端。华夏大地独特的地理环境和多民族的统一，中华先民居住的地理环境的高低、旱、湿不同，气候的寒热有异；多民族的统一等客观要求，产生了综合这些因素的调和、平衡愿望，为"中和"思想的产生萌了芽。

1.中和思想源于《周易》

以乾卦为代表：潜龙、见龙、惕龙、跃龙、飞龙和亢龙；乾卦九二爻："见龙在田，利见大人。"九五，是乾卦也是六十四卦三百八十四爻中最好的一爻，九五之尊，是因其居中而正，得其位之故。中就是正，不偏不倚地保持自己的本性，即"正其位"。

2.中和思想蕴含着言行处事的方法论

维持事物本质属性的一种不偏不倚，无太过也无不及的状态，无论是人的性情表达，还是自然万物的运动变化，只要能顺应自然规律，即"率性"也就是持中，"不偏不倚、无过不及"，不违背其自然的本性，就能"中节"，就能实现和。

3.中和思想体现出"时"与"位"的内涵

《中庸》说："君子之中庸也，君子而时中。"君子行中庸之道，要做到随时而异，适中不偏。中庸作为人们行为处事的规范和准则，并不是一成不变的，而是与时俱进的，要适应事物的发展变化，根据不同的时代和环境的实际情况来决定自己的言行。

4.中和思想体现在对四时阴阳的认识

《礼记·祭义》说："日出于东，月生于西，阴阳长短终始相巡，以致天下之和。"阴阳昼夜长短变化不断，终而又始，循环反复，使天下和谐。

5.儒家"忠恕"之道，是"中和"思想的反映

《春秋繁露》曰："然而人事之宜行者，无所郁滞，且恕于人，顺于天，天人之道兼举，此谓执其中。"在进行社会活动、人事管理之时，不但要"顺于天"，遵从自然界的客观发展规律，而且要"恕于人"，要以人为本，用"忠恕"之道来治人管人；

"顺于天","恕于人"两者并举的方法,称为"执其中"。

二、中和思想对中医学的影响

1.中医生命观是中和思想的本质要求

中医学的目的是防治疾病,增进健康,延长寿命;天地阴阳的中和之气是万物化生的基础,阴阳的交感合和是万物化生的根源;天地之气的升降运动,本身就是一种中和平衡的运动。

2.中医疾病观是中和状态的破坏

"阳胜则热,阴胜则寒,阳虚则寒,阴虚则热""阴平阳秘,精神乃治,阴阳离决,精气乃绝";人体阴阳之间和谐调和,是维持正常生理的关键,阴阳失和,超过一定的限度,就会产生疾病,甚至引起死亡。

3.阴阳学说强调阴阳"中和"平衡

人是天地阴阳中和之气的产物,独得天地间的中和之气,能够"应四时",最为中正平和,所以最贵。"一者天,二者地,三者人"(《素问·三部九候论》);人是天地阴阳中和之气的产物,故人的行为必然要以天地阴阳五行为本,天人合一。

4.中和平衡是阴阳对立制约的目的和结果

《素问·阴阳应象大论》中说的"阴胜则阳病,阳胜则阴病""阳胜则身热""阴胜则身寒汗出"等,可见阴阳之间的对立统一是以实现中和平衡为目的,中和状态被破坏,阴阳的某一方偏盛或偏衰到一定的程度,事物就会灭亡。

5.四时的更替反映了中和思想的有序性

四时的更替有一定的规律和秩序,这种有序性的破坏,是中和的破坏,也是太过不及的表现,都会破坏阴阳五行正常的生克制化,从而产生疾病。

6.五行学说蕴含着"中和"平衡

中医认为以五脏为中心的人体五大系统构成一个严密的整体,五大系统的功能相互协调,有的滋润,有的温煦,有的上升，有的下降，共同实现人体作为有机整体的中和平衡。

7.五行生克制化体现着"中和"平衡

五行通过这种相生相克的作用，实现五行整体的动态平衡，从而维持事物的生存和发展。

8.辨证论治是中和思想的具体运用

中医治疗的特点不是着眼于"病"的异同，而是取决于"证"的性质，相同的疾病，证型不同，治疗方法也不同；辨证论治重视疾病过程中的某一阶段机体在整体上的失衡关系，其治疗法则的精髓在于"谨察阴阳所在而调之，以平为期"。无论是对疾病的分析还是治疗方法的确立，都是着眼于整体的、动态的平衡关系来进行的，其治疗原则也是以恢复整体的动态平衡为目的。

三、中医诊治疾病的调"中"致"和"思维的具体运用

溃疡性结肠炎是一种病因和发病机制尚不十分明确的非特异性炎症，临床表现以腹泻、黏液脓血便、腹痛和里急后重等肠道症状为主要表现。中医认为溃疡性结肠炎病属本虚标实，脾肾亏虚为本，湿热瘀血为标。脾气虚弱，日久导致脾阳不足，阳虚生寒，脾阳不足日久及肾，病情进一步发展为肾阳不足，病情好转由脾阳不足转化为脾气虚。标实为湿热瘀阻，病情进一步发展为热毒炽盛，甚至引动心火与肝火，病情好转由湿热转化为脾虚湿阻。因此临床用药需注意疾病证候虚实变化，随证治之。临床需根据UC患者寒热变化、阴阳盛衰、湿热轻重、气血变化、肠中积滞、五脏虚衰与病位近远，以中和为度，才能取得较好的疗效。

第二节　溃疡性结肠炎病因病机分析

溃疡性结肠炎是一种以结、直肠黏膜连续性、弥漫性炎症改

变为特点的慢性非特异性、肠道炎症性疾病，临床以腹泻、黏液脓血便、腹痛和里急后重等为主要症状，多呈反复发作的慢性病程。部分患者同时可见关节损害、皮肤黏膜病变等肠外表现，及肠穿孔、消化道出血、癌变等并发症。其病情复杂、病程长，抓住病机变化特点对 UC 诊治尤为必要。

一、以整体恒动观认识 UC 病机动态演变规律

中医学辨证的理论精髓在于以整体恒动观认识同一疾病不同阶段的证候特点，在证候的转化间把握疾病病机的演变规律。西医学根据 UC 病情活动性将其分为活动期、缓解期[1]，活动期又根据病情严重程度分为轻度、中度、重度不同层级。在活动期病情进展及经过治疗后达到缓解期的过程中，不同阶段的证候表现有所不同，其反映的病机特点各异，各阶段病机变化是有联系的，须动态认识不同阶段的病机演化规律，厘清病邪特点，如此认准规律，选方用药有的放矢。

1.活动期 UC 正气渐虚、邪气日盛

溃疡性结肠炎初发症状常以腹泻、腹痛为主，腹痛即泻，泻后痛减，少量黏液或脓血，里急后重，随病情进展，腹泻次数、黏液脓血便、腹痛程度、里急后重等症状日益加重，甚至出现腹部怕凉、四肢不温、面白无华、腰膝酸软等症。根据病情由轻度到中度、再到重度的演变特点，活动期溃疡性结肠炎病机变化规律为正气渐虚，邪气日盛，具有气损及阳、脾病及肾，湿邪内蕴郁而化热、渐成热毒炽盛之势。湿热、瘀血贯穿病程始终，本虚标实为本期病性特点。

（1）轻度活动期 UC 脾气不足，风、湿、热三邪杂合。《素问·风论》云："久风入中，则为肠风飧泄。"素体禀赋不足之人，感受风湿之邪，或风邪内袭，损及脾胃肠腑，脾胃运化功能失常，水液停聚化为内湿，则风湿之邪互相搏结，而见肠鸣辘辘，腹痛欲泻，大便溏薄，故陈修园云"泄泻病因湿盛来"（《医

学实在易》）。故疾病初起病机以脾气虚、湿邪盛为主要特点。随着病情进展，湿邪内盛，郁而化热，湿热与气血相搏结，下迫肠腑，出现黏液脓血便。此期多为脾虚湿热瘀阻证，症见：腹泻次数少，每日2~3次，少量黏液脓血便或无黏液脓血便，轻微腹痛，里急后重，神疲懒言，肢体困倦和食少纳差，舌质淡，苔薄黄腻，脉细。若湿热酿生痰浊，内壅肠膜，可见大肠多发息肉，则为脾虚痰热瘀阻证。

（2）中度活动期UC脾气不足，气损及阳，热邪渐炽。随病情程度加重，泻利次数增加，久泻伤阳，脾阳日渐不足，而见腹痛怕凉、喜温喜按等症。湿邪久居，郁而化热，蕴于肠道，伤络动血，湿热之邪与气血搏结，裹挟肠中秽浊，合污而下，又见腹痛腹泻、里急后重、肛门灼热下坠、黏液脓血便日渐加重。是以中度已见正气日虚，邪气渐盛的发展趋势。此时多为脾阳不足，湿热瘀阻证，症见：腹泻次数相对较多，每日4~5次，中等量黏液脓血便，腹部冷痛，里急后重，神疲懒言，肢体困倦，食少纳差和四肢不温，舌质淡胖，苔薄黄腻，脉细。或湿热瘀阻，腑气不通证，症见：大便排便不畅或见大便秘结不通，大便中有黏液脓血便，腹痛，里急后重，腹部胀满，口干口苦，舌质红，苔薄黄腻，脉弦。若伴有慢性胃炎或功能性消化不良，多为脾虚气滞，湿热瘀阻证，症见：腹泻次数，每日2~5次，黏液脓血便、腹痛、里急后重，神疲懒言，肢体困倦，食少纳差，腹部胀满或不适，嗳气频频。舌质淡，苔薄黄腻，脉细。UC患者此时受病情影响，往往伴有抑郁焦虑、焦躁易怒、心烦不安等情志问题，当辨证为心肝火旺，湿热瘀阻证，症见：腹泻次数，每日2~5次，黏液脓血便，腹痛，里急后重，神疲懒言，肢体困倦，食少纳差。往往伴有口腔溃疡及心烦易怒、心慌心悸、恐惧害怕等情绪变化，舌质淡，苔薄黄腻，脉弦细。总之，中度是临床常见类型，邪正交争，病证相对复杂。

（3）重度活动期UC脾肾阳虚，湿热蕴毒。肾阳为诸阳之本，阳虚日久，必损及肾，重度活动期UC患者下利无度、面色少华、腰膝酸软、形寒肢冷等均为脾肾阳虚之象。正气虚甚，难以与邪抗争，湿热之邪更为肆虐，腐肌动血，渐成热毒之势，而见血便加重，甚至纯下鲜血。活动期重度UC患者病情有以脾、肾阳虚为主者，有以热毒炽盛为主者，亦有两者兼见之寒热错杂证。寒热偏盛虽有不同，演变规律却是一致。由于长期腹泻，阳气已虚，邪气未退，故此时多为脾肾阳虚，湿热瘀毒证，症见：腹泻次数多，每日6次以上，腹泻便鲜血，腹痛明显，里急后重，喜温喜按，形寒肢冷，发热，烦躁不安，腰膝酸软，舌质胖，苔黄腻，脉沉细。

（4）血瘀为活动期UC病情进展关键病机。血瘀是溃疡性结肠炎病情进展过程中的重要病机，各病情阶段，均可见血瘀。《证治汇补·瘀血痢》中云："恶血不行，凝滞于内，侵入肠间，而成痢疾。"《类证治裁》认为："症由胃腑湿蒸热壅，致气血凝结，挟糟粕积滞，进入大小肠，倾刮脂液，化脓血下注。"《医林改错》曰："泻肚日久，是瘀血过多。"本病脾虚为本，感受湿热之邪或寒湿入里化热，或饮食不节，湿热内蕴，下迫肠腑，凝滞气血，腐败肠膜血络，化为脓血，导致血瘀产生。如薛雪《湿热病篇》所云："湿热日久，深入厥阴，血络凝瘀。"溃疡性结肠炎患者常便脓血或鲜血，诚如唐容川云："离经之血，虽清血鲜血，亦是瘀血。"[3]凡血不循其道，便失去正常的濡养脏腑经络的生理功能，即成为机体病理产物，留蓄日久，进一步成为致病因素。溃疡性结肠炎患者病程较长，且易反复发作，临床表现为腹痛，按之痛甚，泻下不爽，大便呈紫黑色或兼有黏胨样物质，舌质紫暗或有瘀点、瘀斑，脉沉涩，与"瘀"致病特点相一致。此外，活动期患者肠镜下检查可见红斑、黏膜充血，甚者出血、糜烂、溃疡等，血液检测多为高凝状态，部分患者甚至合并静脉血栓等。西医学诸多诊疗技术可作为中医望诊之延伸，故溃疡性结肠炎患者，有时虽无"瘀"之外症，融汇西医学检查结果，也要认识到其病机中"瘀"的重要性。血瘀病机贯穿病程之中，论治时佐以化瘀之品，方能使瘀血去而新血生。

（5）缓解期UC正气亏虚为重、湿热之邪内伏。缓解期UC患者腹痛、腹泻、黏液脓血便等症状较少，甚至消失，湿热之象渐退而内伏于内，但因病程日久，正气日损，常表现为腹部隐隐不适、乏力、畏寒、手足不温、腰膝酸软等脾肾阳虚之症。《景岳全书》云："脾弱者，因虚所以易泻，因泻所以愈虚，盖关门不固，则气随泻去，气去则阳衰，阳衰则寒从中生……且阴寒性降，下必及肾，故泻多必亡阴，谓亡其阴中之阳耳。"故脾气亏虚、脾阳不足、肾阳衰微之"虚"为此期主要病机特点，论治当重补益。

然而，溃疡性结肠炎易反复发作，缓解期调护失当，则迁延难愈，甚至复发。李教授认为，其根本原因在于湿热之邪内伏。活动期湿热与气血搏结，蕴于肠腑，酿生毒邪，湿热瘀毒侵及肠膜经络；缓解期湿热之邪虽去，正虚邪恋，内伏湿热之邪尚留连未清，流窜经络，易被引动，致使病情迁延易复。本病关节损伤、口腔溃疡、结节红斑、眼部病变等肠外表现，以及遗传性也与伏邪密切相关。凡致病之风、湿、热邪等均可伏而成毒，如何廉臣言"此症甚多，医者往往误认为食积化泻，或误认为湿积所致，而不知伏风之为病，以致邪气流连，乃为洞泄，不可挽回者数见不鲜"（《全国名医验案类编》）。故治疗过程中，佐以清热化湿之品，注重清透伏邪，对改善预后，提高患者生存质量具有重要意义。

2. 以气机升降观认识UC脏腑病机

溃疡性结肠炎病位虽在大肠，却与其他脏腑密切相关，诚如张景岳言："泄泻之本，无不由脾胃。"肠道与脾胃功能相因，"大肠小肠，皆属于胃"（《灵枢·本输》），脾胃运化水谷，肠道受而盛之，传导糟粕，故而肠道疾病，亦多从调理脾胃入手。笔者认为，脾胃为人身气机升降之枢纽，与其他脏腑关系密切，提出肝、脾、肾左升，心、胃、肺右降的太极升降理论，并从气机升降论治脾胃病，在溃疡性结肠炎脏腑病机辨识上，也可见其升降理论的运用。

（1）脾胃为气机升降枢纽，是本病之根。《素问·经脉别论》云："饮入于胃，游溢精气，上输于脾，脾气散精，上归于肺……揆度以为常也。"《素问·五脏别论》云："水谷入口，则胃实而肠虚，食下，则肠实而胃虚。"脾胃的升清降浊与肠道受盛传导功能关系密切，"清气在下，则生飧泄"，先天禀赋不足、感受外邪、饮食起居失常等因素均首先影响脾胃运化功能，脾胃气机升降失常，肠道分泌清浊功能受影响，可发为本病，故溃疡性结肠炎病根在于脾胃。

（2）肺气肃降失常，则肠腑不通。《灵枢·经脉》云："肺手太阴之脉，起于中焦，下络大肠，还循胃口，上膈属肺。"，肺主一身气机，与大肠相表里，肺之宣发肃降功能正常，有利于肠道糟粕的通利，肺气不利则肠腑不通，故本病常出现滞下不爽的特点，多与肺气不利相关，由此，调节肺之气机升降亦显必要。

（3）肝气主升，其性易动，乘犯阳明。《临证指南医案·泄泻》指出："阳明胃土已虚，厥阴肝风振动。"，肝性条达是其疏泄气机的前提，肝之疏泄太过或不及均会影响其他脏腑气机升降，土虚木乘是本病重要病机，情志失调则是影响肝气疏泄的重要因素。"喜则散，怒则激，忧则聚，惊则动，脏气隔绝，精神夺散，以致溏泄"（《三因极一病证方论·泄泻叙论》），即论证了情志失调引发该病的机制。情志因素在诸多疾病发展转归中发挥了重要作用，最新研究显示，溃疡性结肠炎患者焦虑、抑郁等精神心理障碍发生率显著增加，进一步影响了其病情转归。因此，条达肝之气机以畅情志，是治疗溃疡性结肠炎不可忽视的环节。

（4）久病及肾，火不暖土，则关门不固。《医方解集》云：

"久泻命门火衰，不能专责脾胃。"肾为先天之本，又为"胃之关"，故冯兆张曰："肾气实则能闭束而不泻泄，虚则闭束失职而无禁固之权。"陈士铎在《辨证录》中亦明言："脾胃之土，必得命门之火以相生，而后土中有温热之气，始能发生，以消化饮食。"本病病程日久，由脾阳伤而渐及肾阳，表现为脾肾阳虚之候，或有先天不足之人，起病即以阳气不足，阴寒内盛为主，肾阳蒸腾气化无权，火不暖土，以致腐熟无能，下关不固。治疗当重视培元固本，温阳散寒。

从病机演变规律而言，脾肾在本病病程中具有重要地位，然笔者从整体观提出详审脏腑兼化病机的重要性，从气机升降运转调节脏腑气机，也为溃疡性结肠炎的辨治确立了典范。

3.以天人一体观认识UC运气病机

天人合一的整体观被奉为中医理论之圭臬，历代名家几乎无不重视天时气候对人体所产生的影响，五运六气理论是对天人合一的高度概括。《素问·六节藏象论》云："不知年之所加，气之盛衰，虚实之所起，不可以为工矣。"从五运六气角度认识与防治疾病，历代医家积累了大量临床经验。笔者在溃疡性结肠炎论治中，也十分注重五运六气理论的运用，强调从天人合一的角度把握运气病机，对其病情转归具有重要意义。

（1）重岁运变化，合气化病机：运气学说认为，人生于天地间，受天地气化影响。而一年的气化特点主要受岁运和司天、在泉之气的影响。《素问》中详细记载了诸多与本病有关的运气条文。如《素问·气交变大论》云"岁木太过，风气流行，脾土受邪。民病飧泄，食减……肠鸣""岁火太过，炎暑流行……血溢血泄注下""岁土不及，风乃大行，化气不令……民病飧泄……腹痛"；《素问·至真要大论》云："厥阴之胜……胃脘当心而痛，上肢两胁，肠鸣飧泄，少腹痛，注下赤白""岁少阳在泉，火淫所胜，则焰明郊野，寒热更至。民病注泄赤白，少腹痛，溺赤，甚则血便"。说明了天地间运气格局变化对本病的影响。以2019

年己亥之岁为例，岁运为土运不及，陈无择在《三因极一病证方论·五运时气民病证治》中提到"凡遇六己年，卑监之纪，岁土不及，风气盛行，民病飧泄，霍乱，体重，身痛，筋骨繇复，肌肉瞤酸，善怒。"土运不及之年，人应天地之气，也会出现诸如脾胃不足的症状。己亥年又逢厥阴风木司天，少阳相火在泉，经云："凡此厥阴司天之政，气化运行后天……湿化乃行，风火同德……热病行于下，风病行于上。"风湿热邪兼化而至，加之岁土不及，对溃疡性结肠炎患者，注意运气病机特点，根据《素问》中"上辛凉、中甘和、下咸寒"的原则指导用药，能够契合运气变化，且平素尤当重视饮食起居调护，以防病复。

（2）脏腑气机升降与天地气化升降攸关：上文论述了UC脏腑气机升降病机的特点，人身脏腑气机与自然界气化是密不可分的，因此，结合天地气化升降特点，才能更好地分析脏腑气机升降的变化。"素问遗篇"中对天地气化升降反常导致的暴病、疫疠等展开了详细论述，具有预防医学的思想，对中医急症、疫病、杂病的防治均有启发价值。其中升降不前、刚柔失守等病机对脏腑气机影响较为明显，如《素问·刺法论》所云："升降不前，气交有变，即成暴郁""人脾病，又遇太阴司天失守，感而三虚"，是脏腑气机感受天地反常变化而发生郁滞、虚损的呈现。而《素问·本病论》中"太阴不迁正，即云雨失令……飧泄胁满""太阴不退位……民病四肢少力，食饮不下，泄注淋满""少阳不退位……民病少气，寒热更作，便血上热，小腹坚满，小便赤沃，甚则血溢"等诸多论述，则说明了天地气化升降失常对本病产生的影响。故而，从天地气化升降认识脏腑气机升降，能够对UC病机认识更深一层。

总之，五运六气理论将人身置于天地之间，以天人合一的角度认识疾病，具有重要的临床价值。运用运气理论分析UC的病机特点，对本病的治疗与预后均有指导意义。

第三节　溃疡性结肠炎伴抑郁焦虑症的病因病机

由于本病病程长，易复发，诸多患者在漫长的诊疗过程中，易丧失治疗信心，常伴有焦虑、抑郁等多种心理健康问题，而本病又常因患者心理情绪波动因素而加重。笔者在传承董建华脾胃病"通降论"的基础上，结合《周易》太极八卦理论，总结了以太极升降论治脾胃病的经验，突出人体气机运转在脾胃系疾病治疗中的作用。溃疡性结肠炎患者伴焦虑抑郁的根本原因仍在气机不调。

一、太极升降论

生理上，脾主运化，其性升清，升则清阳得升，元气充沛，气血化源充足，阴火得以潜降。肝主疏泄，其性升发，升则气机调畅，气血流通，脾胃得助，生机向上。肾主藏精，其性潜藏，肾水上升，上济心火，使心火不亢，达到心肾相交的状态，故脾、肝、肾气机主以左温升。胃胆同属六腑，六腑以通为用，以降为和，降则腑气得通，糟粕得泻。心居上焦，为阳中之阳脏，心火下降以温肾水，使肾水不寒，心肾相交，水火既济，阴阳相交，则五脏安和。肺主气，其气以降为顺，降则气机下达，水道通利，故胃、心、胆、肺气机主以右凉降。总之，太极升降的核心思想是肝、脾、肾左升，心、胃、肺右降，脾胃为枢纽，心肾上下相济。以太极思维把握气机升降的关键在于认识到气机升降并非是单一的、机械的运动，而是寓动于静、脏腑密切相关、升已而降、降已而升的过程。从太极阴阳整体、动态地理解气机升降，避免了单纯从脏腑角度理解气机升降的局限性。从太极升降的思维来看，五脏六腑均可影响脾胃的气机升降，因此在临床诊治消化系统疾病时，需要从整体出发，以胃生理主降，因滞而病，以通为治的通降理论为指导，遵循太极思维以调整脾胃升降气机为核心，方能整体把握疾病的发生发展的规律。

二、以太极升降探讨溃疡性结肠炎伴焦虑抑郁的病机特点

溃疡性结肠炎伴焦虑抑郁等精神心理异常时，重点需抓住"气机"二字，其病机关键是肝木失于调达。

情志郁而不舒，肝失疏泄，肝木横逆克犯脾土，脾不升清，水谷失于运化，水反为湿，下注大肠，兼肝木乘土，易见腹泻。由于脾胃为气机升降之枢纽，脾胃升降失常，亦会导致肝木不升，加重抑郁状态，形成恶性闭环。肝木不舒可及肾水，导致肾水不升，上不济心；或因肝郁化火引动心火，同时痰湿内生，郁而化热，上扰心神，均可致心火不降；肝胆互为表里，肝火亦可引动胆火，使胆气上逆，心胆不降，神思不宁，出现焦虑状态，表现为心烦易怒、坐立不安、失眠等症。木火炽盛反侮肺金，则肺肃降功能失常，大肠传导失司，下利无度。此为心、胆、肺失于右降。若疾病日久不愈，气滞血瘀，可见周身疼痛不适；或因脾气虚弱，气血化生不足，导致气血两虚，而见全身乏力；或火盛伤阴，痰热内扰，导致阴虚内热，而见五心烦热、盗汗失眠。若脾虚日久及阳，导致脾阳不足，或脾肾阳虚，可见形寒肢冷、腰膝酸软等症。总之，以肝木失调为主引起的整体气机升降失调，是溃疡性结肠炎常随情志因素而诱发或加重的主要因素。

第四节　溃疡性结肠炎肠外表现的病因病机

溃疡性结肠炎肠外表现可能涉及任何器官，对患者生活质量会造成不同程度的影响。常累及外周、脊柱关节，皮肤、肝胆和眼睛等，少见有深静脉血栓和溶血性贫血[1, 2]。关节病变以炎症表现为主，皮肤表现可见结节性红斑、坏疽脓皮病、Sweet综合

征、口腔炎等，肝胆以原发性硬化性胆管炎为主，眼部常见表皮炎和葡萄膜炎。西医学认为，溃疡性结肠炎肠外表现，多与免疫功能有关，大多数肠外表现可以随肠道炎症控制而缓解，部分则与肠道炎症活动无明显关系，因此，强调早期识别、早期处理，以提高患者生存质量。临床研究发现，我国患者肠外表现以口腔溃疡、关节、皮肤病变多见[1]。

中医对溃疡性结肠炎的肠外表现虽无明确记载，但从相关疾病的描述中，可见中医对此已有初步认识，如《温病条辨》记载："痢久阴阳两伤，少腹肛坠，腰胯脊髀酸痛，由脏腑伤及奇经。"这与溃疡性结肠炎肠外关节病变表现十分相似。辨证论治是中医学理论的精髓，针对不同的肠外表现，综合其症状表现，分析内在病机，指导临床治疗，对提高患者生活质量，具有实际意义。现就临床常见肠外表现试做探讨。

一、口腔溃疡

口腔溃疡是口腔黏膜病中最常见的溃疡类疾病，有明显的灼痛感，具有自限性，为孤立圆形或椭圆形的浅表性溃疡。该病有自愈性，发作间期一般初发较长，此后逐渐缩短，间歇期长短不等，几天到数月，反复发作，迁延难愈，给患者带来各种痛苦和不便，尤其对频繁发作者生活质量产生较大影响。

口腔溃疡属于中医"口疮""口糜"等范畴，中医古籍有散在记载，如《诸病源候论》曰："此脾脏有热，冲于上焦，故口生疮也"。《外科正宗》曰："口破者，有虚火、实火之分。"可见对火热病机已经认识到有虚实不同。而薛己在《口齿类要》中明确提出："口疮，上焦实热，中焦虚寒，下焦阴火，各经传变所致，当分别而治之。"阐明三焦病机的不同。一般认为，外感内伤皆可导致口腔溃疡的发生，外因以风、火、燥为主，内因多以七情内伤、脏腑功能失调为主。本病证分虚实，实证分为心火上炎、脾胃伏火、肝郁蕴热等证型；虚证分阴虚火旺、脾虚湿困、气血两虚等证型。

笔者认为，溃疡性结肠炎患者见口腔溃疡，与一般口腔溃疡不同在于，其发作常与肠道炎症反应相关，因此，应该结合患者临床表现，综合分析其病机特点。本病多见于活动期溃疡性结肠炎患者，主要表现为下利黏液脓血便、腹痛、里急后重，病机特点为湿热蕴于肠腑，又因泄泻伤脾，导致脾虚甚至脾肾两虚。故薛己所论"上焦实热，中焦虚寒，下焦阴火，各经传变所致"符合本病临床特点，湿热之邪上蒸，中焦脾胃虚寒，下焦阴火上冲，多种因素综合作用，致使本病反复发作，迁延难愈。

二、关节病变

关节病变主要表现为外周、脊柱关节炎，常以关节疼痛为主要表现，属于中医"痹证"范畴。《素问·痹论》指出："风寒湿三气杂至，合而为痹。"将痹证病因归纳为外感风、寒、湿邪。《金匮要略》中有"历节病"，特点是遍身关节疼痛。痹证的发生与体质因素、气候条件、生活环境及饮食等有密切关系。正虚卫外不固是痹证发生的内在基础，感受外邪是痹证发生的外在条件。邪气痹阻经脉为其病机根本，病变多累及肢体筋骨、肌肉、关节。

《温病条辨》记载的"痢久阴阳两伤，少腹肛坠，腰胯脊髀酸痛，由脏腑伤及奇经"，描述了痢疾日久，累及脊柱髂关节的临床表现，这与溃疡性结肠炎关节病变是相符的。溃疡性结肠炎患者常伴随免疫力下降，即正气不足，相对而言，更易感受外邪。此外，湿热之邪是溃疡性结肠炎发病的重要因素，湿热窜扰经脉，凝滞气血，阻于关节，易形成痹证。中医认为"不通则痛""不荣则痛"，所以，溃疡性结肠炎患者伴随关节病变，一方面是由于气血为湿热之邪壅滞，邪阻经脉，另一方面，久病气血虚弱，不能荣养筋骨也是病机之一。

三、皮肤表现

溃疡性结肠炎皮外表现大致可以分为反应性、免疫相关性、营养不良性、药物相关性四类[3]。主要表现为水疱、丘疹、红斑等皮肤损害。营养不良性多见于重度患者，由于病程日久，正气不足，气血阴阳俱虚，无以濡养肌表。药物相关性主要因药物过敏或相关副作用，因此，不作过多论述。反应性和免疫相关性更为多见，以结节性红斑、坏疽性脓皮病为主。一般认为，红斑、坏疽多为热毒壅盛或湿热蕴结皮肤所致，溃疡性结肠炎患者皮肤表现多与肠道炎症呈相关性，湿热之邪壅滞肠道，甚则化为热毒，腐肌伤血，是肠道炎症活动性的重要因素，可见两者病机具有一致性。而这种时而反复，发无定时，迁延难愈的疾病表现，除湿热邪毒以外，是否具有其他因素？笔者认为，溃疡性结肠炎病因尚与风邪相关，中医认为，风邪善行而数变，《素问·风论》曰："久风入中，则为肠风飧泄。"说明溃疡性结肠炎与风邪有关，风为百病之长，致病常有变幻莫测的特点，这也是本病易于反复的原因，故溃疡性结肠炎患者的皮肤表现，应注重风邪因素。

四、眼部损害

研究表明，炎症性肠病患者中伴有眼部损害占2%~5%，其中溃疡性结肠炎中发病率低于克罗恩病，多见于40岁以上人群，眼部损害以虹膜炎最为多见，通常表现为疼痛、畏光和红眼，并可伴有视力模糊或飞蚊症。目前，眼部损害的具体发病机制尚未阐明，西医学主要以对症治疗和控制肠道炎症为主。

中医对眼部病变早有认识，源自《黄帝内经》的"五轮学说"，将眼睛从外至内分为胞睑、目眦、白睛、黑睛、瞳仁，分别对应肉轮、血轮、气轮、风轮、水轮。五轮学说将眼部的解剖结构与脏腑对应，强调眼部结构功能与内在脏腑的因果关系，为眼部疾病的辨治提供了微观的理论基础。虹膜炎病变部位多涉及黑睛、白睛等部位，多与肝、胆、肺、大肠相关。一般认为，本病病机特点主要为肝经风热、阴虚火旺。溃疡性结肠炎合并眼部损害时，其病机特点具有一致性。风湿热邪杂合是溃疡性结肠炎发病的主要特点，一方面内生邪气循经上扰可以致病。另一方面，溃疡性结肠炎病情日久，耗伤阴精，易导致水不涵木，阴火上冲之象。

第五节　溃疡性结肠炎并发症的病因病机

溃疡性结肠炎除肠外表现外，还有诸多常见并发症，如电解质紊乱、肠梗阻、出血、菌群紊乱、肠扩张、肠穿孔、败血症、肠瘘、癌变等[4]。电解质紊乱是最常见的并发症，可发生在本病的各个阶段，与病情严重程度密切相关。肠穿孔、肠梗阻、肠瘘、癌变等多发于疾病晚期阶段，严重并发症可危及生命。同溃疡性结肠炎肠外表现一样，并发症不应独立看待，中医看待疾病注重标本，并发症是标，出现的根本原因在于肠道炎症，是气血阴阳长期紊乱的结果。溃疡性结肠炎临床常虚实并见，寒热错杂，湿热之邪裹挟气血，迫伤肠腑，易使邪毒内生，一方面使病情加重，另一方面，邪毒扰经窜络，进而产生诸多并发症。

并发症的产生，多为重度患者，此期患者往往下利无度，大便次数偏多，黏液脓血甚至纯下鲜血，腹痛，里急后重，一方面由于湿热壅盛蕴毒，下迫肠腑，伤及血络，另一方面，久泻耗气伤津损阳，溃疡性结肠炎患者发病本有脾虚，重度更兼见脾肾阳虚，故脾失健运，肾失固摄，故见下利无度。若症状未能及时控制，津血严重耗伤，故见失水、贫血等表现，此时易存在电解质紊乱、菌群紊乱等。本病病位在肠腑，主要为肠道炎症性溃疡，重度患者可见弥漫性，脾虚运化失常，湿热之邪壅滞气机，使病灶部位气血壅滞，气滞血瘀，遂见肠梗阻、肠扩张。湿热熏蒸日久，酿生热毒，毒邪扰络，进一步腐肌伤血，导致败血症、肠穿孔、肠瘘，甚至癌变。

参考文献

［1］范如英，王晓伟，陆晓娟，等.溃疡性结肠炎的肠外表现［J］.胃肠病学，2016，21（12）：742-744.

［2］Harbord M，Annese V，Vavricka SR，et al. The First European Evidence-Based Consensus on Extra-Intestinal Manifestations in Inflammatory Bowel Disease［J］. J Crohns Colitis，2015，27（11）：8-9.

［3］袁晓敏，张树辉，刘玥，等.溃疡性结肠炎的肠外皮肤表现［J］.胃肠病学，2019，24（01）：54-57.

［4］钱家鸣，朱峰，潘国宗，等.溃疡性结肠炎的并发症［J］.胃肠病学和肝病学杂志，1997，（04）：364-366.

第四章 溃疡性结肠炎的中医药治疗

第一节 董建华院士治疗溃疡性结肠炎的经验

溃疡性结肠炎在中医属肠澼、肠风、便血、痢疾、泄泻等病的范畴，临床主要症状有腹痛、腹泻、大便脓血，或带有黏液等，病程较长，常反复发作。董建华院士根据中医学理论，结合多年丰富的临床经验，认为本病主要病位在肠，同时与肝、脾、肾密切相关。常施以调肝和脾助运、芳香化湿泄泻、清利湿热理肠、活血通络止痛、健脾益气升阳及温肾暖脾涩肠诸法，并随所见之证灵活加减化裁，取效颇捷。

一、调肝理气，扶脾助运

肝气横逆犯脾，下迫大肠，症见腹痛肠鸣，泻痢交作，泻后痛减，伴胸胁胀满，不欲纳食，情志波动后加重，舌红苔薄微腻，脉细弦滑。治当调肝理气，扶脾助运。常用方药：柴胡、白芍、香附各10g，青陈皮各6g，白术、茯苓各10g。加减：肝火盛者，加龙胆草6g，或山栀、黄芩各6g；脾虚明显者，加党参、黄芪各10g；腹痛甚者，加乌药6g、川楝子10g。

【案1】乔某，女，36岁。1989年4月24日初诊。患者平素性情暴躁，心烦易怒，经常两胁及乳房胀痛，近2周来下腹部疼痛，攻冲走窜，痛则欲便，大便日6~7次，稀不成形，偶带黏液。经纤维结肠镜检查证实为"溃疡性结肠炎"。伴见腹胀不欲食，夜寐不安，舌红苔薄黄微腻，脉细弦滑。证属肝气犯脾，脾失健运，治当调肝理气，扶脾助运。方药：柴胡10g，白芍10g，香附

10g，青、陈皮各6g，白术10g，茯苓10g，黄芩10g，川楝子10g，防风6g，广郁金10g，焦三仙各10g。服上方7剂后，腹痛胁胀明显减轻，大便减至每日2~3次，食欲稍增。原方去川楝子、黄芩、广郁金，加香橼皮10g、佛手8g、合欢皮10g，继服2周，大便转至基本正常，睡眠好转。守方再服20余剂，以巩固疗效，诸症悉除，经纤维结肠镜复查，痊愈。

二、芳香化湿，燥湿泄浊

内外之湿合邪，流注大肠，症见大便溏滞不爽，胸闷脘痞不知饥，身困倦怠嗜卧，面色晦垢不洁，舌苔厚腻，脉濡滑。治当芳香化湿，燥湿泄浊。常用方药：藿香、佩兰各10g，厚朴6g，陈皮、清半夏、茯苓各10g，通草6g，加减：湿邪重者，加生薏苡仁10g，蔻仁3g；暑热重者，加清豆卷10g；口干明显者，加芦根10g。

【案2】贾某，男，54岁，1989年8月31日初诊。缘于饮食不节，过食生冷瓜果，其后出现腹痛、腹泻，自服黄连素后腹泻渐止，但似腹部隐痛，2周后腹泻复作，大便黏滞不爽，带白色黏液，日4~5行，服药不效，做纤维结肠镜检，示"溃疡性结肠炎"。同时伴见身困乏力，脘痞不饥，嗜卧面垢，舌苔白厚腻，脉濡滑。时值暑令，内外之湿合邪，流注大肠，治当芳香化湿，燥湿泄浊。处方：藿香10g，佩兰10g，厚朴8g，清半夏10g，陈皮10g，茯苓10g，通草6g，块滑石10g，生薏苡仁10g，车前子（包）10g，芦根10g。

服上方4剂后，身困乏力好转，大便渐成形，日2~3次。原方去车前子、芦根，加苍白术各10g，蔻仁3g，继服7剂，大便成形，腹痛消失。又服数剂巩固，病未再发。

三、清热利湿，理肠导滞

蕴湿生热，湿热滞肠之证，症见泻痢次多不爽，便下脓血黏液，赤白相兼，肛门灼热，里急后重，伴腹痛，小便短赤，舌红苔黄厚腻，脉濡细数。治当清热利湿，理肠导滞。常用方药：白头翁、黄芩各10g，黄连3g，葛根10g，木香6g，槟榔10g。

【案3】孙某，女，43岁，1989年8月28日初诊。患者1个月来经常左下腹疼痛，大便带黏液及脓血，每日8~9次，大便镜检发现大量红、白细胞，但大便培养为阴性，纤维结肠镜检提示"溃疡性结肠炎"。现症见左下腹仍时疼痛，大便带脓血及黏液，日8~9次，肛门灼热，里急后重，伴脘痞泛恶，不欲纳食，舌红苔黄厚腻，脉濡细数。证属湿热滞肠之证。治当清热利湿，理肠导滞。处方：白头翁10g，黄芩10g，黄连3g，葛根10g，木香6g，槟榔10g，当归10g，赤白芍各10g，枳壳10g，大腹皮10g，酒大黄3g。服上方7剂后，肛门灼热及里急后重均有好转，大便次数也有所减少。再以原方出入，去当归、大腹皮，加块滑石10g，焦三仙各10g，服10余剂，大便已不带脓血、黏液，日1~2行，基本成形，腹痛消失。又继续服药巩固，1个月后复查，未发现明显溃疡灶。

四、活血化瘀，通络止痛

久病入络，气血凝滞，络脉不通，症见腹痛如针刺，痛处固定，大便色黑，或带鲜血，黏液，舌暗有瘀斑点，脉弦涩。治当活血化瘀，通络止痛。常用方药：桃仁10g，红花6g，当归10g，赤白芍各10g，乌药6g，香附10g。加减：疼痛剧烈，加制乳香、没药各1.5g；触及积块，可加三棱、莪术各6g；大便鲜血量多，加蒲黄炭、陈棕炭各6克。

【案4】于某，女，53岁，1989年3月16日初诊。患者曾因"溃疡性结肠炎"住院治疗，出院3个月后病情反复，腹痛如针刺，痛处固定，有时能触及包块，大便色黑，日3次，混有黏液，舌暗有瘀斑，脉弦涩，大便潜血（++）。此为气血瘀滞，络脉不通。治当活血化瘀，通络止痛。处方：桃仁10g，红花6g，当归

10g，赤白芍各6g，川芎6g，香附10g，乌药6g，蒲黄炭6g，陈棕炭6g，枳壳10g，大腹皮10g。

上方服用3剂后，腹痛明显减轻，隐隐而作，大便转黄，日1~2行，舌脉如前。上方去陈棕炭、枳壳，加制没药、乳香各1.5g，又服7剂，腹痛不明显，大便基本正常，无黏液。继以原意调理进20余剂而收功，随访8个月未见反复。

五、健脾益气，升阳止泻

脾气虚弱，清气下陷之证，症见大便溏泄，夹有未消化食物及黏液，稍进油腻或劳累后加重，伴有脘痞腹胀，形瘦体倦，面色不华，舌淡胖边有齿痕，脉细弱。治当健脾益气，升阳止泻。常用方药：党参、土炒白术、茯苓各10g，木香6g，砂仁3g，扁豆10g，荷叶6g。加减：脾虚气弱明显著，加黄芪、仙鹤草、功劳叶各10g；久泻脱肛者，加升麻6g；夹有积滞者，加炒鸡内金6g，焦三仙各10g。

【案5】王某，男，34岁，1989年5月4日初诊。确诊为"溃疡性结肠炎"1年余，大便时好时坏，经常不成形，带有黏液及不消化食物，伴肠鸣，腹痛而胀，劳则加重，面色不华，气短懒言，周身乏力，舌淡胖边有齿痕，苔薄白，稍腻，脉濡细。证属脾气虚弱，清气下陷，湿邪困阻。治当健脾益气，升阳止泻，佐以化湿。处方：党参10g，土炒白术10g，茯苓10g，扁豆10g，木香6g，砂仁3g（后下），干荷叶6g，陈皮10g，半夏10g，生薏苡仁10g，焦三仙各10g。

服上方7剂后，大便已基本成形，腹胀、肠鸣消失，纳食稍增，唯觉体力不足。于上方中，去陈皮、半夏、生薏苡仁，加黄芪、仙鹤草、功劳叶各10克。复进20余剂，诸症改善，面色渐润，大便日1~2次，无脓血、黏液及不消化食物。经结肠镜复查痊愈，追访半年余，未见复发。

六、温肾暖脾，涩肠固脱

泻痢日久，邪祛正虚，脾肾阳虚，症见泻痢不止，滑脱不尽，腹痛肠鸣，畏寒喜暖，伴腰膝酸软，肢冷神疲，小便清长，舌淡苔水滑，脉沉细。治当温肾暖脾，涩肠固脱。常用方药：补骨脂10g，肉豆蔻6g，肉桂、炮姜、诃子肉各3g，石榴皮6g。加减：阳衰寒甚者，加附片5g，干姜3g；邪尽滑脱不止者，可再添罂粟壳1.5g；肾虚明显者，加杜仲6g，桑寄生10g。

【案6】韩某，男，57岁，1989年11月13日初诊，患者患溃疡性结肠炎10余年，经常反复发作，屡治效不满意。1年来，病又复发，症见泻痢不止，晨起为甚，时有完谷杂下，腹痛肠鸣，腹部畏寒喜温，伴腰膝酸软无力，四末发凉，形寒体弱，舌淡苔薄白而水滑，脉沉细无力。证属脾肾阳虚，大肠失固。治当温肾暖脾，涩肠固脱。处方：补骨脂10g，肉豆蔻6g，肉桂3g，炮姜3g，诃子肉3g，石榴皮6g，煨葛根10g，干荷叶6g，杜仲6g，茯苓10g，焦三仙各10g。服上药7剂后，大便溏泻好转，日3~4次，畏寒肢冷亦有改善。又加淡附片5g，守方继服10余剂后，大便基本成形，日1~2次，腹痛肠鸣及腰膝酸软都不太明显。再随症化裁治疗1个月，病情基本稳定，精神转佳，随访半年，未见复发。

第二节 溃疡性结肠炎中医药治疗十大关键要点

一、祛邪三要：化湿、清热、解毒

溃疡性结肠炎以腹泻、黏液脓血便、腹痛和里急后重等为主要症状。本病本虚标实，外感湿热、饮食不节、情志不畅或禀赋不足，是其基本病因。活动期邪气炽盛，病邪之中，尤以湿、热、毒为主，治当首重祛邪，故而提出"化湿""清热""解毒"

为祛邪三要。

1.湿为泄泻之源，化湿为治泻之要

《内经》云："湿胜则濡泄。"湿邪历来被认为是泄泻的主要病因，如《难经》亦云："湿多五泄成。"《杂病源流犀烛》更指出："泄虽有风、寒、热、虚之不同，要未有不源于湿者。"将湿邪归为泄泻的根本原因。UC表现为大便次数增多，下利稀薄，带有白脓，甚至滑脱不禁，正是湿邪为胜。故在临证中，应十分强调化湿之法，脾虚湿胜者，选健脾化湿之品，如白茯苓、炒白术、炒薏仁和炒扁豆；寒湿为主，则以苦温燥湿，选厚朴、苍术和陈皮等；湿阻气机，以砂仁、肉豆蔻等理气化湿；阳虚湿胜，用桂枝、吴茱萸和干姜等温阳以化湿。

2.湿邪蕴而化热，法以清热为主

湿邪盘踞肠腑，久则郁而化热，湿热与气血相搏结，腐肌败血，肠络受伤，而成腹泻、黏液脓血便，正如《圣济总录·脓血痢》曰："积热蕴结，血化为脓。"湿热壅滞气机，则肠道传导功能失常，遂见腹痛和里急后重，如《类证治裁·痢证》所言："证由胃腑湿蒸热壅。"UC活动期多表现为下利赤白，赤多白少，里急后重，肛门灼热，此时热邪渐胜，当选清热化湿之品，诸如黄连、黄芩、黄柏、苦参。马齿苋等。

3.湿热酿毒，兼以解毒

活动期湿热与气血搏结，蕴于肠腑，热邪久羁，损伤肠络，进一步发展则酿生热毒，迫血妄行。正如《诸病源候论·痢病诸候》所言"血痢者，热毒折于血，入大肠故也"。本病迁延难愈，也正因"五脏窘毒，解而不散"（《河间六书·滞下》）之故。重症患者每日腹泻次数多在5次以上，黏液脓血便明显，甚至纯下鲜血，腹痛明显，发热烦躁，故每于清热化湿之中，兼以解毒之品，如黄连、黄芩、黄柏、栀子、蒲公英、白头翁、败酱草、青黛等。

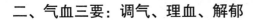

二、气血三要：调气、理血、解郁

气血是维持人体生理功能正常的基本物质，气血调畅，正气充足，机体才具备防病愈病的能力。UC病程中，邪正交争，湿热与气血相搏结，祛邪同时，理应兼顾气血。同时，情志因素与气血运行互为影响，故提出"调气""理血""解郁"为气血三要。

1.里急后重，调气为先

《仁斋直指方·痢病证治》云："痢出于积滞。积，物积也；滞，气滞也。"《丹溪心法·痢病》指出："痢赤属血，血属气。"脾失健运，湿热或寒湿与气血相搏结，肠道传导失司，腑气不通，而见腹痛、里急后重、滞下不爽等，皆因气滞，故刘完素提出"调气则后重自除"。调气之法，笔者常根据气滞所处的脏腑病位不同，选用不同理气之品。如兼肝气郁结，情志不畅，或腹痛窘迫，痛而欲泻，肝木克土者，重在调理肝脾之气，以柴胡、香附、防风、白芍、陈皮等疏肝柔肝之品；如见腹胀腹痛，肠鸣辘辘，矢气频频，则调理脾胃之气，予木香、陈皮、枳壳、槟榔等行气导滞之药；大便干结，肺气不利者，则调理肝肺之气，如厚朴、桔梗、炙紫菀等；若见腹部冷痛缠绵，小腹胀满，则调理脾肾之气，以沉香、乌药、小茴香等温里散寒。

2.黏液脓血，理血为要

黏液脓血便为本病一大特点，多因湿热或寒湿与气血相搏结，"热折于血，血渗入肠"（《外台秘要》），腐败化为脓血，遂至下利赤白。对脓血治疗，注重理血，或行血活血，或补血止血，即"行血则便脓自愈"之意。血行不利，则和血行血，如炒当归、炒白芍、三七等；气滞血瘀，见腹胀痛，或痛如针刺，予川楝子、元胡、徐长卿等行气活血之品；"血证之由唯火唯气"，热伤血络，迫血妄行，当清热凉血止血，予地榆炭、槐花炭、黄

113

芩炭、侧柏炭等；血溢肠腑，下利脓血，则收敛止血，予白及、仙鹤草、五倍子等。脾失统血，血溢肠腑，需健脾止血，予以益气温阳之生黄芪、党参、炮姜等；阴血不足，营气失守，血动不止，则补血止血，予阿胶、当归炭等。

3.情志之要，疏肝解郁

情志与脏腑功能密切相关，《素问·阴阳应象大论》中云："人有五脏化五气，以生喜怒悲忧恐。"以五脏精气为物质基础而产生的情志因素，也能够反作用于脏腑。情志也是UC发病的关键因素之一。《素问·举痛论》云："怒则气逆，甚则呕血及飧泄。"《三因极一病证方论·滞下三因证治》则将情志郁结作为本病发病的原因，如其所云："因脏气郁结，随其所发，便利脓血。"现代学者认为，精神心理因素改变可使患者的胃肠道运动增加，肠道分泌物增多及内脏敏感性增高，进而出现腹泻、腹胀、腹痛加重等。这一作用可能与下丘脑-垂体-肾上腺轴、黏膜肥大细胞活性增加、多种激素的生成或释放增加及自主神经系统的兴奋等多种机制有关[1]。此外，国内外研究均发现，UC患者焦虑、抑郁症状明显，UC患者抑郁症发生率为16.7%，焦虑症发生率为35.1%，而针对性的精神心理干预治疗，对UC症状缓解、延缓复发有一定的疗效[2]。中医对情志的调节，多从肝入手，疏肝解郁是UC患者治疗过程中不可忽视的环节，并总结提出"疏肝、散肝、泻肝、抑肝、化肝"等"治肝十六法"[3]，临床多合用柴胡疏肝散、柴胡加龙骨牡蛎汤、舒肝解郁胶囊或柴胡、郁金、香附、合欢皮、预知子等疏肝理气之品，同时配合心理疏导，提高患者对预后的信心。

三、愈疡二要：化瘀、敛疡

UC肠镜下可见充血、糜烂、溃疡等，其病因病机错综复杂，结合西医学认识，从"瘀""疡"等角度，认识UC复杂的深层病机，对改善预后有重要意义，多法并举促进黏膜愈合是提高本病

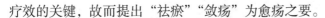

疗效的关键，故而提出"祛瘀""敛疡"为愈疡之要。

1.瘀血为恶血，祛瘀以生新

《医林改错》云："泻肚日久，百方不效，是总提瘀血过多。"《证治汇补》亦云："恶血不行，凝滞于内，侵入肠间而成痢疾。"明确提出瘀血是泄泻、痢疾久作的关键因素。UC病程日久，湿热或寒湿与气血相搏结，或病情反复发作，久病入络，或反复使用苦寒药，导致血行滞涩，或反复使用止血药，导致血行不畅等，诸多因素皆可导致血瘀。"离经之血，即是瘀血"，部分患者外在征象并无瘀血表现，但肠镜是中医望诊的延伸，肠镜下黏膜出血糜烂，均为瘀血的表现。近年来研究表明UC发病与患者体内的微血管损伤及血液高凝状态之间存在相关性[4]。其血液具有浓稠性、聚集性、黏滞性的特征与中医的"瘀"是相一致的。故处方佐以牡丹皮、赤芍、炒蒲黄、酒大黄和血余炭等化瘀之品，对提高疗效大有裨益。若瘀血导致疼痛明显，则活血化瘀止痛，药用乳香、没药、血竭等；瘀血阻滞血分，血不循常道出血者，则化瘀止血，药用当归炭、三七等。瘀血阻滞，新血难以化生，故祛瘀之法，实则祛邪扶正兼顾，有助于黏膜愈合。

2.镜下病变为参照，敛疡生肌促愈合

UC患者腹泻黏液脓血便等症状与肠黏膜炎症性病变攸关，肠镜下可见不同程度的黏膜出血、水肿、糜烂、溃疡。病理上可见炎性细胞浸润、隐窝脓肿、肉芽组织增生[5]，与中医"痈""疡"的特点相似，故本病一定程度上可归属中医"内疡"或"肠痈"等范畴。临床上采用生肌愈疡的方法治疗，能够促进黏膜愈合，快速减少患者黏液脓血便次数；如用敛疮生肌药儿茶、白及、赤石脂、枯矾、炉甘石、诃子、白蔹、五倍子、珍珠粉等，或中成药锡类散、康复新液和养阴生肌散等局部保留灌肠治疗[6]，以敛疮止血、生肌愈疡，能够取得较好疗效。

四、扶正之要：补虚

1.脾阳不足为主，当以益气温阳

本病病性为本虚标实，脾虚尤是关键。在本病进展过程中每因脾气虚损，渐致脾阳不足，日久由脾及肾，导致肾阳亏虚。轻度患者以大便偏稀、少量白胨、全身乏力、食欲不振等气虚症状为主，则侧重健脾益气，用生黄芪、党参、白术、茯苓、大枣、怀山药、莲子肉、白扁豆、甘草等甘平之品；脾阳虚损而见大便清稀，中量白胨，腹部冷痛绵绵，喜温喜按、形寒肢冷乏力、纳呆、不能进食凉物，则予温脾散寒之品，如干姜、荜茇、炮姜等；重度患者下利无度，大便稀溏、白胨量多、腰膝酸软、神疲乏力、畏寒肢冷、下肢尤甚、性欲冷淡、夜尿频，则温补脾肾，培元固本，药用附子、肉桂、干姜、炮姜、花椒、吴茱萸、补骨脂等。

2.阴血不足为主，当以滋阴补血

下利脓血日久不止，津血慢性损耗，加之湿热伤阴，造成患者阴血亏虚，"久利邪入于阴，身必不热，间有阴虚之热，则热而不休"（《医门法律》），而见一派阴虚内热之象。内热不甚，见面色淡白或萎黄、咽干口干、心慌气短、头晕胸闷、四肢乏力等阴血不足之症，重在滋补阴血，药用当归、阿胶、仙鹤草、白芍、生黄芪等。下利脓血日久不止，阴虚阳亢，下午或夜间发热，晨起热退，无明显恶寒，手足心热，盗汗，烦躁，口干咽燥，舌质红少苔，则侧重滋阴清热，药用生地、熟地、丹皮、知母、青蒿、鳖甲等。

五、预防病复之要：防止伏邪而起

溃疡性结肠炎多迁延反复，笔者认为，其根本原因在于脾虚而伏邪未清，病复每与患者的饮食、情绪、季节、劳累密切相关。故笔者强调应从饮食、情志、运动等多方面调节，以防伏邪再起。如夏秋季节要规避暑湿邪气，可进食薏仁马齿苋粥以祛除暑湿之邪；冬天注意保暖，常吃生姜或艾灸神阙、中脘等穴，以温阳散寒；同时，忌韭菜、香菜、茴香、牛羊肉、鱼虾海鲜等辛香走窜之品和热性发物，或生冷、不洁食品，以免引动湿热之伏邪，导致病情反复。情志方面，注意舒畅情绪，排遣压力，可日常饮用玫瑰花茶疏理肝气。生活中应注意劳逸结合，避免过度劳累、熬夜，合理安排作息时间，保证充分睡眠及休息。亦可通过八段锦、太极拳、五禽戏等运动增强体质，预防复发。

第三节　经典名方在溃疡性结肠炎中的临床应用

方剂是中医理法方药理论的重要一环，是理论与临床经验的结合，如今，方剂学已经成为一门独立的学科，是中医学入门的基础。张仲景《伤寒杂病论》载方260余首，被誉为方书之祖。至唐代孙思邈《千金方》已有6000余首方剂，历代医家均重视方剂的总结积累，并在前人的经验基础上创制新方，正因如此，中医方剂学才得以宏博。一首方剂的流传，是历经无数医家在漫长的临床实践中不断探索、验证疗效的结果。通过对经典名方的学习，理解其组方规律，进而领悟中医理论，用以指导临床，不断循环往复，临证才能做到心中有方。

溃疡性结肠炎属于中医"肠澼""久痢""泄泻"等范畴，在这些疾病治疗中，古籍文献记载了诸多经典名方，是临床处方用药的活水之源。

一、白头翁汤

白头翁汤出自《伤寒论》，由白头翁、黄连、黄柏、秦皮组成，原文"热利下重者，白头翁汤主之""下利欲饮水者，以有热故也，白头翁汤主之"。因其具有清热解毒、凉血止痢的功效，后世常用于热毒痢的治疗。方中白头翁为主药，取其清热解毒、凉血止痢功效，《长沙药解》谓"清下热而止利，解郁蒸而凉血"；黄连、黄柏清热燥湿，兼能泻火解毒；秦皮清热燥湿，增强全方疗效，又能收涩止痢。四药相合，针对湿热蕴毒的病因，适用于以下痢脓血、赤多白少、腹痛、里急后重为主要表现的病证。本证因热毒深陷血分，下迫大肠所致。清代汪昂《医方集解》云："白头翁苦寒能入阳明血分而凉血止痢，秦皮苦寒性涩，能凉肝益肾而固下焦，黄连凉心清肝，黄柏泻火补水，并能燥湿止痢而厚肠，取寒能胜热，苦能坚肾，涩能断下也。"

现代研究发现，白头翁汤对溃疡性结肠炎大鼠模型具有抑制炎性细胞浸润，使炎症减轻，同时还有减轻肠黏膜充血水肿，促进结肠黏膜损伤修复，恢复结肠黏膜分泌功能的作用，此外还能通过TLR4/NF-κB信号通路调节肠道免疫平衡和炎症因子释放发挥作用[7]。四川名医李培以白头翁汤合芍药汤作为肠炎基础方，对活动期UC治疗取得较好疗效[8]。临床研究中，白头翁汤可有效调节患者机体内炎症因子的表达，降低IL-1β、IL-17水平恢复正常，同时调低异常升高的TNF-α，改善机体炎症症状[9]。

二、黄芩汤

黄芩汤出自《伤寒论》，由黄芩、芍药、甘草、大枣组成，治伤寒太阳与少阳合病，自下利者。此下利多因少阳热郁，疏泄不利引起。本方为治疗热利的祖方，被清代汪昂称为"为万世治痢之祖"，后世治痢名方芍药汤即是在此基础上加减而成。清代尤在泾《伤寒贯珠集》提及此方云："热气内淫，黄芩之苦，可以清之；肠胃得热而不固，芍药之酸，甘草之甘，可以固之。"方中黄芩苦寒，归心、肺、胆、大肠经，主要是清热，以斩断热痢的来源，兼清肺热、肠热，被奉为"天然的消炎药"，《神农本草经》云："主诸热黄疸，肠澼，泄利，逐水，下血闭，（治）恶疮，疽蚀，火疡。"白芍性凉，味苦酸，微寒，具有补血养血、

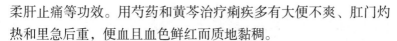

柔肝止痛等功效。用芍药和黄芩治疗痢疾多有大便不爽、肛门灼热和里急后重，便血且血色鲜红而质地黏稠。

现代研究发现，黄芩汤中的黄芩苷、黄芩素等黄酮类化合物具有抗炎、抗氧化、免疫调节、抗肿瘤等作用[10]。通过高通量测序研究技术发现黄芩汤可以使UC大鼠肠道的乳酸杆菌显著增加，理研菌属显著降低，通过调节肠道菌群结构发挥治疗UC的作用[11]。黄芩汤可以抑制UC大鼠IL-6 mRNA、JAK mRNA、STAT3 mR-NA，并显著降低IL-6、JAK、STAT3的蛋白表达及血清中IL-6、JAK、STAT3的含量，提示黄芩汤可以通过抑制IL-6、JAK、STAT3信号通路的激活，减轻肠道的炎症反应[12]。临床研究中，黄芩汤颗粒联合美沙拉嗪治疗溃疡性结肠炎临床疗效优于单纯使用美沙拉嗪，提示黄芩汤可以增强美沙拉嗪抑制炎症的作用[13]。

三、葛根芩连汤

葛根芩连汤出自《伤寒论》，由葛根、黄芩、黄连、甘草组成，原文"太阳病，桂枝证，医反下之，利遂不止。脉促者，表未解也；喘而汗出，葛根芩连汤主之"。主治太阳表邪内陷所致热下利证。不少医家认为葛根芩连汤为表里双解剂。清代徐大椿《伤寒论类方》云："因表未解，故用葛根；因喘而利，故用芩、连之苦以泄之坚之。芩、连、甘草为治痢之主药。"方中葛根，辛甘而凉，入脾胃经，具有升清止利的作用，黄芩、黄连苦寒，清热燥湿，厚肠止痢，甘草甘缓和中，调和诸药。

临床上用葛根芩连汤为基础方治疗轻、中度大肠湿热型溃疡性结肠炎也常获良效，可口服配合灌肠，疗效较单用西药为佳。现代研究认为，葛根芩连汤治疗溃疡性结肠炎可能与改善肠黏膜损伤程度有关[14]。临床研究中，葛根芩连汤能够增强美沙拉嗪疗效，可有效调节溃疡性结肠炎T淋巴细胞亚群比例，增强细胞免疫力，此外，葛根芩连汤还能降低IL-8、IL-6、TNF-α等炎症因子水平[15]。临床运用中，腹痛明显，加芍药以缓急止痛。里急后重明显，加木香、槟榔等行气导滞药。

四、芍药汤

芍药汤出自《素问病机气宜保命集》，由芍药、炒甘草、黄连、黄芩、木香、槟榔、当归、官桂、大黄组成，用于湿热下注大肠、下痢脓血、赤白相兼、腹痛、里急后重、肛门灼热的病证。其组方立法依据是"调气则后重自除，行血则脓便自愈"。饮食不洁，感受疫毒，下迫大肠，壅滞气机，伤及血络，以致下痢脓血，腹痛，里急后重，故用黄芩、黄连清热解毒，消除病邪。下痢脓血与里急后重并见，是邪迫肠腑，气血不和，同时需要调和气血，柔肝缓急，因此用木香、槟榔疏畅气机，当归补血活血，气血和调，疏泄复常，则无气滞血瘀之患。用白芍、甘草柔肝缓急以调和肝脾，肝脾得和，则里急后重可止。方中大黄增强芩、连解毒功效，又能因势利导，荡涤贼寇。此外，大黄尚有凉血活血之用，止血而不留瘀。反佐肉桂，一方面助当归、大黄行血之力，另一方面，纠芩、连苦寒之弊，又具有温通气血的作用。全方邪正兼顾，气血并调，体现了"通因通用"之法。

根据现代药理研究，芍药汤可通过调控TLR4/NF-κB通路中TLR4、NF-κB p65和IL-6 mRNA及蛋白的表达，改善组织的炎症情况[16]。芍药中白芍总苷下调TNF-α、IL-6炎症介质，具有抗炎作用；黄芩、黄连、大黄性味苦寒，能清热燥湿解毒，黄芩、大黄素可过抑制NF-κB蛋白表达；黄连素可抑制抑制IL-6/STAT3信号通路。肉桂对胃肠平滑肌的自主收缩有抑制作用，对溃疡性结肠炎有明显疗效。当归中总酸能增强吞噬功能，促进淋巴细胞产生IL-2，增加机体的免疫功能，有抗菌作用。槟榔具有促进胃肠运动的功能，木香与槟榔行气导滞。甘草调和诸药，且对胃肠平滑肌具有解痉作用。诸药合用，能够促进肠道溃疡愈合[17]。方中木香、黄连为经典名方香连丸，燥湿行气，也是笔者应用于

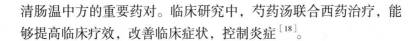

清肠温中方的重要药对。临床研究中，芍药汤联合西药治疗，能够提高临床疗效，改善临床症状，控制炎症[18]。

五、连理汤

连理汤出自《证治要诀类方》，由理中汤加黄连、茯苓组成，具有温中散寒、清热化湿的功效。主要用于脾胃虚寒、湿热内蕴，或伤暑泄泻等证。方中干姜为大辛大热之品，能温中散寒，振奋脾阳，起到温阳止泻的作用。黄连清热燥湿以祛邪，白术、茯苓健脾燥湿，人参补益元气，助脾胃运化，炙甘草调和诸药。全方温清并举，对溃疡性结肠炎久泻伤阳，脾虚湿热未尽尤为适宜。笔者在临床中，根据连理汤组方原则，易干姜为炮姜，取黄连、炮姜作为主药，化裁而成清肠温中方，对于活动期轻中度溃疡性结肠炎取得了较好的临床疗效。黄连一药，苦寒清热燥湿，又厚肠胃而止泻，是古方治疗湿热下利必用之品。炮姜既善温中止泻，又具温阳止血之功，与脾阳不足之本恰合，其性辛温，《本草经解》言其"禀天春升之木气……气味俱升"，与黄连苦寒沉降配伍，一寒一温，一升一降，标本同治。

研究发现，连理汤能够通过调节 UC 大鼠血清 IL-1、TNF-α 等炎性因子水平，纠正其失衡状态，消除炎症[19]。临床研究中，活动期 UC 患者辨证使用连理汤，可明显改善患者血清中 TNF-α 和 IL-10 的水平[20]。以连理汤加减临床实验中，对比柳氮磺吡啶，连理汤疗效更优[21]。临床应用中，选用连理汤加味或配合锡类散灌肠取得了较好疗效[22]。

六、驻车丸

驻车丸出自《备急千金要方》，由黄连、干姜、当归、阿胶组成。用于治疗久痢不愈，伤及阴血，症见下痢赤白，虚坐努责，腹痛绵绵，舌红少苔等。下痢赤白为湿热下注大肠所致，湿热羁留，下利不止，日久伤阴，虚坐努责，腹痛绵绵，舌红少苔，均为虚象。故本证标热本寒，邪犹未尽而正气已虚。故用驻车丸清热止痢，养血调营。本方祛邪扶正，寒热并调。方中黄连清热燥湿，解毒止痢，用为君药，治下痢的标热；干姜温运脾阳，治脾脏的本寒，复其健运，二味药一祛其邪，一扶其正。当归、阿胶滋阴养血，恢复受伤之阴。此证有余邪未尽、脾阳受损、营血已亏三种病机特点同时并存，方药虽简，却兼具解毒止痢、振奋脾阳、补充阴血三种作用，扶正祛邪，适用于久痢不愈。尹志辉等运用驻车丸联合归脾汤治疗阴血亏虚型溃疡性结肠炎，在改善临床症状、促进肠黏膜愈合等方面取得了较好疗效[23]。对阴血亏虚患者，合以此方，并配伍人参、黄芪、仙鹤草、紫河车等益气生血之品，可提高疗效。

七、真人养脏汤

真人养脏汤出自《太平惠民和剂局方》，由人参、白术、炙甘草、白芍、当归、肉桂、木香、肉豆蔻、诃子、罂粟壳组成。用于治疗久痢不愈，内见虚寒者，症见里急后重、腹痛、喜温喜按、胸闷食少、舌淡脉迟。亦治脱肛不收，久泻。溃疡性结肠炎初起病性属热属实，法当清热解毒，以消除病因，调理气血，恢复功能。如果治疗不当，或日久不愈，由实转虚，脾阳受损，甚则及肾，遂致脾肾阳虚，肠道失于温摄，而滑脱失禁。故用此方温中补虚，涩肠止痢。人参、白术健脾益气，当归、白芍养血调营；肉豆蔻温暖中焦，肉桂温肾命以助气化。诃子、罂粟壳涩肠止利。配木香调气，当归调营，白芍、甘草柔肝缓急，即缓急则后重自除之意。对因虚腹痛的久泻久痢应大胆用补法，注重脾与肾。本方的基本思想为标本兼治，温中补虚，涩肠止泻，调整脏腑功能，治疗溃疡性结肠炎能收到较好的效果。久病必兼气血虚弱，阳气不足，而见腹痛绵绵、喜温畏寒、面色淡白，临床常以此方理法为指导，配伍益气补血温阳之药。

袁继云等使用真人养脏汤加味治疗溃疡性结肠炎44例，效果显著优于对照组[24]。动物实验研究中，真人养脏汤可升高ZO-1和occludin表达，通过降低肠道黏膜通透性，保护溃疡性结肠炎大鼠肠道上皮细胞黏膜屏障功能[25]。临床研究中，真人养脏汤对溃疡性结肠炎患者的临床疗效显著，能够显著降低血清IL-6、IL-8、TNF-α炎症因子水平[26]。

八、乌梅丸

乌梅丸出自《伤寒论》，由乌梅、蜀椒、细辛、干姜、黄连、当归、熟附子、桂枝、人参、黄柏组成，原为治疗厥阴病蛔厥，本方不仅用于胆道蛔虫症，对于久泻、久痢也有较好效果。久泻或久痢是余邪未尽而正气已虚。方中干姜、细辛、桂枝、附子、蜀椒温中散寒，人参、当归补气养血，振奋中焦；黄连、黄柏解毒祛邪，乌梅酸涩止利，祛其余邪。此种扶正与祛邪同用的配伍形式，照顾到了邪正两个侧面，适用于病情日久，虚实并见，寒热错杂之证。《杂病心法要诀》曰："痢疾死证久痢藏有寒热不分者，宜用乌梅丸调和之。"乌梅丸作为经方，在溃疡性结肠炎的临床中得到了广泛的应用。当代名医张琪、郭光业、高忠英等应用乌梅丸均取得了较好的临床疗效。乌梅丸也是笔者临床常用方剂，对重度溃疡性结肠炎患者，加减运用乌梅丸，能够快速缓解临床症状，服药后，大便次数、黏液脓血便等能够迅速改善。以乌梅丸为基础的加减方，正在进行多中心临床对照实验。重度溃疡性结肠炎患者，表现为下利无度、血便夹杂甚至纯下鲜血、脘腹冷痛、腰膝酸软、形寒肢冷、面色少华、纳差乏力、烦躁不安等症，既与乌梅丸"痛、厥、利"主症相符，又与上热下寒之寒热错杂病机相合，故从方证对应角度分析，乌梅丸确为重度UC的对之方。

现代研究发现，乌梅丸能够减少炎症介质、修复肠黏膜屏障、调节免疫功能等作用。临床研究中，应用乌梅丸联合美沙拉嗪治疗溃疡性结肠炎，总有效率达到90%，在改善症状、控制炎症方面有积极疗效[27]。动物实验中，乌梅丸可以通过抑制TLRs/NF-κB/MyD88的活化，降低促炎细胞因子的表达，阻断TLRs/NF-κB/MyD88信号通路的异常传导，降低炎性因子的释放，从而减轻结肠炎性反应[28]。

九、锡类散

锡类散最早记载于《金匮翼》，其当时的方名为"烂喉痧方"，尤氏在"喉痹诸法"中记载，烂喉痧方组成为西牛黄（五厘），冰片（三厘），真珠（三分），人指甲（五厘，男病用女，女病用男），象牙屑（三分，焙），壁钱（二十个，焙，土壁砖上者可用，木板上者不可用），青黛（六分，去灰脚净）。方中牛黄味甘、性凉，归心、肝经，有清热解毒、息风止痉、化痰开窍的功效。冰片味辛、苦，性寒，归心、脾、肺经，有开窍醒神、清热止痛的功效。珍珠味甘、咸，性寒，归心、肝经，有镇惊安神、清热息风、明目去翳、解毒、生肌的功效。壁钱炭味咸、微苦、性凉，归肺、肝、大肠经，有清热解毒、定惊明目、止血生肌的功效。青黛味咸，性寒，归肝经，有清热解毒、凉血消斑、泻火定惊的功效。象牙味甘、性寒，归心、肾经，有清热镇惊、解毒生肌的功效。象牙屑的清热解毒之力相较之牛黄弱，但消肿生肌之力强。人指甲又叫人退、筋退、手爪甲。味甘咸，性平。有清热止血、利尿、生肌的功效。全方具有清热解毒、去腐生肌的功效。

锡类散目前在临床上主要治疗溃疡类疾病，如口腔溃疡、胃溃疡、溃疡性结肠炎、细菌性痢疾、宫颈炎、阴道炎、白塞病、褥疮等，其作用机制可能与参与机体炎症免疫反应，促进黏膜修复有关。荟萃研究发现，锡类散治疗溃疡性结肠炎疗效与美沙拉嗪相当，且安全性较高[29]。近年在溃疡性结肠炎相关研究中发现，锡类散联合其他药物保留灌肠，在促进溃疡愈合方面取得了一定的治疗效果。如一项糜蛋白酶联合锡类散保留灌肠临床研究

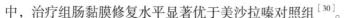

中，治疗组肠黏膜修复水平显著优于美沙拉嗪对照组[30]。

　　笔者在临床上喜欢使用经典名方治疗溃疡性结肠炎，取得了很好的疗效。前面已经阐述了对溃疡性结肠炎的病因病机的认识，对于轻中度活动性溃疡性结肠炎，笔者常用清肠温中方加减治疗，药物组成为黄连、炮姜、木香、苦参、青黛、三七、地榆炭、炙甘草，以温中健脾，清热化湿，化瘀止血。对于湿热壅盛、黏液脓血便较多的患者，笔者常取加白头翁汤（白头翁、黄连、黄柏、秦皮）以清热凉血止利之用，能更快使黏液脓血便消除；热象更明显者，取黄芩汤中黄芩炭清热止血；腹泻次数明显增多者，取葛根芩连汤中煨葛根升清止泻；活动期溃疡性结肠炎属于中医"久痢"的范畴，中医认为治疗痢疾需要"调气则后重自除，行血则便脓自愈"，临床往往需要在清肠温中方的基础上，取芍药汤中木香、槟榔调气行气，以缓解里急后重的症状，当归炭、炒白芍以和血行血，以缓解便脓血的症状，溃疡性结肠炎用药时间长而且寒凉，可用芍药汤中肉桂，一是以防苦寒太过，另外温通气血，热象明显，大便不畅，可用芍药汤中大黄炭，清热活血止血；清肠温中方是取连理汤中黄连与干姜的配伍，将干姜改为炮姜，增强温中止泻止血的作用；溃疡性结肠炎往往因为出血导致贫血，临床取驻车丸中阿胶补血止血；溃疡性结肠炎腹泻日久，由脾气虚，到脾阳虚，到脾肾阳虚，临床一腹泻次数增多，黏液脓血较少，虚证明显者，采用真人养脏汤温补脾肾，涩肠止痢，佐以清热化湿，化瘀止血，能取到肯定的疗效；对于重度活动期溃疡性结肠炎，临床表现为腹泻次数多，每日6次以上，腹泻便鲜血，腹痛明显，里急后重，喜温喜按，形形寒肢冷，发热，烦躁不安，腰膝酸软，舌质胖，苔黄腻，脉沉细，辨证属于寒热错杂，湿热瘀阻，脾肾阳虚，治疗以乌梅丸和清肠温中汤加减，临床效果明显。对于左半结肠和全结肠型溃疡性结肠炎患者，临床需要全身口服治疗与局部治疗相结合，配合使用锡类散加云南白药治疗，能快速达到消除黏液脓血便的效果。

参考文献

［1］赵占强，胡文静，宋立峰，等.情志在溃疡性结肠炎发病及治疗中的作用［J］.中医临床研究，2017，9（34）：43-44.

［2］刘忻颖，陈胜良.精神心理因素在溃疡性结肠炎中作用的研究进展［J］.胃肠病学，2018，23（03）：173-176.

［3］李军祥，毛堂友，姜慧.脾胃病从"肝"论治十六法［J］.中国中西医结合消化杂志，2018，26（10）：812-816.

［4］靳明星，刘艳迪.炎症性肠病血液高凝状态的发生机制与治疗进展［J］.中国中西医结合外科杂志，2018，24（02）：241-244.

［5］李军祥，陈誩.溃疡性结肠炎中西医结合诊疗共识意见（2017年）［J］.中国中西医结合消化杂志，2018，26（02）：105-111，120.

［6］周晓明，朱雍鸣.中药内服结合保留灌肠治疗溃疡性结肠炎临床研究［J］.亚太传统医药，2015，11（24）：97-99.

［7］钟宇，郑学宝，叶华，等.白头翁汤对溃疡性结肠炎大鼠的疗效及免疫机制的影响［J］.中国实验方剂学杂志，2019，25（12）：15-21.

［8］屈杰，孔文霞，李培.李培治疗溃疡性结肠炎学术经验总结［J］.辽宁中医杂志，2018，45（09）：1821-1824.

［9］杨玉红.白头翁汤对溃疡性结肠炎患者血清炎症因子水平的影响［J］.实验与检验医学，2018，36（02）：216-217+221.

［10］郭少英，程发峰，钟相根，等.黄芩苷的体外抗氧化研究［J］.时珍国医国药，2011，22（1）：9-11.

［11］徐航宇，王彦礼，王敦方，等.高通量测序技术研究黄芩汤对溃疡性结肠炎大鼠肠道菌群的影响［J］.药学学报，2017，52（11）：1673-1682.

［12］纪佳，陈岩岩.黄芩汤对溃疡性结肠炎大鼠IL-6、

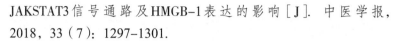

JAKSTAT3信号通路及HMGB-1表达的影响［J］. 中医学报，2018，33（7）：1297-1301.

［13］杨梅，吴东.黄芩汤颗粒剂联合美沙拉嗪对溃疡性结肠炎的临床疗效研究［J］. 中国中西医结合消化杂志，2016，24（03）：221-223.

［14］敖梅英，岳海洋，刘億，等.仲景之经方辨证论治溃疡性结肠炎探析［J］. 中医研究，2016，29（11）：11-13.

［15］高东，邵喜凤.葛根芩连汤治疗溃疡性结肠炎的疗效及对患者炎性反应和免疫功能的影响［J］. 解放军医药杂志，2018，30（10）：89-92.

［16］徐敏，王凤仪，赵党生，等.芍药汤对湿热内蕴型溃疡性结肠炎大鼠TLR4，NF-κB p65和IL-6表达的调控作用［J］.中国实验方剂学杂志，2020，26（14）：53-58.

［17］汤胜男，赵党生，王凤仪，等.芍药汤治疗溃疡性结肠炎的研究［J］. 医学信息，2019，32（15）：3-5.

［18］张峰.芍药汤配合西药治疗溃疡性结肠炎46例临床观察［J］. 中国肛肠病杂志，2018，38（10）：24-25.

［19］刘丽梅，张秋海，柏冬，等.连理汤对TNBS诱导大鼠溃疡性结肠炎模型结肠及外周血中炎症相关因子影响的拆方研究［J］. 中国实验方剂学杂志，2014，20（09）：152-157.

［20］王卫峰，周峰，冯玉良，等.连理汤加味对活动期溃疡性结肠炎TNF-α和IL-10表达的影响［J］. 中华中医药学刊，2015，33（02）：381-383.

［21］赵静，刘顺庚，杨旭伟.连理汤加减治疗溃疡性结肠炎31例［J］. 河南中医，2016，36（02）：321-322.

［22］武洁.连理汤联合锡类散保留灌肠治疗溃疡性结肠炎26例［J］. 河南中医，2013，33（08）：1277-1278.

［23］尹志辉，刘少琼，成立祥.驻车丸合归脾汤治疗阴血亏虚型溃疡性结肠炎39例小结［J］. 中医药导报，2008（10）：

29–30.

［24］袁继云，李德浩.真人养脏汤加味治疗溃疡性结肠炎44例临床观察［J］.中华中医药杂志，2009，24（S1）：117–118.

［25］王慧，毛晶磊，吴艳敏，等.真人养脏汤对溃疡性结肠炎大鼠肠道黏膜屏障功能的保护作用［J］.中国病理生理杂志，2017，33（11）：2053–2059.

［26］韩莹，张岩，杨德芳，等.真人养脏汤治疗溃疡性结肠炎的临床疗效及其对疾病活动指数评分和血清炎症因子的影响［J］.临床和实验医学杂志，2019，18（09）：936–939.

［27］张炜娟.乌梅丸加味联合美沙拉嗪治疗寒热错杂型溃疡性结肠炎临床观察［J］.光明中医，2019，34（12）：1896–1898.

［28］张旭东，刘宏岩.乌梅丸对溃疡性结肠炎大鼠TLRs/NF-κB/myD88信号通路影响的研究进展［J］.吉林中医药，2019，39（03）：410–413.

［29］陈慕媛，李辉标，陈新林，等.锡类散对比美沙拉嗪治疗溃疡性结肠炎Meta分析［J］.辽宁中医杂志，2018，45（11）：2266–2270.

［30］宋东旭，何洪芹，张文岭，等.糜蛋白酶联合锡类散对溃疡性结肠炎肠黏膜屏障的影响及机制研究［J］.中国中西医结合消化杂志，2019，27（03）：179–185.

第五章 溃疡性结肠炎的中西医结合治疗

第一节 中医药治疗与西医学发病机制对应关系的认识

目前溃疡性结肠炎的发病机制仍未完全阐明，但大多学者认为上皮屏障功能受损、肠黏膜免疫调节异常、肠道菌群失调、遗传易感性以及环境等多因素共同参与了疾病发生过程[1,2]。因此，靶向修复肠道上皮屏障功能、调节肠道微生态平衡、调控肠黏膜免疫应答、改善高凝状态、调节肠道动力等成了目前治疗溃疡性结肠炎的重要策略。中医古籍中并无溃疡性结肠炎的相关记载，从其临床症状及发病情况来看，应属于中医"肠澼""泄泻""下利""痢疾""久痢"等范畴[3]。结合历代医家的记载论述及笔者多年的临床经验认为，溃疡性结肠炎发病的根本原因在于脾虚湿盛，根据活动期和缓解期的区分，要动态认识不同阶段的病机演化规律，厘清正邪关系，认识到本病发展过程中正气日虚、邪气渐深的特点，活动期随着病情程度加重，病机表现为由脾气虚渐至脾阳虚、终致脾肾阳虚，由湿邪盛渐至热邪偏盛，终至热毒炽盛、瘀血内阻、伏邪深入等；缓解期表现为正虚为主，伏邪渐深。因此，治疗上当辨明病机，合理应用清热、祛湿、解毒、化瘀、补虚扶正、清理伏邪等治法。但是传统中医治则的背后具有什么样的现代科学内涵，目前尚不清楚，为此我们进行了深入的思考和探索，意在解开这层神奇而科学的面纱。我们认为中医药治疗溃疡性结肠炎的作用机制与西医学类似，也是对肠上皮屏障、肠道菌群及黏膜免疫等发生调节作用，"虚则补之，实则泻之""寒者热之，热者寒之"，对于肠道屏障功能低下及肠道益生菌的减少，健脾益气以补之；对于高定植的肠道有害菌，清热利湿解毒以抑之；对于紊乱的微生态失衡及黏膜免疫失调，寒温并用，清补并举，以调和之。具体作用机制简述如下。

一、修复肠道上皮屏障功能

肠道上皮屏障是由肠上皮细胞（Intestinal epithelial cells, IECs）和细胞间的连接复合物共同构成的[4]。肠上皮细胞主要包括吸收性肠上皮细胞、杯状细胞、肠内分泌细胞和潘氏细胞等多种细胞类型，它们组成机体抵抗外来抗原的第一道防线，维持肠道内外的稳态平衡，同时还可分泌产生黏蛋白、抗菌肽等免疫物质，保护肠上皮免受外来病原体的侵害[5]。细胞间的连接方式多种多样，紧密连接、黏附连接、间隙连接和桥粒等是其中最常见，也是最主要的类型，对于维持肠黏膜屏障的完整性和肠上皮屏障的通透性具有重要意义。多项研究[6, 7]表明，若肠上皮细胞异常脱落或降解，细胞间连接功能降低，则会造成肠黏膜受损、肠道通透性增加，病原菌及抗原、毒素等便进入黏膜下层，处方免疫炎症反应，导致溃疡性结肠炎的发生发展。因此，恢复肠道上皮屏障功能，成为中医药治疗溃疡性结肠炎的首要目标，临床医家在处方中常加入白术、甘草、干姜等温中健脾之品，以增强屏障功能。笔者临床中运用经验方清肠温中方化裁时，也常用炮姜、白术、甘草等温中之药。团队通过利用DSS诱导结肠炎模型研究发现清肠温中方可以修复肠黏膜炎性损伤，促进肠道上皮细胞的修复[8, 9]，同时还能显著上调ZO-1、Occludin、claudin-l、claudin-4等紧密连接的表达，保护结肠黏膜层的结构完整性，增强肠道屏障功能，最终达到治疗溃疡性结肠炎的目的[10, 11]。杯状细胞是一种分布于黏膜柱状上皮细胞之间的黏液分泌细胞，可分泌黏蛋白在肠腔内形成黏液层，避免细菌与肠上皮细胞的直接接触，而当它数目减少或者功能异常时，会造成黏液分泌量减少，导致结肠黏液层变薄或消失，使细菌侵袭上皮细胞，加剧溃疡性结肠炎，因此杯状细胞也是中药增强肠黏膜屏障的靶细胞，如青柏溃结汤可以显著促进杯状细胞的增殖，并促其分泌Muc-2等黏蛋白，增加黏膜黏液层的厚度，抵抗病原菌的入侵，从而缓解溃疡性结肠炎[12]。

二、调节肠道微生态平衡

人体的胃肠道是一个复杂的微生物生态系统，寄居着数万亿种不同的微生物（包括细菌、真菌、古细菌和病毒等），对人类健康和疾病均起着重要作用。宿主可为肠道微生物群提供营养和生存环境，而肠道菌群则可调节宿主免疫系统的形成和发育，并参与宿主的一系列生理活动，相互作用，相互影响，保持动态平衡。肠道菌群和宿主这种互利共生的关系有助于维持肠道内稳态、屏障功能、免疫平衡和对外源性病原体的定植抵抗等[13,14]。如果这种动态平衡一旦遭到破坏，则会诱发多种疾病。多项研究表明，溃疡性结肠炎患者和健康受试者的肠道菌群在组成和功能方面均存在着显著差异，特别是在微生物多样性和特定菌群的相对丰度方面[15]。与健康人群相比，溃疡性结肠炎患者的肠道微生物群的多样性明显降低，有益菌数量减少（如双歧杆菌、乳酸杆菌、普氏粪杆菌等）[16]，而变形杆菌、肠球菌、普氏杆菌、拟杆菌、大肠埃希菌和志贺菌等病原菌的相对丰度明显增加[17]。在此基础上，我们探索了溃疡性结肠炎大肠湿热证患者肠道菌群的特征，研究发现溃疡性结肠炎大肠湿热证和健康人群组中之间肠道菌群存在显著性差异，其中溃疡性结肠炎患者以*Erysipelotrichaceae*、*Erysipelotrichales*等为主[18]。这种肠道微生态失调的状态，会增加肠上皮细胞屏障的通透性，导致肠黏膜免疫紊乱，促进肠道炎症反应，诱发或加剧溃疡性结肠炎的发生发展[19]。因此，靶向调节肠道菌群成为治疗溃疡性结肠炎的主要策略。我们利用DSS诱导结肠炎大鼠模型，清肠温中方亦可以缓解溃疡性结肠炎大鼠的菌群失调，主要表现为促进益生菌 *Butyricimonas*，*Blautia* 和 *Odoribacter* 的增长，而抑制 *Clostridium* 和 *Dorea* 等有害菌的定植，从而恢复肠道微生态平衡[20]。结合传统中医理论，我们考虑促进益生菌的增长与本方温中健脾的功效类似，临床处方可酌加生黄芪、党参、白术、茯苓、大枣、怀山药、莲子肉、炒扁豆、甘草等，同时还可以配合采用温针灸等外用方法；而抑制有害菌的定植是清肠化湿作用的集中体现，可酌加葛根芩连汤、黄柏、马齿苋、青黛、薏苡仁、败酱草等。因此调节肠道菌群，需要扶正与祛邪并用，温中与清肠并举，从而恢复肠道微环境平衡，达到治疗溃疡性结肠炎的目的。

三、调控肠黏膜免疫应答

肠道黏膜免疫系统是机体最大且复杂的黏膜免疫系统，主要由肠相关淋巴组织（GALT）组成，包括覆盖于黏膜表面的上皮细胞、组织、肠系膜淋巴结、孤立淋巴滤泡，以及大量弥散分布在肠黏膜上皮内和固有层的免疫细胞及免疫分子等组成。肠道黏膜免疫系统主要分为两大类：固有免疫和适应性免疫。前者是机体长期进化形成的天然防御系统，主要包括树突细胞、自然杀伤细胞、巨噬细胞、中性粒细胞等，能够通过模式识别受体识别微生物，并能促进肠道上皮细胞产生抗菌肽消灭致病微生物，同时还可以通过信号传递，刺激T细胞和B细胞的增殖和分化，产生各种细胞因子及抗体，诱导特异性的适应性免疫[21]，因此肠黏膜免疫系统是人体抵御病原体入侵的重要防线。大量研究发现，肠黏膜免疫失调是溃疡性结肠炎的启动和关键因素[22]。在炎症初期，肠道的中性粒细胞浸润，黏膜屏障受损，并进一步刺激巨噬细胞产生炎性细胞因子，增强炎症反应，加重黏膜损伤。同时受到抗原刺激后，初始 $CD4^+T$ 细胞在特定的细胞因子（如IL-12、IL-4和TGF-β 等）的诱导下，可分化为不同功能的T细胞亚群，如Th1、Th2、Th17、Treg细胞等，促使其分泌大量的炎症因子，诱导肠上皮细胞的凋亡，降低紧密连接功能，从而加重黏膜损伤[23]。因此，靶向调控肠道黏膜免疫应答，恢复肠黏膜免疫稳态，成为溃疡性结肠炎治疗中的关键关节。研究发现，清肠温中方可以调控DSS诱导溃疡性结肠炎Th1/Th2平衡[24]，并能抑制Th17细胞水平、促进Treg细胞的增殖，从而恢复Th17/Treg免疫平衡，修复肠黏膜屏障损伤[25]。结合传统中医理论，笔者考虑清肠温中方对Th1、Th17细胞介导炎症反应的抑制作用，与方中清热利湿作用类似；而方中温中健脾主要与促进Th2、Treg细胞介导的抗炎作用有关。进一步，肠道的免疫系统保持相对平稳，使得抗炎与抑炎处于动态平衡，这类似传统中医的阴阳理论，太过与不及均会导致疾病的发生，因此临证处方时，需要采用平衡法，使得寒温并用、虚实兼顾，方可取得满意疗效。

四、改善高凝状态

高凝状态是由于血液抗凝系统和（或）纤溶系统活性减低，或者血液凝固性和（或）血液流变学增高所导致的一种病理状态。研究表明，溃疡性结肠炎患者普遍存在着血液高凝状态[26]，考虑其原因，与长期反复的肠道炎症有关。当肠道黏膜发生炎症反应时，纤溶-凝血级联反应被激活，造成内皮细胞受损，激活血小板，使其数目明显升高、参数异常、活化增强，从而使得机体处于高凝状态；同时高凝状态反过来又可促进血小板-白细胞聚集体的形成，从而引起肠道微血管阻塞，导致局部微血栓的形成，加重肠黏膜缺血、缺氧，进一步损伤肠黏膜[27, 28]。两者相互作用、相互影响，从而形成恶性循环，加重溃疡性结肠炎的发生发展，因此，血液高凝状态是溃疡性结肠炎的重要特征。笔者认为，溃疡性结肠炎患者血液高凝状态的特征与中医的"瘀"相一致，这在肠镜（中医望诊的延伸）中也得到了证实。溃疡性结肠炎在肠镜下表现为黏膜出血糜烂，这是瘀血的表现；而溃疡性结肠炎导致瘀血的原因有多种，湿热或寒湿与气血相搏结，导致气滞血瘀；其次，"离经之血，便是瘀"，反复发作的便血也会导致瘀血的发生；其三，湿热内蕴日久，反复使用苦寒药，导致血行滞涩；其四，患者黏液脓血便，反复使用止血药，也会导致血行不畅，发生瘀血。与此同时，溃疡性结肠炎的发病与患者体内的微血管损伤及血液高凝状态之间存在相关性，即瘀血也是溃疡性结肠炎反复发作的致病因素。《医林改错》记载："泻肚日久，百方不效，是总提瘀血过多。"明确指出出瘀血过多是泄泻迁延不愈的原因；《证治汇补》中也有类似记载："恶血不行，凝滞于内，侵入肠间而成痢疾。"指出恶血（即瘀血）积滞体内不去，侵入肠道，从而导致痢疾。由此不难看出，血液高凝状态既是溃疡性结肠炎的继发性病变，又是其迁延不愈的致病因素。因此，我们在治疗溃疡性结肠炎的过程中，应当重视瘀血的存在，可以考虑阿胶、当归炭等补血化瘀，三七、桃仁、川楝子、元胡、炒蒲黄、五灵脂等活血化瘀，黄芪、党参等益气化瘀，陈皮、乌药、柴胡、香附等理气化瘀，针对不同的证型，选用不同的药物，最终使得瘀血去，疾病除。

五、调节肠道功能紊乱

目前，对于溃疡性结肠炎发病机制的研究多集中于肠道屏障、黏膜免疫、肠道菌群、遗传、感染等方面，而大部分临床用药，如氨基水杨酸类药物、肾上腺皮质激素类药物、免疫抑制剂、生物制剂等，多集中于抑制肠道炎症反应，但对腹痛、腹泻、里急后重等肠动力紊乱表现，改善效果较差，这严重降低了溃疡性结肠炎患者的生活质量。近年来，肠道动力学与溃疡性结肠炎的关系得到临床工作者及科学家的重视，并逐渐成为溃疡性结肠炎发病机制的研究热点。多项临床研究[29]发现，溃疡性结肠炎患者存在肠道动力异常，除了可以感知的腹痛腹泻、里急后重外，还表现为结肠收缩力减弱、收缩波增加、收缩频率增强等[30]。另外，与健康人群相比，溃疡性结肠炎患者的全胃肠道运输时间和近端结肠运输时间均显著增高[31]，这再次印证了溃疡性结肠炎伴随着严重的肠动力紊乱。尽管如此，西医目前尚无有效的改善胃肠动力紊乱的治疗方法，更无治疗改善溃疡性结肠炎伴随肠道功能紊乱的一线方案，这大大增加了患者的负担和痛苦。传统中医认为，腹痛腹泻的主要病机是土虚木乘，即脾胃虚弱后，肝木乘土，所以治疗的时候应当抑肝健脾，可以选择经典的痛泻要方，药用陈皮、炒白芍、炒白术、防风等，这在清肠温中方也得到了印证；同时里急后重主要考虑为气机郁滞，所以治疗上应该重视气机，需要调理脾胃之气，可选用木香、陈皮、枳壳、大腹皮等；如果患者伴有小腹胀满，可以酌加乌药、小茴香，以调理脾肾之气；另外，肺与大肠相表里，所以亦当重视上焦气机，调理理脾肺之气，可选用厚朴、桔梗、白芷等，以达到三焦气机通畅，气血调和。

综上，中西医虽然属于两种不同体系的医学，有着不同的理论基础和治疗原则，但在某种程度上对于疾病的认识还是一致的，都强调机体维持着一个动态的平衡，不管是肠道屏障功能、肠道菌群，还是肠黏膜免疫系统，所以治疗上都采取"纠偏"的原则，"虚则补之，实则泻之""寒者热之，热者寒之"，使失调的平衡恢复正常，从而"阴平阳秘，精神乃治"，恢复健康。中医药发展过程中，受历史条件局限，未能从微观层面对治疗作用的机制进行认识，但随着现代研究的深入，发现中医药在独特的辨证论治理论体系指导下的治疗方案，具有多效果、多靶点的作用特点，对疾病的治疗具有很强的针对性，如果我们能结合现代研究的成果，针对西医学不同的发病机制，适当选用针对性的药物，不仅能够提高中医药临床疗效，而且能很好地诠释中医药的科学内涵。

第二节 中西医结合协同治疗难治性溃疡性结肠炎

难治性溃疡性结肠炎（RUC），1992由美国学者首次提出，并逐渐被广泛认可。RUC定义为对激素、免抑制剂治疗无效或对激素依赖、不能耐受激素的UC患者，经规范化和系统化的内科治疗后仍无效、病情长期不能缓解、易反复发作等特点。西医学通常采用免疫抑制剂、生物制剂、干细胞移植、高压氧，甚至外科手术等手段进行治疗。近年来，难治性溃疡性结肠炎发病率呈上升趋势，其临床诊断与治疗尚未形成统一的专家共识，西药治疗副作用多且价格昂贵，缺乏统一的标准化方案，难以满足临床治疗的需求。中医药在难治性溃疡性结肠炎治疗中能够与西药发挥协同作用，提高临床疗效。

对于难治性溃疡性结肠炎，中西结合治疗要点在于，对疾病的严重程度、临床分期（表5-1）、病变部位有较为准确的判断。首先根据改良Truelove和Witts疾病严重程度分型，其次根据改良Mayo评分（5-2）确定UC临床分期，最后根据蒙特利尔UC病变范围（表5-3）分类进行部位判断。

表5-1 改良Truelove和Witts疾病严重程度分型

	重度	中度	轻度
血便次数/每天	≥6次		<4次
脉搏	>90次/分		<90次/分
体温	>37.8℃	介于两者之间	<37.5℃
血红蛋白	<10.5g/dl		>11.5g/dl
ESR	>30mm/h		<20mm/h
CRP	>30mg/L		正常

表5-2　改良Mayo评分

项目	0分	1分	2分	3分
排便次数	排便次数正常	比正常排便次数增加1~2次/天	比正常排便次数增加3~4次/天	比正常排便次数增加5次/天或以上
便血	未见出血	不到一半时间内出现便中混血	大部分时间内为便中混血	一直存在出血
内镜发现	正常或无活动性病变	轻度病变（红斑、血管纹理减少、轻度易脆）	中度病变（明显红斑、血管纹理缺乏、易脆、糜烂）	重度病变（自发性出血，溃疡形成）
医师总体评价	正常	轻度病情	中度病情	重度病情

临床缓解：评分≤2分且无单个分项评分>1分；轻度活动：3~5分；中度活动：6~10分；重度活动：11~12分。

表5-3　蒙特利尔UC病变范围

分型	分布	结肠镜下所见炎症病变累及的范围
E1	直肠	仅累及直肠，未达乙状结肠
E2	左半结肠	累及左半结肠（脾曲以远的升结肠或直乙结肠）
E3	广泛结肠	累及脾曲以近乃至全结肠

中医辨证治疗对缓解临床症状，改善患者生活质量方面具有独特优势。难治性溃疡性结肠炎病情复杂，由于病程日久，邪正相争，耗气伤血，或脾肾阳虚，或阴血亏虚，或阴阳两亏，或寒热错杂。本病病位虽在肠腑，其本则在脾脏。难治性溃疡性结肠炎，一定程度上可以归结为"三阴病"。正如《临证指南医案》中所说："痢证……治腑以三焦见症为凭，治脏以足三阴为要领。"太阴为病，多从寒化、湿化，少阴为病，多阳气衰微或阴精亏损，病入厥阴，则寒热错杂。

137

　　治疗方面，重点改善肠道炎症，针对炎性因子，可以通过清热化湿方药，如黄连、黄柏、苦参，或清热止血方药，地榆炭、槐花炭，或清热解毒方药，白头翁、苦参，青黛等。针对高凝状态，选用化瘀止血药如三七，或活血止痛药如徐长卿；或和血止血药如白芍等。针对肠道功能紊乱，可通过抑肝健脾，药用炒白芍、炒白术等，或健脾止泻，药用炒白术、乌梅等；或理脾和胃，药用木香、陈皮等，或温补脾肾，药用附子、肉桂、炮姜、炒白术、川椒、细辛等。配合中药灌肠，可促进溃疡黏膜愈合，如苦参、青黛、地榆、白及、五倍子等。总之，中医药治疗溃疡性结肠炎具有多靶点作用，能够协同西药发挥疗效。

第三节　溃疡性结肠炎中西医诊疗应注意的关键问题

　　由于本病难治愈、易复发、癌变风险高、往往需要终身服药的特点，该病已被世界卫生组织列为难治病之一。在当前UC的临床诊疗过程中，一些关键问题的认识不足已成为UC诊治能力提升的瓶颈，因此我们结合自身的临床经验及国内外专家的最新共识和临床研究成果，对UC中西医诊疗过程中需要注意的若干关键问题进行系统阐述。

一、UC诊断过程中的关键问题

1.合理划分临床分级与分期

　　在临床诊疗过程中从分期、分级的角度对UC疾病状态进行全面评估是十分必要的，将直接影响后续治疗的开展，因此必须采用适当的标准来进行。UC分期包括活动期和缓解期，需要根据改良Mayo评分系统来进行，临床缓解为改良Mayo评分≤2分且无单个分项评分>1分，如患者排便1次/日，便中无黏液脓血便，为1分，肠镜提示：黏膜充血，未见糜烂，为1分，改良Mayo评分总分为2分，仍然属于缓解期；活动期UC按严重程度分为轻、中、重度三级，主要依据改良Truelove和Witts疾病严重程度分型和改良Mayo评分系统来进行。前者操作更加简便，但鉴于其存在不能对患者病情进行定量评估，也缺乏肠镜检查的相应指标的局限性，我们更推荐在临床诊疗中使用改良Mayo评分系统。

尽管改良Mayo评分系统现已广泛地应用于UC的临床诊疗过程中，但我们发现在使用过程中存在着因对各项指标具体含义认识不清而进行错误的打分，一定程度上影响了该项评价的准确性。因此需特别注意其各项评分的定义：腹泻包括单纯排便、排出血液和（或）排出黏液，排便次数的正常情况应参考患者缓解期的排便次数或未出现UC症状（体征）之前的排便次数而定，一般认为正常大便次数为每天1~2次，排便次数评分1分为每天排便次数2~3次；2分为每天排便次数4~5次；3分为每天排便次数6次以上。黏液脓血便主要评价的是大便中带血的情况，1分为一天大便中带血不到一半时间；2分为一天大部分时间内大便中带血；3分为一天大便中一直带血。肠镜主要是评价肠黏膜是否存在充血红斑、糜烂、自发性出血和溃疡形成的情况，肠黏膜充血、红斑、血管纹理减少、轻度易脆为1分，肠黏膜充血、红斑、血管纹理减少、轻度易脆，同时可见糜烂为2分，肠黏膜充血、红斑、血管纹理减少、轻度易脆，同时可见自发性出血和浅溃疡形成为3分。医师根据患者的病情进行总体评价，病情轻为1分，病情较重为2分，病情重为3分。然后根据上述4个评分，进行汇总，3~5分为轻度活动期；6~10分为中度活动期；11~12分为重度活动期。

2.注意UC的鉴别诊断与合并感染

国内专家共识意见指出[32]，UC需与克罗恩病、急性感染性结肠炎、阿米巴肠病、肠道血吸虫病、肠结核、真菌性肠炎、缺血性肠病、放射性肠炎等一系列疾病相鉴别。其中一些疾病因为症状表现与UC相似难以鉴别，因而更加值得注意。对于UC合并艰难梭菌或巨细胞病毒感染在临床上并不少见，也需要特别关注。

（1）感染性结肠炎：感染性结肠炎主要包括急性感染性结肠炎、血吸虫病、阿米巴肠病等。急性感染性结肠炎患者多为细菌等感染所致，故常有不洁食物史或疫区接触史，急性起病者常伴发热和腹痛，具有自限性，病程一般为数天至1周，不超过6周。阿米巴肠病有流行病学特征，从粪便或组织中找到病原体可以确诊，非流行区患者血清阿米巴抗体阳性有助于诊断，高度疑诊病例采用抗阿米巴治疗有效。血吸虫病有疫水接触史，常有肝脾肿大，粪便检查见血吸虫卵或孵化毛蚴阳性可以确诊，免疫学检查同样有助于鉴别。

急性发病的初发型UC与一些起病较为隐匿的感染性结肠炎的鉴别因其在临床症状上较为相似，且感染性结肠炎粪便样本病原体的检出率较低，在诊断上存在一定问题。对于诊断存在疑问的，一般暂不宜诊断为UC，也不宜使用激素进行治疗，可考虑行肠镜和病理学检查以进一步明确诊断，病情超过6周才考虑诊断为UC。

（2）克罗恩病：与UC相比，克罗恩病（CD）的临床症状以腹痛、腹泻、体重减轻等多见，少见黏液脓血便。尽管两者都可以伴有皮肤黏膜、关节、眼和肝胆等肠外表现，但当发现瘘管、腹腔脓肿、肠狭窄和梗阻、肛周病变（肛周脓肿、肛周瘘管、皮赘、肛裂等）、生长发育迟缓等表现时要重点关注克罗恩病的可能，尤其是对于年轻患者[33]。在内镜下UC多表现为从直肠开始的连续性病变，CD病变多呈节段性分布，少见直肠受累。尽管部分UC也可表现为非连续性的分布，但一般均有直肠受累。

（3）UC合并难辨梭菌感染：难辨梭状芽孢杆菌又称难辨梭菌，是产芽孢的革兰阳性厌氧杆菌。难辨梭菌感染（CDI）可引起腹泻甚至中毒性巨结肠、败血症等严重后果。多项研究均明确了 IBD 是 CDI 的高危因素之一，可增加 CDI 发生的风险。有研究提示，长期应用糖皮质激素与免疫抑制剂可将 UC 患者 CDI 发生的风险提高约3倍，单独使用糖皮质激素也可导致 CDI 发生风险呈2.5倍的增长[33]。UC 的复发加重与合并 CDI 可能同时或先后出现，甚至可能导致 UC 病死的风险增加4倍[34]。这类患者的临床症状通常仅表现为血便或黏液便，内镜下也难以观察到 CDI 感染标志性的伪膜，故而有时难以与 UC 进行区分。因此我们建议对所有病情加重的 UC 入院患者均行 CDI 相关检测，可采用酶联免疫吸附试验法（ELISA 法）和聚合酶链反应（PCR 法）为基础的分子检测法来检测粪便中的难辨梭菌毒素 A 与毒素 B。

（4）UC 合并巨细胞病毒感染：巨细胞病毒（CMV）感染是一种机会性感染，多见于应用免疫抑制剂治疗的患者，其主要表现为腹泻、便血、腹痛、里急后重并伴有发热、体重下降等，甚至出现中毒性巨结肠、肠坏死。国内研究发现中－重度 UC 患者 CMV 感染率可达26.9%~34.1%[35, 36]，同时因为长期应用糖皮质激素或免疫抑制剂是 CMV 感染的危险因素[37, 38]，故对于使用这些药物的重度 UC 患者，更应特别注意是否合并 CMV 感染。CMV 感染除了可能会掩盖 UC 本身病情，增加患者的死亡率及手术风险外，另有研究认为其有可能增加 IBD 患者激素抵抗的概率，影响激素疗效。所以应尽早发现和诊断 UC 合并 CMV 感染。诊断 CMV 结肠炎的金标准是结肠活检组织 HE 染色、免疫组织化学染色发现病毒包涵体，其特异性高，但敏感性较低，可考虑通过免疫组化提高其敏感性；活检的部位应选择基底层、组织边缘及正常黏膜组织。免疫学检查也是临床常用的检测手段，出现 CMV-IgM 抗体阳性、CMV-IgG 抗体由阴转阳或滴度较正常升高4倍以上可提示为出现现症感染，CMV-IgG 抗体持续阳性表示为既往感染。

3.重视 UC 的肠镜检查

在 UC 疾病的发生发展过程中，其临床症状与肠镜和组织病理学表现并不是完全平行的，可能存在临床症状缓解但肠镜、黏膜组织病理学并未得到改善的情况，笔者主张经过正规治疗8~12周后应行结肠镜复查，进行病情评估，临床症状缓解，结合肠镜检查见黏膜愈合，才能认为是完全临床缓解。同时考虑到UC疾病的发展变化快，必须尽快对治疗效果进行评估以判断是否进行下一步治疗方案的调整，笔者提倡在患者治疗结束后1周内进行肠镜检查。

二、UC治疗过程中应注意的问题

1.明确UC的治疗定位

国内最新西医指南将IBD的治疗目标明确为"诱导并维持临床缓解以及黏膜愈合，防治并发症，改善患者生命质量，加强对患者的长期管理"，同时对于缓解期UC治疗提出了"维持临床和内镜的无激素缓解"。但UC的中医治疗和中西医结合治疗大多仍停留在辨证论治的角度，存在治疗定位不清、缺乏统一目标的问题。笔者推荐将活动期UC的主要症状缓解、活动期UC的诱导缓解和缓解期UC的维持缓解三种类型作为中医药及中西医结合治疗UC的临床定位。

（1）活动期UC临床症状的缓解：该定位着重于缓解轻中度活动期UC的腹泻、黏液脓血便症状，兼顾腹痛、里急后重。但为了确保临床症状的改善与疾病缓解之间的对应关系，应同时确保治疗后患者的肠镜表现至少较前改善，即存在内镜应答。该定位的建立主要是基于改善UC临床主要症状能明显提升患者生存质量，为进一步治疗创造条件，并不意味着治疗的终点，仍需进一步治疗使患者达到临床缓解。

（2）活动期UC的诱导缓解：该定位着重于通过中西医治疗使活动期UC患者达到临床缓解，包括无临床症状且内镜复查肠黏膜无活动性炎症或呈正常状态。对于轻度、中度、重度UC以及激素无效型UC或激素依赖型UC停药后3个月内复发这样的特殊类型均可参照此定位进行治疗。轻中度 UC 单独使用中医药治疗其疗效可与单独使用 5-氨基水杨酸制剂（5-ASA）制剂相当[39]，能改善临床症状，促进黏膜愈合，提高生活质量；中药与 5-ASA制剂联合使用更能提高临床疗效，减轻副作用。对于重度 UC 使用中医药联合激素可以增加机体对激素的敏感性，减少激素依赖和激素抵抗，减少副作用，缩短激素减量时间。中医药联合免疫抑制治疗 UC 中医药能减少其不良反应，提高疗效。对于一些难治性 UC 的中医药治疗如果不能达成诱导缓解的目的，可退而求其次转为对临床主要症状的改善。

（3）缓解期 UC 的维持缓解：该定位着重于维持治疗效应，预防 UC 复发及持续改善患者的生存质量。对于特殊类型的激素依赖型 UC 的无激素缓解，因其治疗难度较大，使用中药时可与免疫抑制剂等联合使用，从而使激素逐渐减量直至达到无激素缓解。

2.氨基水杨酸制剂的合理使用

氨基水杨酸类药物在 UC 治疗的诱导缓解和维持缓解、防止复发、降低癌变风险等方面都起到了重要作用。各种 5-ASA 制剂在安全性和疗效方面均明显优于柳氮磺吡啶（SASP），在 UC 治疗中的应用已越来越广泛，成为国际公认的治疗轻-中度 UC 的首选药物[40, 41]。5-ASA 制剂的正确使用也成为 UC 治疗的关键问题之一，常见的 5-ASA 制剂是美沙拉嗪，根据其剂型和结构特点的不同可分为 pH 依赖性缓释制剂和时间依赖性缓释制剂。前者主要包括莎尔福、艾迪莎、亚沙可，主要作用部位在小肠末端到结肠；后者主要为颇得斯安，在小肠全段到结肠均可起效。使用时可根据 UC 病变所在的部位选择对应的药物进行治疗。此外尚有依赖结肠细菌分解的 5-ASA 前体制剂（如奥沙拉嗪、巴柳氮等），主要作用于结肠，但其有效成分 5-ASA 含量较低，使用时应注意增加用量。尽管 5-ASA 制剂种类较多，但目前尚缺乏有力的证据来证明它们彼此的疗效存在差异性[42]。

5-ASA 制剂的常用剂型包括口服的颗粒剂、片剂和局部治疗的栓剂和灌肠液等。在临床应用上，国内外指南推荐将局部给药5-ASA制剂作为直肠型UC的治疗一线用药[41]，其有效性在双盲、安慰剂对照、平行对照研究中得到了充分证实[43]。在剂型选择上，因涉及操作简便性和患者依从性，栓剂通常比灌肠液更具优势。对于轻中度活动期的左半结肠型UC和广泛结肠型UC，则推荐口服5-ASA制剂配合5-ASA栓剂或灌肠液。同时对于轻中度活动期UC，口服联合局部使用5-ASA制剂相对于单独口服治疗疗效更佳。

在口服用药方面，尽管每日药量一次服用与分次服用的疗效并不存在差异[32]，但对于单片剂量较小的国产美沙拉嗪制剂（如：惠迪，说明书用法用量为活动期UC口服每次4片，每日4次）笔者在临床实践中一般主张分3次，早6片、中4片、晚6片服用，以避免漏服少服。在剂量和时间上，国内指南推荐用量为2~4g/d，但国外有研究对使用不同剂量和用药时间的美沙拉嗪治疗UC的疗效进行对比，发现相较于较小剂量（2.4g/d），较大剂量（4.8g/d）和较长时间的给药时间（6周）能取得更好的疗效[44]，可根据患者的情况参照使用。治疗周期上我们主张设置为8~12周，但若超过8周仍未获得满意疗效则需考虑改换治疗策略。

3.合理开展中医局部治疗

中医局部治疗在UC中正发挥着越来越重要的作用，其主要手段包括中药栓剂和中药灌肠，如何合理进行中医局部治疗值得进一步关注。笔者主张对病变局限在远端结肠者，尤其适用局部用药：对病变在直肠宜用栓剂，病变在直乙结肠宜用灌肠剂。对病变在远端结肠的不同程度的UC，其用药方法可有所不同：轻度UC可单独局部用药，或口服联合局部用药；中、重度UC口服联合局部用药能起到更好的疗效。

中药灌肠因药液可接触病变部位，能显著提高肠内局部血药浓度，大大降低了肝肠循环、首过效应消除对药物有效成分的影响，有助于较快缓解症状，促进肠黏膜损伤的修复，因而在UC的治疗过程中发挥着重要的作用。常用的可配置成灌肠液的中药包括清热化湿、清热解毒、收敛护膜、宁络止血、生肌敛疮共5大类及一些中成药（表5-4）。在临床使用时可根据病情辨证选用4~8味中药组成灌肠方或配合中成药一同使用。

表5-4　UC灌肠治疗常用中药及中成药

类别	药物
中成药	锡类散、康复新液、复方黄柏液、云南白药等
清热化湿类	黄柏、黄连、苦参、白头翁、马齿苋、秦皮等
清热解毒类	野菊花、白花蛇舌草、败酱草等
收敛护膜类	诃子、石榴皮、五倍子、乌梅、枯矾等
宁络止血类	地榆炭、槐花、蒲黄、大黄炭、仙鹤草等
生肌敛疮类	白及、三七、血竭、青黛、儿茶、生黄芪等

中药栓剂临床使用较中药灌肠更加方便、卫生，可使中药直达患处发挥作用。西药栓剂虽然也能直接作用于病变部位，但因其在使用时易出现明显肛门不适的症状，影响患者接受度。中药栓剂相较西药栓剂和灌肠剂具有副作用小、费用低、患者依从性好的优势，将成为中医治疗UC的基本手段之一。目前临床疗效确切且使用较多的栓剂主要为清肠栓和榆白缓释栓。

清肠栓主要成分为马齿苋及参三七等，用于治疗轻中度左半结肠型UC。研究发现[45]清肠栓治疗的总有效率与柳氮磺吡啶栓基本相当，在中医证候疗效和维持缓解减少复发方面更具优势。榆白缓释栓由地榆、苦参、白及、败酱草、三七粉、珍珠层粉、青黛、血竭组成，适用于轻、中度远端结肠型UC，其临床试验结果提示[46]在同步口服美沙拉嗪的情况下，榆白缓释栓在临床综合疗效和中医证候疗效上与柳氮磺吡啶相当，改善局部症状则是其优势环节。

4.重视缓解期UC的合理用药

缓解期是UC疾病相对平稳的一个阶段，在此阶段患者临床症状明显缓解，但仍需继续服药以维持缓解状态，避免疾病复发。目前对于中药与西药联合维持UC缓解尚缺乏标准的使用规范，一定范围内存在减量撤药不规范的现象，可能导致UC疾病的复发。笔者主张在UC患者达到临床缓解状态后，其维持缓解用药可遵循"降阶梯"原则，逐步减少维持药量以达到长期缓解，减少患者的复发率。对于服用中药进行维持缓解的，也应在"降阶梯"原则的指导下进行规范的减量撤药。值得注意的是，长期每日服用中药对于UC患者日程生活的影响是不容忽视的，规范减量但不停服中药有利于提高患者的依从性，进而提升维持用药的疗效。

缓解期UC患者可先减少美沙拉嗪肠用量至维持用量，一般可考虑选择1~2g/d，同时继续服用中药治疗。若服用维持量美沙拉嗪加中药治疗3个月后，患者病情稳定，无明显临床症状，可停服美沙拉嗪，单独服用中药维持缓解。如果单独服用中药维持缓解超过12个月，患者病情稳定，中药的服药频次可以进一步减少至每日半剂。如该情况下能维持3年以上的缓解，则患者中药的服药频次可以进一步减少至每周1剂以进一步维持缓解，减少药物的服用量，提高患者依从性。

三、加强患者教育是提高疗效的关键因素

UC与患者的饮食、情绪、季节、劳累等因素密切相关，因此加强科普宣传，对患者进行健康教育，使患者了解更多UC相关知识，帮助患者了解应对疾病的正确方式，提高接受治疗的依从性和肠镜复查的主动性，进而提高疗效。

近来对饮食成分与IBD的相关性研究已经证实了西式饮食（红肉较多且高油高糖高脂，但水果、蔬菜、全谷类等较少）与

IBD的发病风险存在相关性[47, 48]。笔者建议UC患者应尽量避免摄入辛辣油腻刺激性食物，减少牛羊肉和海鲜的摄入。UC患者生活起居方面需要进行调整，应适当运动，避免过度劳累以及过度安逸，定时定点吃饭睡觉，避免熬夜。心理因素与UC的相关性近来也逐渐被学界认可，精神心理障碍可以引起胃肠道功能紊乱，进而影响UC的临床症状。笔者在临床上经常发现UC患者出现精神紧张、恐惧复发癌变，甚者坐立不安、夜寐不宁，笔者经常告诫患者需调养身心，保持心情愉快，对于部分症状较重的患者也可考虑予以抗焦虑抑郁药物进行治疗。

四、总结与展望

近年来，中医和西医在UC诊断治疗方面的研究都获得了丰硕的成果，西医各类新药物的诞生为UC的治疗带来了新的选择，中医理论研究的进展、临床实践的积累及各种新手段的发展也显著提升了治疗效果。但目前中西医诊治UC仍存在一些关键问题值得进一步关注，在诊断方面需正确评估分期分级，识别其他疾病和并发感染；在治疗方面需明确临床定位、正确使用5-ASA制剂和中医局部治疗，缓解期UC应进行合理的降阶梯治疗。同时加强患者教育也是UC诊治的关键环节之一。对于如何突破瓶颈，让中医和西医联合治疗UC更好地发挥协同增效、减少副作用、有效降低治疗费用的优势，仍将是未来UC诊治效率提升的发展方向。

参考文献

［1］Xavier R J, Podolsky DK. Unravelling the pathogenesis of inflammatory bowel disease［J］. Nature, 2007, 448（7152）: 427-434.

［2］Ungaro R, Mehandru S, Allen PB, Peyrin-Biroulet L,

Colombel JF. Ulcerative colitis. Lancet. 2017 Apr 29；389（10080）：1756–1770.

［3］陈治水，王新月. 溃疡性结肠炎中西医结合诊疗共识（2010·苏州）［J］. 现代消化及介入诊疗，2011，16（01）：66–70.

［4］Martens EC，Neumann M，Desai MS. Interactions of commensal and pathogenic microorganisms with the intestinal mucosal barrier. Nat Rev Microbiol. 2018，16（8）：457–470.

［5］Kayama H，Okumura R，Takeda K. Interaction Between the Microbiota，Epithelia，and Immune Cells in the Intestine. Annu Rev Immunol. 2020，38：23–48.

［6］Garcia–Carbonell R，Yao SJ，Das S，et al. Dysregulation of Intestinal Epithelial Cell RIPK Pathways Promotes Chronic Inflammation in the IBD Gut. Front Immunol 2019，10：1094.

［7］Martini E，Krug SM，Siegmund B，Neurath MF，Becker C. Mend Your Fences：The Epithelial Barrier and its Relationship With Mucosal Immunity in Inflammatory Bowel Disease. Cell Mol Gastroenterol Hepatol 2017，4：33–46.

［8］Mao T，Shi R，Zhao W，Guo Y，et al. Qingchang Wenzhong Decoction Ameliorates Dextran Sulphate Sodium–Induced Ulcerative Colitis in Rats by Downregulating the IP10/CXCR3 Axis–Mediated Inflammatory Response［J］. Evid Based Complement Alternat Med. 2016：4312538.

［9］Shi L，Dai Y，Jia B，et al. The inhibitory effects of Qingchang Wenzhong granule on the interactive network of inflammation，oxidative stress，and apoptosis in rats with dextran sulfate sodium–induced colitis. J Cell Biochem. 2019 Jun；120（6）：9979–9991.

［10］孙中美，丁庞华，王文婷，等.清肠温中方通过miR-675–5p/VDR信号通路调控溃疡性结肠炎Th17/Treg免疫平衡及肠

黏膜屏障的机制研究［J］. 中国中医急症，2019，28（01）：94-97+108.

［11］毛堂友，裴文静，史瑞，等.清肠温中方促进DSS诱导溃疡性结肠炎大鼠结肠claudin-1、claudin-4表达修复肠黏膜屏障的机制研究［J］. 世界科学技术－中医药现代化，2018，20（07）：1232-1237.

［12］Lin JC，Wu JQ，Wang F，. QingBai decoction regulates intestinal permeability of dextran sulphate sodium-induced colitis through the modulation of notch and NF-κB signalling. Cell Prolif. 2019 Mar；52（2）：e12547.

［13］Takiishi，T.，Fenero，C.I.M.，et al. Intestinal barrier and gut microbiota：Shaping our immune responses throughout life.2017，5，e1373208.

［14］Belkaid，Y.，and Harrison，O.J. Homeostatic Immunity and the Microbiota. Immunity. 46，562-576. doi：10.1016/j.immuni.2017.04.008.

［15］Ni，J.，Wu，G.D.，Albenberg，et al. Gut microbiota and IBD：causation or correlation? Nat Rev Gastroenterol Hepatol. 2017. 14，573-584.

［16］Gilbert，J. A.，Quinn，et al. Microbiome-wide association studies link dynamic microbial consortia to disease. Nature. 2016，535，94-103.

［17］Basso，P.J.，Câmara，et al. Microbial-based therapies in the treatment of inflammatory bowel disease – an overview of human studies. Front. Pharmacol. 2019，9，1571.

［18］丁庞华，李军祥，郭一，等.基于高通量测序技术的溃疡性结肠炎大肠湿热证患者肠道菌群多样性的研究［J］. 世界科学技术－中医药现代化，2018，20（06）：967-973.

［19］Albenberg，L.，Esipova，T.V.，Judge，C.P.，et al.

Correlation between intraluminal oxygen gradient and radial partitioning of intestinal microbiota. Gastroenterology. 2014，147，1055-1063.e8.

［20］Sun Z，Pei W，Guo Y，et al. Gut Microbiota-Mediated NLRP12 Expression Drives the Attenuation of Dextran Sulphate Sodium-Induced Ulcerative Colitis by Qingchang Wenzhong Decoction ［J］. Evid Based Complement Alternat Med，2019：9839474.

［21］田亚针，张晨曦，杨涛，等.益生菌和粪菌移植调节炎症性肠病的研究进展［J］.食品科学.2021.1-15.

［22］Holleran G，Lopetuso L，Petito V，et al. The Innate and Adaptive Immune System as Targets for Biologic Therapies in Inflammatory Bowel Disease. Int J Mol Sci. 2017，18（10）：2020.

［23］Choy MC，Visvanathan K，De Cruz P. An Overview of the Innate and Adaptive Immune System in Inflammatory Bowel Disease. Inflamm Bowel Dis. 2017，23（1）：2-13.

［24］石磊，韩亚飞，刘佳丽，等.清肠温中方对DSS诱导慢性溃疡性结肠炎模型小鼠Th1/Th2平衡的干预作用［J］.中国中医急症，2018，27（05）：850-853.

［25］孙中美，丁庞华，王文婷，等.清肠温中方通过miR-675-5p/VDR信号通路调控溃疡性结肠炎Th17/Treg免疫平衡及肠黏膜屏障的机制研究［J］.中国中医急症，2019，28（01）：94-97[+]108.

［26］Algahtani F H，Farag Y M，Aljebreen A M，et al.Thromboembolic events in patients with inflammatory bowel disease. Saudi J Gastroenterol，2016，22（6）：423-427.

［27］张天涵，沈洪，朱磊.溃疡性结肠炎大肠湿热证与血液高凝状态的相关性研究［J］.中华中医药杂志，2020，35（08）：4156-4158.

［28］Koutroubakis IE. The relationship between coagulation state and inflammatory bowel disease：current understanding and clinical

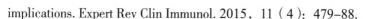

implications. Expert Rev Clin Immunol. 2015，11（4）：479-88.

［29］Bassotti G，Antonelli E，Villanacci V，et al. Abnormal gut motility in inflammatory bowel disease：an update. Tech Coloproctol. 2020，24（4）：275-282.

［30］Bassotti G，Antonelli E，Villanacci V，et al. Colonic motility in ulcerative colitis. United European Gastroenterol J. 2014，2（6）：457-62.

［31］Haase AM，Gregersen T，Christensen LA，et al. Regional gastrointestinal transit times in severe ulcerative colitis. Neurogastroenterol Motil . 2016，28（2）：217-24.

［32］吴开春，梁洁，冉志华，等.炎症性肠病诊断与治疗的共识意见（2018年·北京）［J］. 中国实用内科杂志，2018，38（09）：796-813.

［33］童锦禄，冉志华.炎症性肠病诊断和鉴别诊断中的难点以及中国面临的问题［J］. 中国实用内科杂志，2015，35（09）：731-734.

［34］Ananthakrishnan A N，McGinley E L，Binion D G. Excess hospitalisation burden associated with Clostridium difficile in patients with inflammatory bowel disease［J］. Gut，2008，57（2）：205-210.

［35］冯婷，陈旻湖，何瑶，等.溃疡性结肠炎合并巨细胞病毒感染的临床特点分析［J］.中华消化杂志，2016，36（02）：78-85.

［36］黄英，杨雪松，李军，等.溃疡性结肠炎合并巨细胞病毒感染的临床特点及转归［J］. 临床消化病杂志，2020，32（01）：25-30.

［37］Mccurdy J D，Jones A，Enders F T，et al. A Model for Identifying Cytomegalovirus in Patients With Inflammatory Bowel Disease［J］. Clinical Gastroenterology & Hepatology，2015，13（1）：

131–137.

［38］Kim J J, Simpson N, Klipfel N, et al. Cytomegalovirus infection in patients with active inflammatory bowel disease［J］. Dig Dis Sci, 2010, 55（4）: 1059–1065.

［39］李军祥, 陈誩. 溃疡性结肠炎中西医结合诊疗共识意见（2017年）［J］. 中国中西医结合消化杂志, 2018, 26（02）: 105–111.

［40］Harbord M, Eliakim R, Bettenworth D, et al. Third European Evidence–based Consensus on Diagnosis and Management of Ulcerative Colitis. Part 2: Current Management［J］. J Crohns Colitis, 2017, 11（7）: 769–784.

［41］万健, 吴开春. 溃疡性结肠炎的治疗: 基于欧洲共识和中国共识［J］. 胃肠病学, 2019, 24（03）: 173–175.

［42］Wang Y, Parker C E, Feagan B G, et al. Oral 5–aminosalicylic acid for maintenance of remission in ulcerative colitis［J］. Cochrane Database Syst Rev, 2016（5）: D544.

［43］Watanabe M, Nishino H, Sameshima Y, et al. Randomised clinical trial: evaluation of the efficacy of mesalazine（mesalamine）suppositories in patients with ulcerative colitis and active rectal inflammation -- a placebo–controlled study［J］. Aliment Pharmacol Ther, 2013, 38（3）: 264–273.

［44］Lichtenstein G R, Ramsey D, Rubin D T. Randomised clinical trial: delayed–release oral mesalazine 4.8 g/day vs. 2.4 g/day in endoscopic mucosal healing--ASCEND I and II combined analysis［J］. Aliment Pharmacol Ther, 2011, 33（6）: 672–678.

［45］龚雨萍, 柳文, 马贵同, 等. 清肠栓治疗溃疡性结肠炎的随机对照研究［J］. 上海中医药大学学报, 2007（06）: 33–36.

［46］王珍. 榆白缓释栓治疗溃疡性结肠炎（直肠型）湿热内蕴证的临床研究［D］. 山西省中医药研究院, 2015.

［47］Racine A，Carbonnel F，Chan S S，et al. Dietary Patterns and Risk of Inflammatory Bowel Disease in Europe：Results from the EPIC Study［J］. Inflamm Bowel Dis，2016，22（2）：345-354.

［48］岳备，任怡静，于之伦，等. 西式饮食与炎症性肠病相关性的研究进展［J］. 胃肠病学，2019，24（06）：373-376.

第六章 临床治疗溃疡性结肠炎的验案

第一节 轻度活动期溃疡性结肠炎验案

娄某，男，55岁，2016年9月13日初诊。患者诊为溃疡性结肠炎3年，大便不成形，每日2~3次，少许黏液脓血，腹部隐痛，里急后重，肛门坠胀，全身乏力，睡眠差，舌质暗苔白腻，脉滑数。既往无特殊病史。肠镜检查示：溃疡性结肠炎，Mayo 2分，左半结肠型。

西医诊断：溃疡性结肠炎，慢性复发型，轻度，活动期，左半结肠型。

中医诊断：久痢，证属脾虚湿热瘀阻证。

治则：健脾益气，清热化湿，化瘀止血。

处方：

黄连6g	干姜10g	陈皮10g	白芍15g
防风10g	炒白术15g	木香6g	砂仁3g
炒扁豆10g	苦参15g	青黛3g	三七6g
白及15g	地榆炭15g	马齿苋15g	徐长卿15g
炒薏苡仁15g	炒麦芽15g	炙甘草6g	

14剂，配方颗粒冲服，1日1剂，1剂分2次服。

二诊：大便黏液脓血基本消失，肛门坠胀减轻，矢气多，舌红苔白脉滑。仍以健脾益气、清热化湿、化瘀止血为主，兼以理气消导，守上方加槟榔10g，14剂，配方颗粒冲服，1日1剂，1剂分2次服，大便黏液脓血基本消失。后继续服用上方调理4个月，肛门坠胀减轻、矢气多等症状消失，复查肠镜：溃疡性结肠炎，缓解期，Mayo 0分。

按语：本病患者患病3年，病情控制不理想，呈慢性复发病程。溃疡性结肠炎属中医"久痢"范畴，本病以脾虚为本，久病伤阳；湿热为标，蕴结肠道，久病及血，邪蕴肠腑，气血壅滞，传导失司，脂络受伤，腐败化为脓血排出而表现为黏液脓血便；湿热阻滞，腑气不通，故里急后重、肛门下坠；脾胃虚弱则无力运化水液、输布水谷精微，全身四肢无以充养，可见全身乏力。结合舌脉中医辨证为脾虚湿热瘀阻证，故以清肠温中、化瘀止血为法的清肠温中方加减治疗，方中以黄连、干姜配伍，平调寒热，温中止痛；陈皮、白芍、防风、炒白术为痛泻要方以补脾柔肝、缓急止泻；炒扁豆、炒薏苡仁配伍使用增强健脾利湿止泻之力；木香、砂仁健脾理气、醒脾开胃；苦参、青黛、马齿苋清热燥湿解毒；地榆炭凉血止血，三七活血化瘀止血，联合白及收敛止血生肌，促进溃疡愈合；徐长卿功效祛风化湿止痛，为笔者治疗腹部疼痛要药；炒麦芽健脾消食化积，炙甘草补中益气，调和诸药。二诊时患者黏液脓血便症状基本消失，然可见矢气多，遂加槟榔助行气导滞。

第二节　中度活动期溃疡性结肠炎

韩某，女，18岁，2016年12月19日初诊。患者确诊溃疡性结肠炎2年，复发1个月。刻下症：大便每日4~5次，不成形，有黏液脓血，伴腹痛、里急后重，纳食尚可，后背疼痛，肛门灼热，低热，胃脘痛，嗳气，无反酸、烧心，现服环孢素125mg，每日5粒，月经半年未至，舌质淡、苔白脉细。

西医诊断：溃疡性结肠炎。

中医诊断：久痢，证属脾虚湿热瘀阻。

治则：清肠温中，止血止痢。

处方：黄连6g　　　　炮姜10g　　　　陈皮10g　　　　炒白术30g

防风10g	白及30g	木香6g	苦参15g
青黛6g	三七6g	地榆30g	马齿苋15g
槐花15g	红藤15g	黄芩15g	蒲黄10g
徐长卿30g	生姜10g	大枣10g	炙甘草6g
青蒿15g	阿胶10g		

15剂，水冲服。

二诊（2017年1月3日）：大便4~5次/日，成形，有少许黏液脓血，腹痛、里急后重偶作，后背疼痛，肛门灼热不明显，低热感仍有，无嗳气、反酸、烧心，舌质淡、苔白脉细。守上方加炒薏苡仁30g、知母15g、鳖甲15g、生地15g、丹皮10g、槐花15g 7剂，水冲服。

三诊（2017年2月6日）：大便2~3次/日，成形，无黏液脓血，腹痛、里急后重不明显，纳食尚可，后背疼痛不明显，肛门无灼热，疼痛偶作，无发热，舌质淡、苔白脉细。

处方：乌梅40g	黄连6g	黄柏10g	黄芩15g
花椒10g	细辛3g	炮姜10g	桂枝10g
附子10g	党参15g	当归10g	陈皮10g
白芍30g	炒白术30g	防风10g	苦参15g
青黛6g	三七6g	地榆30g	蒲黄10g
槐花30g	大血藤15g	阿胶10g	炙甘草10g
徐长卿30g	炒苡仁30g	生姜10g	大枣10g

28剂，水冲服。

四诊（2017年3月7日）：大便3~4次/日，不成形，黏液脓血少许，腹痛、里急后重，纳食尚可，后背疼痛，肛门灼热疼痛偶作，全身乏力，下午发热，体温38℃，舌质淡、苔白脉细。

守上方去防风、党参、当归，加黄柏10g、砂仁3g、黄芩15g、黄芪30g、28剂，水冲服。

五诊（2017年4月1日）：大便7~8次/日，不成形，黏液脓血便，腹痛、里急后重，纳食一般，后背不痛，体温37.6℃，肛门灼热，疼痛不明显，舌质淡、苔白脉细。

守三诊方，去阿胶，加白头翁15g、秦皮10g、仙鹤草30g，7剂，水冲服。

六诊（2017年5月18日）：大便2~3次/日，成形，偶有黏液脓血，腹痛、里急后重偶作，胃脘胀满疼痛，嗳气、烧心，无反酸，舌质淡、苔白脉细。

处方：

乌梅40g	黄连6g	黄柏10g	黄芩15g
花椒10g	细辛3g	炮姜10g	桂枝10g
制附子10g	陈皮10g	炒白芍30g	炒白术30g
苦参15g	青黛6g	三七6g	地榆30g
蒲黄10g	槐花30g	红藤15g	白头翁15g
生姜10g	大枣10g	砂仁3g	炙甘草10g
炒薏苡仁30g			

28剂，水冲服。

雷公藤2粒，每日3次口服，美沙拉秦栓每日1个。

七诊（2017年6月20日）：大便2次/日，成形，偶有黏液脓血，腹痛、里急后重偶作，纳食尚可，胃脘灼热反酸，无嗳气，舌质淡苔、白脉细。腰痛脚痛，现服美沙拉秦肠溶片早、中、晚各6、4、6片，美沙拉秦栓每日1个，雷公藤1粒，每日3次，守上方去生姜，加马齿苋15g，28剂，水冲服。

按语： 本例患者溃疡性结肠炎病史2年，复发1个月，大便4~5次/日，腹痛、里急后重、黏液脓血便等症状明显，根据患者病史，诊断为溃疡性结肠炎慢性复发型，活动期中度。中医诊断为久痢，证属脾虚湿热瘀阻。初诊以清肠温中方加减化裁，凉血止痢。二诊时患者症状改善，仍有低热，考虑久病伤阴，故合入青蒿鳖甲汤以清阴分伏热。三诊时患者症状改善较前明显，唯大便次数仍较多，虑其病情反复，正虚邪恋，寒热错杂，更方为乌梅丸加减。后患者未能坚持规律服药，病情多有起伏，始终以乌梅丸加减，配合西药，最终获效。

溃疡性结肠炎是一种慢性炎症性疾病，常需终身服药，部分患者由于缺乏对本病的认识，临床依从性较差，常以为症状控制即是痊愈，随意停药，不注意饮食起居，导致病情反复发作，使得临床治疗趋于困难。对于复发性溃疡性结肠炎，单纯中药或西药都难以取得较好疗效，而中西医协同治疗能够显著增强疗效。从本例患者可以看出，复发性容易快速发展为中度或重度，病情波动明显，可见加强患者临床宣教，提高患者依从性，对于控制病情十分重要。

第三节　重度活动期溃疡性结肠炎

马某，男，55岁，2018年10月31日初诊。主诉：间断黏液脓血便12余年。病史：12年前患者出现黏液脓血便，经电子肠镜检查诊断为溃疡性结肠炎（全结肠型，活动期），现口服西药美沙拉嗪肠溶片治疗，疗效不佳。刻下症：大便每日7~8次，不成形，有黏液脓血，伴腹痛、里急后重，肛门无灼热疼痛，腹部怕凉，纳眠尚可，小便畅。舌质淡暗，苔薄黄，脉沉细。

中医诊断：久痢，证属脾肾阳虚，湿热瘀阻。

治法：乌梅丸合清肠温中方加减。

处方：

乌梅40g	黄柏10g	黄连6g	花椒10g
细辛3g	炮姜10g	肉桂10g	制附片10g
木香6g	苦参15g	青黛3g	地榆炭30g
砂仁3g	马齿苋15g	白头翁15g	秦皮10g
徐长卿15g	三七6g	炙甘草6g	生姜10g
大枣10g			

14剂，每日1剂，水煎分早晚2次温服。

二诊（2018年11月14日）：患者服药后症状较前明显改善，大便次数减至每日5~6次，偶有黏液脓血，腹部怕凉好转，腹痛

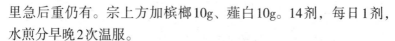

里急后重仍有。宗上方加槟榔10g、薤白10g。14剂，每日1剂，水煎分早晚2次温服。

三诊（2018年11月28日）：患者诉服药后，已无黏液脓血便，腹痛、里急后重感减轻，大便仍不成形，每日5~6次。宗初诊方加槟榔10g、炒白术30g、炒白芍30g。

14剂，每日1剂，水煎分早晚2次温服。

四诊（2018年12月12日）：大便每日4次，无黏液脓血，腹痛、里急后重感偶作，腹部怕凉明显好转。宗前方去生姜、大枣，肉桂减至3g，炙甘草加至10g。14剂，每日1剂，水煎分早晚2次温服。后患者多次复诊，均以此方加减治疗，症状基本控制，黏液脓血便未有复发。嘱患者继续巩固治疗，清淡饮食，忌生冷、油腻、辛辣之品，舒畅情志，避免劳累。

按语： 本案患者病程较长，经西药治疗，病情控制不佳。从病情分析，久泻损气及阳，由脾及肾，故见下利无度、腹部怕凉等脾肾阳虚之症；湿邪久蕴化热，下迫肠腑，腐肌败血，故见黏液脓血、腹痛、里急后重。结合患者舌脉，判断病机特点为脾肾阳虚，兼见湿热瘀阻。故以乌梅丸合清肠温中方，燮理阴阳、清肠止血、温中止泻。乌梅丸为治疗久痢经典名方，方中乌梅涩肠止利，黄连、黄柏清利肠中湿热，花椒、细辛、肉桂、制附片共奏温脾益肾、助阳祛寒之效。清肠温中方为笔者治疗UC经验方，以炮姜合黄连，平调寒热，清肠止血，温中止泻；苦参、青黛、马齿苋、白头翁、秦皮加强清热利湿解毒之功；地榆炭凉血止血；木香、砂仁、三七调气理血化瘀；炙甘草、生姜、大枣奠安中土，以复气机升降之权。全方寒热并用，脾肾兼顾，气血同治，祛邪扶正。二诊方加槟榔助行气导滞，薤白加强温中之力；三诊方以炒白术补益脾气，炒白芍柔肝缓急；至四诊，患者阳虚症状好转，故稍减温补之药，增加炙甘草用量，增强健脾功效。本案患者病程长，病情较重，能取得显著效果，是在准确分析复杂病机的基础上实现的。

第四节　缓解期溃疡性结肠炎验案

陈某，男，37岁，2015年底通过肠镜确诊溃疡性结肠炎（全结肠型、活动期），口服美沙拉嗪肠溶片治疗，病情反复发作，甚时每日大便10余次；后经笔者以清肠温中方加减联合美沙拉嗪肠溶片治疗，患者病情明显好转。2017年5月8日复查肠镜，肠镜下见全结肠未见糜烂、溃疡；诊断为溃疡性结肠炎缓解期。因本病反复发作的特点，患者仍坚持口服中药。

初诊（2017年5月11日）：大便每日2次，成型，未见黏液脓血便，反酸、烧心但不明显，纳食尚可，双膝关节时有不适，舌质白，苔白脉细。

中医诊断：久痢，证属脾虚湿热。

治法：清肠温中方加减。

处方：

黄连6g	炮姜10g	陈皮10g	炒白术30g
炒白芍30g	木香6g	苦参15g	青黛6g
三七6g	白及30g	地榆炭30g	马齿苋15g
徐长卿15g	白头翁15g	秦皮10g	槐花炭30g
炙甘草6g	炒麦芽15g	茜草10g	炒薏苡仁15g
川牛膝30g			

每日1剂，水煎分早晚2次温服。

二诊（2017年8月3日）：服药后，患者病情平稳，双膝关节不适感明显减轻，反酸、烧心症状消失，患者自觉腹部胀满，守上方，去白头翁、秦皮，加槟榔10g。每日1剂，水煎分早晚2次温服。

三诊（2017年11月9日）：患者病情平稳，腹胀症状缓解，自觉口中异味，遂以上方为基础去槟榔，加黄柏10g、砂仁3g、白茅根15g。每日1剂，水煎分早晚两次温服。

后患者多次复诊，继续单独以上方加减治疗，病情平稳，2018年11月患者复查肠镜，镜下可见全结肠黏膜光滑，未见糜烂、溃疡。

按语： 溃疡性结肠炎属于虚实夹杂，本虚标实，其中又以脾胃虚弱为本，久病伤阳及肾；湿热为标，蕴结肠道，久病及血，邪蕴肠腑，气血壅滞，传导失司，脂络受伤，腐败化为脓血排出。缓解期时，患者多数无明显症状，此时以脾虚为主，湿热瘀阻伏于体内，故每于饮食不节，劳倦内伤，外邪侵淫之时引动伏邪，再次出现腹泻、脓血便、里急后重等表现；此时患者虽无血便，然易出血，虽无溃疡但黏膜易伤。因此功效为温中健脾、清热燥湿、活血化瘀的清肠温中方适用于缓解期溃疡性结肠炎的治疗。本病患者辨证为脾虚湿热证，方中以黄连、炮姜配伍，平调寒热，温中止血；陈皮、白芍、炒白术以柔肝健脾；木香健脾理气，除中焦、下焦气滞；炒薏苡仁健脾利湿；苦参、青黛、马齿苋、白头翁、秦皮清热燥湿解毒，其中又以白头翁、秦皮为止痢要药；地榆炭、槐花炭功擅凉血止血，三七、茜草活血化瘀止血，联合白及收敛生肌，共同增强肠道修复；徐长卿功效祛风化湿止痛，擅治各类疼痛；川牛膝逐瘀通经，通利关节；炒麦芽健脾消食化积，炙甘草补中益气，调和诸药。二诊时患者病情平稳，然自觉腹部胀满，遂加槟榔以行气导滞消胀。三诊时患者自觉口中异味，加用黄柏、砂仁取封髓丹之意，降心火，益肾水以水火既济，心肾相交；白茅根性寒，味甘，笔者治疗口臭经验用药。

第七章 溃疡性结肠炎临床诊疗常见问题

第一节 怎样才能确诊溃疡性结肠炎

溃疡性结肠炎具有持续或反复发作腹泻和黏液脓血便、腹痛、里急后重，伴有（或不伴）不同程度全身症状，但具备这些症状并不能直接确诊为溃疡性结肠炎。由于本病是一种终身性疾病，一旦确诊，对患者心理会造成一定的压力，不利于疾病的治疗。当患者以上述症状为主诉就诊时，临床医生应通过详细的询问病史、系列临床检查，在排除细菌性痢疾、阿米巴痢疾、慢性血吸虫病、肠结核等感染性肠炎及克罗恩病、缺血性肠炎、放射性肠炎等基础上，同时结肠镜检查及黏膜活检组织学所见符合溃疡性结肠炎特征性表现的方可确诊为溃疡性结肠炎。因此，本病应在排除其他相关性疾病诊断的基础上进行确诊。

第二节 怎样判断溃疡性结肠炎病情轻重与临床分期

1.判断溃疡性结肠炎病情轻重

（1）改良Truelove和Witts疾病严重程度评分：轻度：血便<4次/天，脉搏<90次/分，体温<37.5℃，血红蛋白<115g/L，血沉<20mm/h，或C反应蛋白正常；中度：血便≥4次/天，脉搏≤90次/分，体温≤37.8℃，血红蛋白≥105g/L，血沉≤30mm/h，或C反应蛋白≤30mg/L；重度：血便≥6次/天，脉搏>90次/分，或体温>37.8℃，或血红蛋白<105g/L，或血沉>30mm/h，或C反

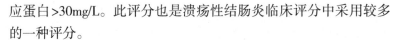

应蛋白>30mg/L。此评分也是溃疡性结肠炎临床评分中采用较多的一种评分。

（2）溃疡性结肠炎严重程度的蒙特利尔分类：S0（临床缓解期）没有症状；S1（轻度溃疡性结肠炎）大便带血或不带血，≤4次/天，没有全身表现，血沉正常；S2（中度溃疡性结肠炎）大便次数>4次/天，有轻微的全身中毒症状；S3（重度溃疡性结肠炎）：血便≥6次/天，心率≥37.5℃，血红蛋白<105g/L，血沉≥30mm/h。

2.判断溃疡性结肠炎临床分期

（1）Southerland疾病活动指数（DAI）：①腹泻：0：正常；1：超过正常，1~2次/天；2：超过正常，3~4次/天；3：超过正常，5次/天。②便血：0：无；1：少许；2：明显；3：以血为主；③黏膜表现：0：正常；1：轻度易脆；2：中度易脆；3：重度易脆伴渗出。④医生评估病情：0：正常；1：轻；2：中，3：重。总分之和<2分为症状缓解，3~5分为轻度活动，6~10分为中度活动，11~12分为重度活动。

（2）改良Mayo评分：该指数是多个指标的综合，包括大便频次、便中是否带血、医生对病变活动性的临床综合评估及电子结肠镜检查的结果。①大便频次：0：与平时一样；1：每天增多1~2次；2：每天增多3~4次；3分：每天增多>5次；②血便：0分：无，1分：大便中可见少量血丝，次数少于总次数一半；2分：便中明显带血，次数占大多数；3分：便中几无粪质，均为血；③内镜下表现：0分：正常和无活动性病变；1分：轻度活动期病变（红斑、血管纹理减少、轻度易脆）；2分：中度活动期病变（明显红斑、血管纹理缺乏、易脆、糜烂）；3分：重度活动期病变（自发性出血，溃疡形成）；④医生临床综合评价：0分：正常；1分：轻度病情；2分：中度病情；3分：重度病情。⑤内镜表现为轻度活动性病变是指黏膜充血、质脆和（或）轻度血管炎表现；内镜表现为中度活动性病变是指黏膜明显充血，没有血管炎表现，但有明显黏膜糜烂；内镜表现为重度活动性病变是指黏膜有自发性出血及溃疡形成。

改良Mayo临床评分≤2分且无单个分项评分>1分为临床缓解，3~5分为轻度活动，6~10分为中度活动，11~12分为重度活动；有效定义为评分相对于基线值的降幅≥30%及≥3分，而且便血的分项评分降幅≥1分或该分项评分为0或1分。

根据Southerland疾病活动指数或改良Mayo临床评分，Southerland疾病活动指数总和<2分，改良Mayo临床评分≤2分且无单个分项评分>1分为临床缓解。

第三节 溃疡性结肠炎能完全治愈吗

西医学观点认为，溃疡性结肠炎是一种终身性疾病，也就是患者常说的无法除根。但这并不意味着得了溃疡性结肠炎就无法正常工作与生活，目前，可以通过中西医结合治疗，达到临床痊愈，尽可能延长病情复发周期，减少疾病的复发，提高患者的生存质量，减少并发症的出现。因此，只要患者遵从医嘱，通过服药、饮食、生活起居等多方面调节，完全可以像正常人一样。

当然，病情的复发也并不可怕，可以通过中西医的治疗，控制症状。好比简单的感冒，这一次痊愈后，也不能保证以后不再发。所以，作为临床医生，要教育溃疡性结肠炎患者，不要惧怕疾病的复发，就如同上次感冒，这一次又因受凉感冒一样，尽可能通过增强体质，减少发生频率。

第四节 溃疡性结肠炎能不复查肠镜吗

电子结肠镜是溃疡性结肠炎诊断和鉴别诊断的最重要手段之一，能观察全结肠及末端回肠，确定病变范围，必要时取活检做

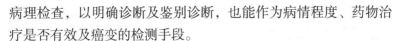

病理检查，以明确诊断及鉴别诊断，也能作为病情程度、药物治疗是否有效及癌变的检测手段。

　　世界卫生组织（WHO）和美国胃肠病协会的指南建议全结肠型患者在发病8年后应进行结肠检测筛选排除结肠瘤变（上皮内瘤变或癌），而左半结肠型则为发病后12~15年。部分医院的指南更为严格，建议无论全结肠型还是左半结肠型的患者在发病8~10年后应每年进行电子结肠镜监测。因为炎症能导致类似上皮内瘤变的再生，所以在缓解期也应进行监测。对于监测间隔时间长短在一些报道和指南中的建议不同：1年1次或2年1次。即使没有上皮内瘤变的患者，在常规电子结肠镜监测后应每年进行电子结肠镜监测。

　　（1）建议溃疡性结肠炎患者8~10年后进行结电子结肠镜检查。

　　（2）选择监测的广泛性结肠炎患者，在第2个十年中应每3年做1次结电子结肠镜检查。在第3个十年中应每2年做1次结电子结肠镜检查，在第4个十年中应每年做1次结电子结肠镜检查。

　　（3）最好全结肠每隔10cm随机活检4块，可疑病变区额外取活检。

　　（4）原发性硬化性胆管炎患者代表癌变风险更高的亚群，他们的结电子结肠镜检查应更频繁（每年1次）。

　　（5）发现上皮内瘤变，应请第2位胃肠病理医生重新阅片，如确诊为重度上皮内瘤变，则建议行内镜下切除或结肠切除术，如确诊为轻度上皮内瘤变，应在3~6个月内复查结电子结肠镜。

　　目前结电子结肠镜监测溃疡性结肠炎的价值仍有争论，重要的是要根据患者的病史、病情及家族史等与每位患者讨论他们发生结肠癌的风险、鉴别上皮内瘤变的意义、监测的局限性（可能遗漏上皮内瘤变）、虽小但确实存在的结电子结肠镜风险等。应考虑患者的意见，共同制订适当的监测方案。

　　此外，复查电子肠镜，根据镜下黏膜病变的情况，确定是否需要调整治疗方案，尤其对于缓解期，肠镜下诊断是能否停药的关键指征。因此，溃疡性结肠炎患者有必要复查肠镜，而复查时间则需要根据患者个体情况制订不同方案。

第五节　溃疡性结肠炎如何使用美沙拉嗪，什么时候能停药

美沙拉嗪是治疗活动期轻、中度溃疡性结肠炎和维持其缓解的一线用药。活动期溃疡性结肠炎患者美沙拉嗪的口服剂量为每次1g，每天3~4次，缓解期维持剂量为每次0.5g，每天3~4次。患者不能根据症状缓解或消失就自行减药。医生要根据患者的症状缓解或消失的情况，再结合电子结肠镜下黏膜愈合情况评估病情，决断是属于活动期还是缓解期，当病情处于缓解期时，美沙拉嗪才能考虑减量。溃疡性结肠炎是一种极易复发的疾病，缓解期维持的时间越长，复发的风险则越低，因此美沙拉嗪需要长期服药，指南推荐服药3~5年，甚至需要终身服药。如患者接受中药维持治疗，可在病情稳定后，由医生综合评估后，确定停药时间。

第六节　溃疡性结肠炎什么时候需要使用激素治疗，什么时候能停药

我国《炎症性肠病诊断治疗规范的共识意见》指出轻度溃疡性结肠炎首选5-氨基水杨酸制剂，病变布于远段结肠，5-氨基水杨酸不能诱导疾病缓解者，可酌情应用氢化可的松琥珀酸盐灌肠液100~200mg，每晚1次保留灌肠，有条件者可用布地奈德2mg保留灌肠。对5-氨基水杨酸制剂治疗反应不佳的中度溃疡性结

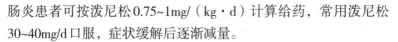

肠炎患者可按泼尼松0.75~1mg/（kg·d）计算给药，常用泼尼松30~40mg/d口服，症状缓解后逐渐减量。

糖皮质激素无维持治疗效果。在症状缓解后应逐渐减量，尽可能过渡到氨基水杨酸类药物维持，但在减量过程中应注意以下事项：应用糖皮质激素出现疗效后，应根据病变类型和程度维持一段时间再开始减量，原则上是缓慢、逐渐减量。如病情稳定，7~10天减2.5~5mg，或2~4周减5mg。减至每天20mg以后，减量要缓慢，减到一定量，要用一段时间维持剂量。维持剂量的大小和用药时间的长短，应根据病情和治疗反应因人而定，最小维持量能达到每天10mg以下为理想剂量。一些反复发作的患者一旦减到小剂量，很容易复发。减量复发时，糖皮质激素的用量要迅速恢复到原来的治疗剂量，如泼尼松减到10mg时出现复发，就要提高到每天20~30mg以上。激素减量过程中，为减少其不良反应并控制复发，可加氨基水杨酸类药物，或加免疫抑制剂硫唑嘌呤、6-硫嘌呤（剂量为每天1~2mg/kg）。在糖皮质激素减到较低剂量时，即可加氨基水杨酸每天1~2g，再继续减糖皮质激素，最后用氨基水杨酸替代糖皮质激素，这种方法减糖皮质激素的速度可以略快些。5-氨基水杨酸制剂较柳氮磺吡啶耐受性好，因此，最好选用氨基水杨酸类药物维持治疗，如加用硫唑嘌呤应注意先期应用情况，有医生主张3个月后再继续减糖皮质激素。

第七节　溃疡性结肠炎什么时候需要使用硫唑嘌呤等免疫抑制剂治疗，什么时候能停药

免疫抑制剂，顾名思义就是对机体的免疫反应具有抑制作用的药物。它能抑制与免疫反应有关细胞（T细胞和B细胞等巨噬细胞）的增殖和功能发挥，从而降低抗体免疫反应。免疫抑制剂有很多种类，包括前面提到的激素也有免疫抑制作用，这里所说

的免疫抑制剂包括传统的免疫抑制剂（如6-硫嘌呤、硫唑嘌呤、甲氨蝶呤等）和新型的免疫制剂（如环孢素、他克莫司、吗替麦考酚酯等）。常用于溃疡性结肠炎的有硫唑嘌呤或6-硫嘌呤、甲氨蝶呤、环孢素。其中硫唑嘌呤和6-硫嘌呤是最早应用也是目前最有效和应用得最多的治疗溃疡性结肠炎的首选免疫抑制药。

具体来说，免疫抑制剂可用于：①减轻或消除患者对糖皮质激素的依赖；②氨基水杨酸和糖皮质激素治疗均无效或疗效欠佳的患者；③氨基水杨酸维持缓解无效的患者；合并瘘管的患者；④糖皮质激素治疗、诱导缓解后复发的患者；⑤糖皮质激素依赖患者的诱导及维持缓解。

免疫抑制剂一般起效相对缓慢，6-硫嘌呤和硫唑嘌呤是嘌呤代谢的拮抗剂，是目前临床上最广泛应用于溃疡性结肠炎治疗的免疫抑制剂。这2种药物起效很缓慢，大多需要2个月以上，往往联合使用激素和生物制剂。环孢素起效较快，一般1周内起效。使用免疫抑制剂诱导缓解后，患者不能自行停药，应复查肠镜后，综合评估病情，决定停药时间。

第八节　溃疡性结肠炎什么时候需要使用英夫利昔等生物制剂治疗，什么时候能停药

英夫利昔单抗（IFX）是临床主要应用的生物制剂，它是一种嵌合型IgG1单克隆抗体。其序列中，75%为人源性，25%为鼠源性。英夫利昔单抗能与肿瘤坏死因子（TNF）发生高亲和性、高特异性结合。它可以特异性地结合可溶性及膜结合性TNF-α，从而抑制TNF-α引起的免疫及炎性反应，从而起到抗炎的作用。

有研究表明，用英夫利昔单抗治疗可以让大部分患者内镜表现改善、病理活动指数明显下降，也可以迅速让患者的溃疡达到黏膜愈合的水平，甚至降低手术概率，改善患者预后。国外研究

已肯定其疗效，我国对本药的应用正在推广。当激素和免疫抑制剂治疗无效或激素依赖或不能耐受上述药物治疗时，而没有明显应用禁忌的患者，可考虑生物制剂（英夫利昔单抗）治疗，从而减少手术概率。使用生物制剂治疗溃疡性结肠炎，诱导缓解后，停药节点同免疫抑制剂一样，应该由专业医生综合评估病情后决定，患者不应自行停药。

第九节　溃疡性结肠炎什么时候需要使用抗生素

溃疡性结肠炎常有黏液脓血便，大便常规检查有大量白细胞和红细胞，有的医生就给患者使用甲硝唑、庆大霉素，这是不合理的。患者黏液脓血便症状与肠道炎症有关，但并不是因为细菌感染引起的，所以用抗生素效果不好，而需要使用非特异性抗炎药物5-氨基水杨酸或激素治疗。盲目地使用抗生素有可能引起肠道菌群失调，加重腹泻症状。但对于暴发型结肠炎患者，有明确证据证明存在细菌感染的患者，特别是这些患者也在接受激素治疗时，还是应该使用抗生素，临床以甲硝唑、环丙沙星和左氧氟沙星的使用最为普遍。

第十节　溃疡性结肠炎患者能正常生育吗

这个问题是很多患有溃疡性结肠炎的育龄夫妇所关心的。从优生优育的角度来讲，炎性肠病患者的下一代患炎性肠病的风险是正常人的2~13倍，根据一些国外的数据，单父母一方患有炎性肠病时，子女患病的风险为1.5%~3.5%，当父母双方都患病时，子女患病风险为32%~36%，目前分子生物学的研究证实了炎性肠病存在多基因遗传因素。

遗传给下一代的风险是有，但不等于说不可以怀孕。溃疡性结肠炎虽说有一定的遗传倾向，但是否发病尚取决于后天的生活方式等条件，况且大多数溃疡性结肠炎患者经治疗后，病情是可以稳定的。

一般建议在病情完全控制缓解3个月以上可以怀孕。溃疡性结肠炎患者在病情活动期时因为营养状态不佳，并且服用药物较多，如怀孕可能导致胎儿发育受到影响，流产早产的概率大大增加，同时因为服用某些药物还可能导致胎儿畸形，新生儿的低体重发生率高等，因此在病情活动期不宜怀孕，并且怀孕成功率低。在病情没有得到控制的情况下即使怀孕，在怀孕期间病情复发可能性也较大。怀孕期间病情复发，如果是病情较轻的以左半结肠为主，病情较轻，大便次数不多，脓血便不明显，应该调整饮食，平时饮食不要过凉，要注意腹部保暖，不要吃过多油腻食物。以灌肠局部用药、中药口服等为主，这样可以避免全身用药的副作用，减轻对胎儿的影响。在怀孕前3个月治疗，风险相对大一些，3个月后治疗风险相对较小。如果病情发展，便血较多而且频繁，伴有发热等，一定要尽早征求医生意见，如果保胎，就要选用对胎儿影响较小的药物，同时要密切观察胎儿的种种变化，如病情加重，胎儿出现异常，必要时流产或引产。

第十一节　中医药能把溃疡性结肠炎治疗到什么程度

前面提到，西医学认为溃疡性结肠炎是一种无法治愈的终身疾病，患者常因西医治疗效果不好、费用昂贵等原因，寻求中医药治疗。临床实践表明，中医在治疗溃疡性结肠炎方面，具有独特的优势。首先，中医对本病发病机制的认识不同于西医，强调从整体调节。其次，中医采用的复方治疗，相对于西药，作用靶点更加广泛。诸多患者经过西医治疗，症状得不到缓解，或反复发作而深受疾病困扰，进而寻求中医治疗。中医药能不能治愈溃疡性结肠炎，是前来就诊患者关心的问题。前面提到，本病是一种慢性终身性疾病，但终身带病并不意味着终身受疾病困扰，与病共存，通过积极治疗，本病是能够达到临床痊愈的，患者完全能够像正常人一样工作和生活。中医药能够发挥的作用十分广泛，无论是活动期还是缓解期，通过中医药的口服方药、中药灌肠、针灸、推拿以及太极拳、八段锦、五禽戏等特色疗法，结合对患者的饮食指导、生活方式干预、情志调节等，能够快速缓解临床症状，促进肠道黏膜愈合，极大改善患者生活质量，减少病情复发，使其能够正常工作与生活。

第十二节　如何为患者选择合适有效的中成药

相对服用中药汤剂来说，服用中成药更加方便，但由于中成药的配伍固定、剂量固定，所以不如汤剂灵活。目前针对溃疡性结肠炎，有复方苦参结肠溶胶囊、虎地肠溶胶囊、溃结灵颗粒、补脾益肠丸、固本益肠片、固肠止泻丸、附子理中丸、香连丸、复方仙鹤草肠炎片、参苓白术散、驻车丸等中成药可选，但不同的中成药适合不同的中医辨证类型，并非对所有的溃疡性结肠炎均有疗效。

将上述中成药进行简单的归类，可分为以下几类：复方苦参结肠溶胶囊、虎地肠溶胶囊、溃结灵颗粒具有清热利湿、凉血止血的功效，主要适合大肠湿热的患者，这类患者多大便黏，脓血较多，甚至有鲜血，气味腥臭，腹部疼痛，里急后重，肛门灼热，口苦口黏。补脾益肠丸具有健脾益气、涩肠止泻的功效，主要用于脾虚湿盛的患者，此类患者多腹泻便溏，有黏液或少量脓血，纳差食少，面色萎黄，肢体倦怠。固本益肠丸具有健脾温肾、涩肠止泻的功效，主要适用脾肾阳虚的溃疡性结肠炎患者，这样的患者多得病日久，迁延不愈，脐腹冷痛，喜温喜按，腰膝酸软，形寒肢冷。而固肠止泻丸具有调和肝脾、涩肠止痛的功效，主要适用于寒热错杂兼有肝脾不和的患者，此类患者病情与情绪有明显的关联，生气或紧张后易腹痛，随即立即腹泻，泻后痛减。

第十三节　溃疡性结肠炎患者饮食禁忌有哪些

溃疡性结肠炎患者禁食辛辣刺激性、生冷、油腻、某些粗纤维食物（如韭菜、芹菜等）、高糖食物，腹胀者，避免豆浆、牛奶制品。有研究发现，麦麸、燕麦、黄豆、高纤维素谷类等食物在肠道内经细菌酵解后可产生丁酸盐，对结肠黏膜有保护作用，蔬菜和水果有类似的作用。当然，任何禁忌都不是绝对的。以上只是根据临床患者复发情况的特点做的总结。每个溃疡性结肠炎患者需根据自身情况，如食用某种食物引起溃疡性结肠炎症状复发，则需要避免食用该食物。

现代研究提示饮酒是溃疡性结肠炎的危险因素，饮酒者较不饮酒者更易患此病，饮酒量多者较饮酒量小者易患此病。且从中医角度来说，溃疡性结肠炎患者肠道存在湿热之邪，酒为辛热之品，饮酒能够助湿生热，而诱发或加重溃疡性结肠炎患者的病情，加重临床症状。因此，主张溃疡性结肠炎患者戒酒。

奶制品摄入过多可能会引起溃疡性结肠炎的复发。研究发现，大量牛奶的摄取，其蛋白成分对胃肠道黏膜产生的过敏反应可能与溃疡性结肠炎的发生有关。牛奶中含有乳糖，而乳糖在体内分解代谢需要有乳糖酶的参与，有些人因体内缺乏乳糖酶，使乳糖无法在肠道消化，从而造成了肠鸣、腹痛、腹胀和腹泻等现象，医学上称为"乳糖不耐受症"。因此，不建议患者多喝牛奶。对于喝完牛奶后无不适者，可少量喝奶制品，最好喝酸奶。

对于急性期的溃疡性结肠患者，有腹痛、腹胀等症状，建议患者避免食用豆制品。因为豆制品进入消化道后，会使肠道产气增加，引起患者腹痛、腹胀症状加重。缓解期患者无明显症状，可适量食用豆制品。当然，如果食用豆制品后出现不舒服的症状，应避免食用。

第十四节　溃疡性结肠炎患者生活起居需要注意什么

溃疡性结肠炎患者除经药物治疗外，平时生活中也需要进行自我调护。首先，需要进行生活记录，包括饮食日记、运动日记等；再者，需要进行情志调护，保持愉悦的心情有利于病情的恢复；最后，要注意个人卫生，多进食新鲜蔬菜、水果，管住嘴，合理饮食、休息、锻炼。

适当运动可增加患者免疫力，增强患者抗病能力。因此，主张溃疡性结肠炎患者适当运动，但应避免剧烈运动，如踢足球、打篮球等。

家庭是患者生活和修养的主要场所，家庭环境可直接影响患者心情、身体的舒适、饮食、心理健康等情况。溃疡性结肠炎患者应保持安静的家庭生活环境，避免喧闹，注意生活用品的卫生，家人应关心溃疡性结肠炎患者，对患者多鼓励、多帮助、多沟通，增加患者抵抗病魔的自信，督促患者按时、规律服用药物。

劳累、饮食等因素是影响溃疡性结肠炎患者病情的一个重要因素，外出旅游会导致劳累及饮食的改变，因此不建议溃疡性结肠炎患者外出旅行。当然，现代社会，外出旅行已成为很好的放松方式，作为溃疡性结肠炎患者，如果很想外出旅行，应选择在疾病稳定期外出，寻找轻松、气候适宜的旅游景点，不可劳累，要保持良好的睡眠，外出饮食一定要注意，宜选择清淡、卫生、易消化的食物。

第十五节　哪些患者需要外科手术治疗

溃疡性结肠炎患者经药物治疗病情无法控制时，可考虑外科手术，但需严格把握手术指征。

（1）溃疡性结肠炎急性发作：①临床证据显示存在穿孔或即将穿孔者应行急诊手术。②对于中–重度结肠炎应及早进行手术评估。对于伴有败血症或暴发型（或中毒性）结肠炎的患者需进行外科急会诊；对于经过初次内科治疗失败，或已考虑使用单克隆抗体或环孢素者，应行外科会诊。外科会诊最好在择期情况下进行，避免在出现穿孔或临床病情恶化时才急会诊。③药物治疗过程中病情恶化或经恰当的内科治疗48~96小时后病情无明显改善者，应考虑二线药物或手术。④判断二线药物或"补救"治疗疗效的时机应该在治疗起始后5~7天。在对照研究中，环孢素及单克隆抗体治疗平均起效时间为5~7天。一组基于人群的有关溃疡性结肠炎手术时机的数据显示，随着手术时间由3~6天延至11天，死亡率逐渐增加。推延手术的时间将可能导致生理储备恶化，加重营养不良，不适当地延迟手术并不能使患者获益。

（2）难治性溃疡性结肠炎：难治性溃疡性结肠炎是最常见的手术指征之一。强化的药物治疗方案可能不足以完全控制症状，导致患者的生活质量差。即使治疗有效，长期药物治疗带来的风险也会随之增加。应指出，不能耐受药物不良反应和依从性差的患者也可考虑外科治疗。还有溃疡性结肠炎致残性肠外表现亦是手术指征之一。通常来说，巩膜炎、结节性红斑、活动性口腔溃疡和大关节病变提示更有结肠切除的必要。最后，儿童生长发育障碍是难治性溃疡性结肠炎的另一种形式，也是行结肠切除术的指征之一。

（3）癌症风险和风险监控：①长期溃疡性结肠炎患者应接受结肠镜风险监测。对于溃疡性结肠炎患者，癌变的高危因素包括结肠疾病的严重程度、全结肠炎（累及脾曲近端）和病程迁延（大于8年，全结肠炎）、溃疡性结肠炎的诊断年龄低、炎性肠病家族史以及合并硬化性胆管炎。结肠镜监测的具体时间应根据具体病情来制订。②手术治疗适用于癌症、伴有管状瘤样息肉、绒毛样息肉相关病变或高级上皮内瘤变的患者。管状瘤样息肉、绒毛样息肉相关病变或高级上皮内瘤变亦有可能经内镜下切除，如能达到完整切除，可避免行结肠切除术。但是，当息肉基底部或者周边黏膜确实存在上皮内瘤变时，患者应当接受结肠手术切除。③发展为狭窄的溃疡性结肠炎的患者，特别是病程长者，应该接受手术切除。慢性溃疡性结肠炎患者癌变的最常见临床表现为结肠狭窄，尽管大部分狭窄是良性的，但仍有25%的狭窄属于恶性。活检能够发现上皮内瘤变或癌症。但由于活检误差和结肠炎癌变浸润较深，故阴性活检也不完全可靠。因此，一般来说，所有发生狭窄的患者均应接受根治性切除术。

第八章　溃疡性结肠炎患者慢病管理

慢病管理指的是对慢性非传染性疾病及其风险因素进行定期检查、连续监测、评估与综合干预管理的医学行为及过程。现代生物-心理-社会医学模式要求医学从生物学、心理学、社会学三方面研究人体的健康以及疾病的防治。良好的慢病管理可以起到减轻患者症状，提高患者生存质量，防止慢性病进一步发展，降低医疗费用的作用。

"治未病"是中医的核心思想之一，可将其应用于UC的慢病管理当中。"治未病"思想来源于中医经典著作《黄帝内经》，是通过对人体的病前状态进行干预，从而阻止疾病的发生或进一步发展。控制UC的缓解期复发目前仍为世界难题，通过运用"治未病"理论对UC患者缓解期状态进行干预有希望解决这一难题。

中医治未病的含义广泛，可分为"未病先防""既病防变"和"新愈防复"三层含义。"未病先防"指通过良好的生活方式、饮食调养和调节情志等方式提高人体抗病能力，减少病邪入侵机会，从而起到预防疾病发生的作用。

在UC的慢病管理中，主要应用的是"既病防变"和"新愈防复"的观念；"既病防变"是在疾病已经发生时，应该及时进行干预，防止疾病的进一步加重；"新愈防复"是在疾病处于缓解期时，应该继续进行干预，防止疾病复发；UC的慢病管理通过定期安排患者进行门诊复诊以了解患者近期状况，定期复查血常规、血沉、CRP、肠镜等检查以评估疾病活动程度，及时掌握病情变化并进行相应处理可防止病情出现加重与疾病复发。

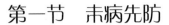

第一节 未病先防

目前，溃疡性结肠炎具体发病原因尚不明确，西医学认为与免疫、环境、心理、遗传等多因素有关。溃疡性结肠炎的发病没有明显征兆，由于溃疡性结肠炎具有一定的遗传性，对于直系亲属有罹患本病者，应在日常生活中注意调摄。日常饮食中应避免因恣食油腻、辛辣、膏粱厚味而损伤脾胃，发生脾失健运，清浊不分，水谷不化，谷反为滞，下趋大肠，郁而化热，气滞血壅，肠络腐伤的情况。对于素体脾胃虚弱之人，要合理搭配饮食，调节脾胃功能，《素问·脏气法时论》指出："五谷为养，五果为助，五畜为益，五菜为充，气味合而服之，以补益精气。"均衡的膳食营养，能够保持胃气充盛，减少疾病的发生。

中医学认为，精神、情志活动与脏腑阴阳气血的功能活动密切相关。剧烈的情绪波动会导致脏腑气血紊乱而变生疾病，若心情舒畅，精神愉悦则气机舒畅，气血和平，则有利于健康。《三因极一病证方论》中说："喜则散，怒则激，忧则聚，脏气隔绝，精神夺散，必致溏泄。"可见，保持良好的稳定的情绪、积极向上的心理，是预防本病的最好措施。正如李东垣所说："治斯疾者，惟在调和脾胃，使心无凝滞，或生欢欣，或逢喜事……或眼前见欲爱事，则慧然无病矣，盖胃中元气得舒伸也。"

此外，中医认为天人相应，人生活于宇宙之中，要遵循自然变化规律，适应自然环境的变化，对起居劳逸要有适当的安排和节制。正如《灵枢·本神》说："故智者之养生也，必顺四时而适寒暑，和喜怒而安居处，节阴阳而调刚柔。"日常生活起居应做到环境舒适，起居有常，按时作息，生活规律，避免劳累。要慎避外邪，注意保暖，适时增减衣物，特别注意腹部的保暖，以防外寒诱发溃疡性结肠炎。

第二节　既病防变

　　已经患病的患者，主要治疗目标在于缓解临床症状，控制病情进展，提高生活质量。对于轻中度活动期溃疡性结肠炎患者，中医药治疗效果与美沙拉嗪制剂相当，能明显改善患者腹泻、黏液脓血便、腹痛和里急后重等临床症状，诱导临床症状缓解，促进黏膜愈合，提高患者生活质量。中医药能发挥辨证论治的特点，可以进行个体化治疗，在改善控制患者临床症状和提高患者生活质量方面，与美沙拉嗪相比效果更好。

　　对于重度溃疡性结肠炎的患者，在使用美沙拉嗪制剂和激素的基础上联合中医药的治疗，能缩短诱导临床症状缓解的时间，减少激素的副作用，在诱导临床症状缓解后能逐步减少激素的用量甚至停用激素。难治性溃疡性结肠炎的患者在使用美沙拉嗪制剂、激素、免疫抑制剂或生物制剂的基础上联合中医药的治疗，能取到增效减副的效果。

　　已经患有UC的患者，还应加强防止癌变的监测，患有6~8年的UC患者应行结肠镜检查以确定当前病变的范围；直肠型UC患者，无需复查肠镜监测；广泛性结肠炎或左半结肠炎患者，风险评判提示低风险者，第8年起，每3~4年进行肠镜检查。具备以下0~2条者为低风险：全结肠炎、内镜下和（或）病理组织学的炎症（糜烂、溃疡/基底浆细胞增多，重度、弥漫性黏膜全层和固有层细胞增加）、假息肉、结直肠癌家族史。伴有原发性硬化性胆管炎（PSC）发生结肠癌风险较高，应每年进行肠镜监测。广泛性结肠炎或左半结肠炎患者，第8年起，风险评判提示高风险者，第8年起，每1~2年进行肠镜检查；具备以下3~4条为高风险：全结肠炎、内镜下和（或）病理组织学的炎症（糜烂、溃疡/基底浆细胞增多，重度、弥漫性黏膜全层和固有层细胞增加）、假息肉、结直肠癌家族史。

针对已经患病的人群，除临床治疗外，同时强调临床宣教及诊疗后管理，每次就诊，安排专人对患者进行疾病知识的讲解，进行日常起居、饮食、调护、禁忌的宣教，同时建立患者群，定期发布疾病相关知识，监督并随访患者病情变化，通过医患共同努力，提高本病治疗效果，降低疾病进展风险。

第三节　新愈防复

"新愈防复"指疾病处于缓解阶段时应注意饮食、生活、情志调摄，防止疾病的再度复发。UC的缓解期复发目前仍是世界难题，何时可停服药物目前尚无共识。诸多患者认为症状缓解即为治愈，常自行停药，导致病情反复发作，因此在慢病管理中，需要教育患者坚持服药，定期复查相关检查，监控患者的病情变化。通过宣教指导患者进行生活、饮食、精神调护，培护正气，以防止UC的复发。多年临床实践发现，自拟中药内服清肠温中方（黄连、炮姜、苦参、青黛、三七、炙甘草等），能够明显改善患者的体质，可以逐渐减少甚至停用美沙拉嗪制剂；中药的服药频次可以逐步减少，达到长期缓解，减少患者的复发率；中药服用可从每日1剂，减至2~3日1剂，甚至1周1剂维持缓解，减少药物的服用量。一方面，减轻患者长期服药的精神压力，提高依从性；另一方面，降低患者的治疗费用。

针灸拔罐等疗法，同样可以起到辅助作用。如温针灸治疗：取穴：神阙、足三里，采用艾条温和灸，每次10分钟，以周围皮肤潮红为度，每日1次，2周为1个疗程，中间休2天。艾灸简便易行，可培训患者在家自行操作。刺血拔罐：大肠俞穴、肺俞、脾俞和肾俞穴，采用针刺的方法，然后用火罐拔血，每日1次，2周为1个疗程。

饮食方面，由于UC患者适应性下降，敏感性增强，抵抗力下降，脾虚湿热之邪伏于体内是导致溃疡性结肠炎复发的重要因素，因此在夏秋季节，酷暑难耐之时，湿热邪气盛行，冬天天气寒冷，寒易伤阳气。患者日常生活应该注意夏秋季节规避暑湿邪气，吃一些薏仁马齿苋粥能祛除暑湿之邪，冬天注意保暖，常吃生姜或艾灸，能温阳散寒。溃疡性结肠炎的复发与饮食不节密切相关，如进食韭菜、香菜、茴香、葱蒜等辛香发散之品，进食牛羊肉、鱼虾海鲜等亦能诱发或加重本病；上述饮食属辛香走窜之品和热性发物，易生热动血，使得湿热加重；如果恣食生冷或不洁食品，伤及脾胃，引动脾虚湿热之邪，导致病情反复；可服用薏苡仁、山药、莲子等健脾化湿之品，如山药莲子粥，能够稳定病情，预防复发。

情志的稳定对于防止溃疡性结肠炎复发十分重要；尽量保持心态平和，避免上述不良情绪，应听一些舒缓欢快的音乐，开展打太极拳等运动，平常泡一些玫瑰花茶，能调节情志，预防复发；与患者建立良好的医患关系，向他们讲解不良情绪与UC复发的关系，促使患者建立乐观向上的心态，提高其控制自身情绪的能力。

劳累也是溃疡性结肠炎患者加重或复发的重要原因；需要避免过度劳累、熬夜，合理安排作息时间，保证充分睡眠及休息；但也不能过度慵懒，需要劳逸结合，可做一些八段锦、太极拳运动。

除了对患者的临床宣教，利用现代科学技术，加强对患者的管理，研制UC管理的APP，为患者建立健康档案，指导患者在APP平台填写基本信息以及健康信息，健康档案定期更新以监测患者的病情变化；及时提醒患者每日填写饮食日记本并按时服药。同时可以在APP平台进行咨询，在APP平台推送关于UC的科普知识。为患者提供交流的平台。建立UC微信群，组织病友会，预约病情类似的患者进行面对面交流，培养有相当自我管理水准的"患者领袖"，以其成功病例为榜样，增强其他患者战胜疾病的信心，定期在微信群开展授课、答疑解惑等。

总之，溃疡性结肠炎的慢病管理是需要医患双方共同努力的一项大工程，未来既要加强本病相关知识的普及，提高普通人群防病意识，也要针对患病人群进行更为高效的临床与临床后管理，进而提高临床疗效，减少疾病复发率、恶变率。中医药所具有的独特的养生防病治病理论体系，在本病的管理中能够发挥重要作用。如何更好地结合现代科学技术，让中医药健康知识走进千万病患家庭，是将来值得深入研究的课题。

附　录

附录一　国内专家共识意见

中医共识意见（2017年）

溃疡性结肠炎（UC）是一种由遗传背景与环境因素相互作用而产生的疾病，呈慢性的炎性反应状态，病变呈连续性，可累及直肠、结肠的不同部位，具体病因尚未明确，临床以发作、缓解和复发交替为特点，是常见的消化系统疑难病。据推测中国UC患病率为11.6/10万，目前尚无大样本人群的流行病学资料，据南昌市统计，UC患者占结肠镜检查总人群的1.37%[1]，宁夏回族自治区统计2014年UC患者占全年消化科住院总人数的3.27%[2]。中医药治疗本病具有较好的疗效。鉴此，中华中医药学会脾胃病分会于2009年公布了《溃疡性结肠炎中医诊疗专家共识意见》。随着近年来中医药治疗UC研究的深化，有必要对该诊疗共识意见进行更新，以满足临床诊治和科研的需要。

中华中医药学会脾胃病分会于2014年8月在合肥牵头成立了《溃疡性结肠炎中医诊疗专家共识意见》起草小组。小组成员依据循证医学的原理，广泛搜集循证资料，并先后组织国内脾胃病专家就UC的证候分类、辨证治疗、诊治流程、疗效标准等一系列关键问题进行总结讨论，形成共识意见初稿，之后按照国际通行的德尔斐法进行了3轮投票。2015年9月，在重庆市进行了第1次投票，并根据专家意见，起草小组对本共识意见（草案）进行了修改。2015年12月在北京进行了第2次投票。中华中医药学会脾胃病分会于2016年6月在厦门召开核心专家审稿会，来自全国各地的20余名脾胃病学知名专家对本共识意见（草案）进行了第3次投票，并进行了充分的讨论和修改。2016年7月在哈尔滨第28届全国脾胃病学术会议上，专家们再次进行讨论、修改和审定，并于2016年9月在北京召开了专家定稿会议，完成了本次共识意见的制定。现将全文公布如下，供国内外同道参考，并冀在应用中不断完善。

一、概述

1.病名

根据UC黏液脓血便的临床表现及反复发作、迁延难愈的病情特点，属于中医"久痢"范畴。

UC以腹痛、腹泻、黏液脓血便、里急后重为主要临床表现，2009年中华中医药学会脾胃病分会制定的"溃疡性结肠炎中医诊疗共识意见"[3]将本病归属中医"痢疾""久痢"和"肠澼"等病范畴。本病患者因其所处缓解期或发作期而具有不同的临床表现，且本病具有病程长、易复发的特点，因此"久痢"更能准确地描述本病。

2.西医诊断

UC的诊断应在建立在临床表现、特征性的内镜和病理组织学改变及排除感染性肠病的基础上。根据症状、体征及实验室检查明确临床类型、病变范围、疾病活动性及严重程度、有无肠外表现和并发症，以指导临床制定合理的治疗方法。

典型的临床表现为黏液脓血便或血性腹泻、里急后重，可伴有腹痛、乏力、食欲减退、发热等全身症状，病程多在6周以上。内镜下特征性表现为持续性、融合性的结肠炎性反应和直肠受累，黏膜血管纹理模糊、紊乱或消失，严重者可见黏膜质脆、自发性出血和溃疡形成。病理可见结构改变（隐窝分叉、隐窝结构变形、隐窝萎缩和表面不规则）、上皮异常（黏蛋白耗竭和潘氏细胞化生）和炎性反应表现（固有层炎性反应细胞增多、基底部浆细胞增多、淋巴细胞增多，固有层嗜酸性粒细胞增多）。同时需排除细菌感染性肠炎、阿米巴肠病、肠道血吸虫病、肠结核、真菌性肠炎、人类免疫缺陷病毒感染、缺血性肠病、嗜酸粒细胞性肠炎、白塞病等疾病[4]。

UC的临床类型分为初发型和慢性复发型。病变范围采用蒙特利尔（Montreal）分类法，病变仅累及直肠，未达乙状结肠者为直肠型；累及脾曲以远结肠者为左半结肠型；累及脾曲以近乃至全结肠为广泛结肠型[5]。按疾病活动性分为活动期和缓解期。活动期临床严重程度分级采用改良的Truelove和Witts标准进行评估，血便次数每日≥6次，且脉搏>90次/分，或体温>37.8℃，或血红蛋白<10.5g/dL，或血沉>30mm/h，或CRP>30mg/L为重度；血便次数每日<4次，脉搏<90次/分，体温<37.5℃，血红蛋白>11.5g/dl，血沉<20mm/h，或CRP正常为轻度；介于轻、重度之间者为中度。肠外表现包括皮肤黏膜表现、关节损害、眼部病变、肝胆疾病、血栓栓塞性疾病等，并发症包括了中毒性巨结肠、肠穿孔、下消化道大出血、上皮内瘤变和癌变等。

二、病因病机

1.病因

素体脾气虚弱是发病基础，感受外邪、饮食不节（洁）、情志失调等是主要的发病诱因[6]。

2.病位

病位在大肠，与脾、肝、肾、肺诸脏的功能失调有关[7, 8]。

3.病机

病理性质为本虚标实。病理因素主要有：①湿邪（热）；②瘀热；③热毒；④痰浊；⑤气滞；⑥血瘀等。病理特征表现：活动期多属实证，主要病机为湿热蕴肠，气血不调[9]，而重度以热毒、瘀热为主，反复难愈者应考虑痰浊血瘀的因素。缓解期多属虚实夹杂，主要病机为脾虚湿恋，运化失健[10]。部分患者可出现肝郁、肾虚、肺虚、血虚、阴虚和阳虚的临床证候特征[11]。临床上应注意区分不同临床表现的病机侧重点，如脓血便的主要病机是湿热蕴肠，脂膜血络受伤。泄泻实证为湿热蕴肠，大肠传导失司；虚证为脾虚湿盛，运化失健。便血实证为湿热蕴肠，损伤肠络，络损血溢；虚证为湿热伤阴，虚火内炽，灼伤肠络或脾气亏虚，不能统血，血溢脉外。腹痛实证为湿热蕴肠，气血不调，肠络阻滞，不通则痛；虚证为土虚木旺，肝脾失调，虚风内扰，肠络失和。难治性UC的病机关键主要为脾肾两虚，湿浊稽留，气血同病，寒热错杂，虚实并见[12]。

4.病机转化

随着病情演变，可出现虚实、寒热、气血的病机转化。如脾气虚弱，运化不健，易为饮食所伤，酿生湿热之邪，由虚转实；而湿邪内蕴，情志不畅，或过用攻伐之品，损伤脾胃，常由实转虚，虚中夹实。素体脾胃虚弱，湿盛阳微，或过用苦寒之品，日久伤阳，可致病情由热转寒；脾虚生湿，久蕴化热，或过用温燥之品，可由寒转热，或寒热错杂。大便白多赤少，病在气分；大便赤多白少，病在血分，在病程中可出现气血转化和气血同病。

三、辨证分型

1.大肠湿热证
主症：①腹泻，便下黏液脓血；②腹痛；③里急后重。
次症：①肛门灼热；②腹胀；③小便短赤；④口干；⑤口苦。
舌脉：①舌质红，苔黄腻；②脉滑。

2.热毒炽盛证
主症：①便下脓血或血便，量多次频；②腹痛明显；③发热。
次症：①里急后重；②腹胀；③口渴；④烦躁不安。

舌脉：①舌质红，苔黄燥；②脉滑数。

3.脾虚湿蕴证

主症：①黏液脓血便，白多赤少，或为白胨；②腹泻便溏，夹有不消化食物；③脘腹胀满。

次症：①腹部隐痛；②肢体困倦；③食少纳差；④神疲懒言。

舌脉：①舌质淡红，边有齿痕，苔薄白腻；②脉细弱或细滑。

4.寒热错杂证

主症：①下痢稀薄，夹有黏胨，反复发作；②肛门灼热；③腹痛绵绵。

次症：①畏寒怕冷；②口渴不欲饮；③饥不欲食。

舌脉：①舌质红，或舌淡红，苔薄黄；②脉弦，或细弦。

5.肝郁脾虚证

主症：①情绪抑郁或焦虑不安，常因情志因素诱发大便次数增多；②大便稀烂或黏液便；③腹痛即泻，泻后痛减。

次症：①排便不爽；②饮食减少；③腹胀；④肠鸣。

舌脉：①舌质淡红，苔薄白；②脉弦或弦细。

6.脾肾阳虚证

主症：①久泻不止，大便稀薄；②夹有白胨，或伴有完谷不化，甚则滑脱不禁；③腹痛喜温喜按。

次症：①腹胀；②食少纳差；③形寒肢冷；④腰酸膝软。

舌脉：①舌质淡胖，或有齿痕，苔薄白润；②脉沉细。

7.阴血亏虚证

主症：①便下脓血，反复发作；②大便干结，夹有黏液便血，排便不畅；③腹中隐隐灼痛。

次症：①形体消瘦；②口燥咽干；③虚烦失眠；④五心烦热。

舌脉：①舌红少津或舌质淡，少苔或无苔；②脉细弱。

证候诊断：主症2项，次症2项，参考舌脉，即可诊断。

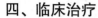

四、临床治疗

1.治疗目标

①诱导病情深度缓解，包括临床症状缓解、黏膜愈合及组织学缓解；②防止病情复发，提高生活质量；③减少并发症，降低重症患者手术率。

2.治疗原则

当分活动期、缓解期论治，可根据证型变化采用序贯或转换治疗[13]。活动期的治法主要为清热化湿，调气和血，敛疡生肌。缓解期的治法主要为健脾益气，兼以补肾固本，佐以清热化湿。

根据病情轻重程度采用不同的治疗方式。如重度患者应采取中西医结合治疗，中医治疗以清热解毒、凉血化瘀为主[14]；轻中度可用中医方法辨证治疗诱导病情缓解；缓解期可用中药维持治疗。根据UC病变累及结肠部位的不同，采用对应的给药方法。如直肠型或左半结肠型可采用中药灌肠或栓剂治疗，广泛结肠型采用中药口服加灌肠联合给药。

3.辨证论治

（1）大肠湿热证

治法：清热化湿，调气和血。

主方：芍药汤（《素问病机气宜保命集》）。

药物：白芍、黄连、黄芩、木香、炒当归、肉桂、槟榔、生甘草、大黄。

加减：脓血便明显者，加白头翁、地锦草、马齿苋等；血便明显者，加地榆、槐花、茜草等。

（2）热毒炽盛证

治法：清热祛湿，凉血解毒。

主方：白头翁汤（《伤寒论》）。

药物：白头翁、黄连、黄柏、秦皮。

加减：血便频多者，加仙鹤草、紫草、槐花、地榆、牡丹皮等；腹痛较甚者，加徐长卿、白芍、甘草等；发热者，加金银花、葛根等。

（3）脾虚湿蕴证

治法：益气健脾，化湿和中。

主方：参苓白术散（《太平惠民和剂局方》）。

药物：党参、白术、茯苓、甘草、桔梗、莲子肉、白扁豆、砂仁、山药、薏苡仁、陈皮。

加减：大便白胨黏液较多者，加苍术、白芷、仙鹤草等；久泻气陷者，加黄芪、炙升麻、炒柴胡等。

（4）寒热错杂证

治法：温中补虚，清热化湿。

主方：乌梅丸（《伤寒论》）。

药物：乌梅、黄连、黄柏、桂枝、干姜、党参、炒当归、制附子等。

加减：大便稀溏者，加山药、炒白术等；久泻不止者，加石榴皮、诃子等。

（5）肝郁脾虚证

治法：疏肝理气，健脾化湿。

主方：痛泻要方（《景岳全书》引刘草窗方）合四逆散（《伤寒论》）。

药物：陈皮、白术、白芍、防风、炒柴胡、炒枳实、炙甘草。

加减：腹痛、肠鸣者，加木香、木瓜、乌梅等；腹泻明显者加党参、茯苓、山药、芡实等。

（6）脾肾阳虚证

治法：健脾补肾，温阳化湿。

主方：附子理中丸（《太平惠民和剂局方》）合四神丸（《证治准绳》）。

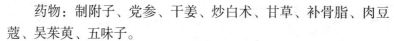

药物：制附子、党参、干姜、炒白术、甘草、补骨脂、肉豆蔻、吴茱萸、五味子。

加减：腰酸膝软者，加菟丝子、益智仁等；畏寒怕冷者，加肉桂等者；大便滑脱不禁，加赤石脂、禹余粮等。

（7）阴血亏虚证

治法：滋阴清肠，益气养血。

主方：驻车丸（《备急千金要方》）合四物汤（《太平惠民和剂局方》）。

药物：黄连、阿胶、干姜、当归、地黄、白芍、川芎。

加减：大便干结者，加麦冬、玄参、火麻仁等；面色少华者，加黄芪、党参等。

4.中药灌肠

中药灌肠有助于较快缓解症状，促进肠黏膜损伤的修复。常用药物：①清热化湿类：黄柏、黄连、苦参、白头翁、马齿苋、秦皮等；②收敛护膜类：诃子、赤石脂、石榴皮、五倍子、乌梅、枯矾等；③生肌敛疡类：白及、三七、血竭、青黛、儿茶、生黄芪、炉甘石等；④宁络止血类：地榆、槐花、紫草、紫珠叶、蒲黄、大黄炭、仙鹤草等；⑤清热解毒类：野菊花、白花蛇舌草、败酱草等。临床可根据病情需要选用4~8味中药组成灌肠处方。灌肠液以120~150ml，温度39℃，睡前排便后灌肠为宜，可取左侧卧位30分钟，平卧位30分钟，右侧卧位30分钟，后取舒适体位。灌肠结束后，尽量保留药液1小时以上。

5.常用中成药

（1）虎地肠溶胶囊

功效：清热，利湿，凉血。适用于UC湿热蕴结证，症见腹痛、下痢脓血、里急后重。

（2）补脾益肠丸

功效：益气养血，温阳行气，涩肠止泻。适用于脾虚气滞所致的泄泻，症见腹胀疼痛、肠鸣泄泻、黏液血便；慢性结肠炎、

UC见上述证候者。

（3）固本益肠片

功效：健脾温肾，涩肠止泻。适用于脾虚或脾肾阳虚所致的泄泻。症见腹痛绵绵、大便清稀或有黏液及黏液血便、食少腹胀、腰酸乏力、形寒肢冷、舌淡苔白、脉虚；慢性肠炎见上述证候者。

（4）肠胃宁片

功效：健脾益肾，温中止痛，涩肠止泻。适用于脾肾阳虚泄泻，UC、肠功能紊乱见上述证候者。

（5）固肠止泻丸

功效：调和肝脾，涩肠止痛。适用于肝脾不和，泻痢腹痛，慢性非特异性UC见上述证候者。

（6）龙血竭片（肠溶衣）

功效：活血散瘀，定痛止血，敛疮生肌。适用于慢性结肠炎所致的腹痛、腹泻等症。

（7）结肠宁（灌肠剂）

功效：活血化瘀，清肠止泻。适用于UC等。

（8）锡类散

功效：解毒化腐。适用于UC的灌肠。

（9）克痢痧胶囊

功效：解毒辟秽，理气止泻。适用于泄泻，痢疾。中病即止，避免长久使用。

6.中西医结合治疗目标人群与策略

（1）活动期

轻、中度UC中药治疗未能缓解症状，或结肠黏膜损伤无改善者，可考虑联合5-氨基水杨酸（5-ASA）治疗。在辨证治疗基础上选择：①直肠炎，直肠局部给予5-ASA 1g/d；②左半结肠炎，局部给予5-ASA ≥ 1g/d，联合口服5-ASA 2.0~4.0g/d；③广泛结肠炎，口服5-ASA 2.0~4.0g/d，联合 ≥ 1g/d 5-ASA灌肠液治疗。在第4~8周评估应答反应，如有应答，继续使用5-ASA；如无应答，则口服或局部用糖皮质激素，按重度UC处理[15]。

重度活动性UC采用中西医结合治疗。在使用糖皮质激素的基础上结合清肠化湿、凉血解毒等方法治疗。静脉输注糖皮质激素，应在第3天评估应答反应，对于激素抵抗患者，应及早考虑转换治疗（环孢素、他克莫司、抗肿瘤坏死因子单抗、维多利珠单抗等），以免延误病情[15]。

糖皮质激素抵抗型（依赖型）UC宜采用中医辨证施治与西医联合治疗。西医方面可选择硫嘌呤类药物，包括硫唑嘌呤和6-巯基嘌呤；亦可采用生物制剂（抗TNF单抗或维多利珠单抗）[5, 15]。

（2）缓解期

UC维持治疗方案的选择由病情类型及诱导缓解的药物所决定，可以西药维持量配合中药口服或灌肠，再逐渐减少西药用量，以中药维持。在西药选择方面，使用5-ASA诱导缓解的轻中度活动期直肠炎或左半结肠炎，维持缓解的用药同活动期。口服糖皮质激素诱导缓解者，使用5-ASA或硫嘌呤类药物维持缓解。对生物制剂（抗TNF单抗或维多利珠单抗）治疗有应答的患者，继续原生物制剂维持缓解[15]。中医方面治疗以健脾益气为主，辅以清化湿热、调气活血、敛疡生肌之品。

7.针灸

针灸是UC的可选择治法。穴位多取中脘、气海、神阙等任脉穴位，脾俞、胃俞、大肠俞等背俞穴，天枢、足三里、上巨虚等足阳明胃经穴位，三阴交、阴陵泉、太冲等足三阴经穴位。治疗方法多用针刺、灸法或针灸药结合[16]。

8.手术

对于重度UC应重视多学科联合诊治，及时评估疗效及有无外科手术适应证。对伴有败血症或中毒性结肠炎的UC患者需进行外科会诊。对内科治疗无效的急重症患者，或连续使用泼尼松大于20mg超过6周时，推荐分阶段手术治疗[17]。

9.疗程

UC的治疗需要较长的疗程，还应定期随访，病情缓解后应按需维持治疗，目前尚无固定的疗程，一般以3~5年为宜[18]。

10.诊治流程

见图1。

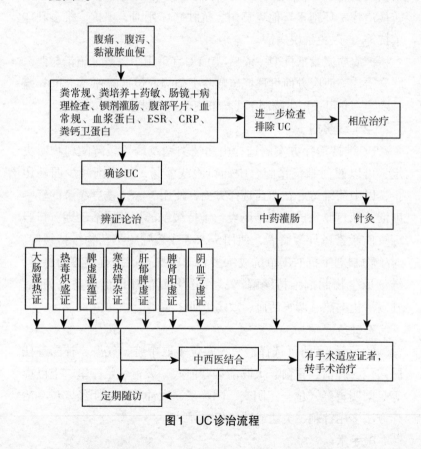

图1 UC诊治流程

五、疗效评定

1.中医证候疗效评价标准

参照《中药新药临床研究指导原则》中《慢性非特异性溃

疡性结肠炎的临床研究指导原则》中的证候疗效评定标准[19]。①临床缓解：用药前、服药后，症状和体征明显改善（疗效指数 ≥95%）；②显效：服药后，症状和体征明显改善（70% ≤疗效指数 <95%）；③有效：服药后，症状和体征有改善（30% ≤疗效指数 <70%）；④无效：服药后，症状和体征无明显减轻或加重者（疗效指数 <30%）。计算公式（尼莫地平法）为：疗效指数（%）=（治疗前积分 – 治疗后积分）÷ 治疗前积分 ×100%。

2.疾病疗效

分为临床疗效（有效、缓解）和肠镜疗效（内镜应答、黏膜愈合）进行评估，采用改良的 Mayo 活动指数[20]。①临床有效：总 Mayo 评分从基线水平降低 ≥30% 或 ≥3 分，同时伴有便血亚评分降低 ≥1 分或便血亚评分的绝对分为 0 分或 1 分。②临床缓解：总 Mayo 评分 ≤2 分且无单个分项评分 >1 分。③内镜应答：Mayo 评分内镜亚评分相对于基线下降至少 1 分。④黏膜愈合：Mayo 评分内镜亚评分的绝对分为 0 分或 1 分。

3.黏膜组织学评分

Geboes 指数描述详细，可重复性好，效度高，是 UC 理想的组织学评分指数，广泛用于临床试验，作为疗效评估的终点指标之一[21]。

4.生活质量评分

UC 生活质量可参考 IBD 问卷（IBDQ）进行评价。IBDQ 为包括 32 个项目的健康相关生活量表，范围 32~224 分，准确性、可信度和反应度良好[22]。

六、预防调摄

1.心理

心理压力的变化与 UC 的病情活动密切相关，长时间承受较大压力可能会导致 UC 患者的病情复发或加重[23]。保持心理健康可以减少 UC 的复发。

2.饮食

应结合患者的病情分期、证型与体质因素。活动期选择低脂流质或低脂少渣半流质饮食[24]，如优质蛋白的淡水鱼肉、瘦肉、蛋类等，但避免含乳糖蛋白食品，如牛奶。缓解期选择低脂饮食，摄入充足的蛋白质，避免食用容易胀气和刺激性的食物，如粗纤维和辛辣食品。湿热证患者慎食牛羊肉和烧烤等温性食品，虚寒证患者避免进食生冷食物如海鲜、冷饮、冷菜冷饭等。同时可配合食疗，脾虚证可服用山药莲子粥，阴虚者可用槐花百合粥，湿热体质可服用薏苡仁马齿苋粥等。

3.随访

应重视对本病癌变的监测，按病情定期进行肠镜检查[25]，若为直肠型，无需肠镜监测，广泛性结肠炎或左半结肠炎患者，从最初症状出现后的第8年起，每1~2年（高风险者）或者每3~4年（低风险者）行肠镜检查。风险评判主要依据4条：全结肠炎、内镜下和（或）病理组织学的炎性反应[糜烂、溃疡（基底浆细胞增多），重度、弥漫性黏膜全层和固有层细胞增加]、假息肉、结直肠癌家族史。低风险者具备0~2条，高风险者具备3~4条。伴有原发性硬化性胆管炎的患者发生结肠癌风险较高，应每年进行肠镜监测。对高度疑为癌变及确诊为癌变者及时行手术治疗。

参考文献

［1］唐凤英.南昌市部分人群中炎症性肠病的流行病学调查分析.中国医药导报，2008，30（5）：116-117.

［2］Zhai H，Liu A，Huang W，et al.Increasing rate of inflammatory bowel disease：a 12-year retrospective study in Ning Xia，China.BMC Gastroenterology，2016，16（1）：2.

［3］张声生，李乾构，沈洪，等.溃疡性结肠炎中医诊疗共识（2009）.中国中西医结合杂志，2010，30（5）：527-532.

［4］Dignass A，Eliakim R，Magro F，et al.Second European

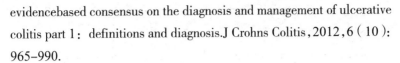

evidencebased consensus on the diagnosis and management of ulcerative colitis part 1：definitions and diagnosis.J Crohns Colitis，2012，6（10）：965-990.

［5］胡品津，钱家鸣，吴开春，等.我国炎症性肠病诊断与治疗的共识意见.内科理论与实践，2013，8（1）：61-75.

［6］张伯臾.中医内科学.上海：上海科学技术出版社，1985：156-157.

［7］叶柏.溃疡性结肠炎证治管见.南京中医药大学学报，2005，21（4）：266-268.

［8］张声生.中医药治疗溃疡性结肠炎的思路和体会.江苏中医药，2006，27（1）：9-10.

［9］贺海辉，沈洪，叶柏.溃疡性结肠炎活动期的病机与治法.南京中医药大学学报，2012，28（6）：504-505，512.

［10］贺海辉，沈洪，顾培青.溃疡性结肠炎缓解期的防治.中国中西医结合杂志，2011，31（2）：280-286.

［11］李乾构.溃疡性结肠炎的辨证论治体会.北京中医，2000，19（1）：5-6.

［12］刘大铭，王新月.难治性溃疡性结肠炎中医病因病机探讨.中医杂志，2011，52（24）：2156-2157.

［13］沈洪，张声生，王垂杰，等.中药分期序贯治疗轻中度溃疡性结肠炎111例疗效观察.中医杂志，2011，52（13）：1108-1111.

［14］罗云坚，张北平，杨小波.溃疡性结肠炎的中医药治疗特色与优势.中国消化内镜，2008，2（4）：21-24.

［15］Bressler B，Marshall J K，Bernstein C N，et al.Clinical practice guidelines for the medical management of nonhospitalized ulcerative colitis：the Toronto consensus.Gastroenterology，2015，148（5）：1035-1058.

［16］王晓梅，吴焕淦，刘慧荣，等.中医学对溃疡性结肠炎病

因病机及其针灸治疗取穴特点评述.辽宁中医杂志，2007，37（7）：891-893.

［17］Dignass A，Lindsay J O，Sturm A，et al.Second European evidence-based consensus on the diagnosis and management of ulcerative colitis part 2：current management.J Crohns Colitis，2012，6（10）：991-1030.

［18］郑凯，沈洪.国医大师徐景藩教授论治溃疡性结肠炎学术思想.中华中医药杂志，2013，28（8）：2326-2328.

［19］郑筱萸.中药新药临床研究指导原则（试行）.北京：中国医药科技出版社，2002.

［20］Parikh A，Leach T，Wyant T，et al.Vedolizumab for the treatment of active ulcerative colitis：a randomized controlled phase 2dose-ranging study.Inflammatory Bowel Diseases，2012，18（8）：1470-1479.

［21］Geboes K，Riddell R，Ost A，et al.A reproducible grading scale for histological assessment of inflammation in ulcerative colitis. Gut，2000，47（3）：404-409.

［22］Guyatt G，Mitchell A，Irvine E J，et al.A new measure of health status for clinical trials in inflammatory bowel disease. Gastroenterology，1989，96（3）：804-810.

［23］苗新普，欧阳钦，李慧艳，等.溃疡性结肠炎患者的心理治疗策略.医学与哲学（临床决策论坛版），2007，28（18）：29-30.

［24］李玉锋，王垂杰.王垂杰治疗溃疡性结肠炎经验.辽宁中医杂志，2006，33（6）：655.

［25］Van Assche G，Dignass A，Bokemeyer B，et al.European Cs，Colitis O.Second European evidence-based consensus on the diagnosis and management of ulcerative colitis part 3：special situations.J Crohns Colitis，2013，7（1）1：1-33.

西医共识意见

国内最新专家共识［炎症性肠病诊断与治疗的共识意见（2018年，北京）］将溃疡性结肠炎与克罗恩病共同论述，现摘录溃疡性结肠炎部分。

UC诊断

一、诊断标准

UC缺乏诊断的金标准，主要结合临床表现、实验室检查、影像学检查、内镜检查和组织病理学表现进行综合分析，在排除感染性和其他非感染性结肠炎的基础上进行诊断。若诊断存疑，应在一定时间（一般是6个月）后进行内镜及病理组织学复查。

（一）临床表现

UC最常发生于青壮年期，根据我国资料统计，发病高峰年龄为20~49岁，性别差异不明显（男女比为1.0：1~1.3：1）。临床表现为持续或反复发作的腹泻、黏液脓血便伴腹痛、里急后重和不同程度的全身症状，病程多在4~6周以上。可有皮肤、黏膜、关节、眼、肝胆等肠外表现。黏液脓血便是UC最常见的症状。不超过6周病程的腹泻需要与多数感染性肠炎相鉴别。

（二）结肠镜检查

结肠镜检查并黏膜活组织检查（以下简称活检）是UC诊断的主要依据。结肠镜下UC病变多从直肠开始，呈连续性、弥漫性分布。轻度炎症的内镜特征为红斑，黏膜充血和血管纹理消失；中度炎症的内镜特征为血管形态消失，出血黏附在黏膜表面、糜烂，常伴有粗糙呈颗粒状的外观及黏膜脆性增加（接触性出血）；重度炎症内镜下则表现为黏膜自发性出血及溃疡。缓解期可见正常黏膜表现，部分患者可有假性息肉形成，或瘢痕样改变。对于病程较长的患者，黏膜萎缩可导致结肠袋形态消失、肠腔狭窄，以及炎（假）性息肉。伴巨细胞病毒（cytomegalovirus，CMV）感染的UC患者内镜下可见不规则、深凿样或纵行溃疡，部分伴大片状黏膜缺失。

内镜下黏膜染色技术能提高内镜对黏膜病变的识别能力，结合放大内镜技术通过对黏膜微细结构的观察和病变特征的判别，有助于UC诊断，有条件者还可以选用共聚焦内镜检查。如出现了肠道狭窄，结肠镜检查时建议行多部位活检以排除结直肠癌。不能获得活检标本或内镜不能通过狭窄段时，应完善CT结肠成像检查。

（三）黏膜活检

建议多段、多点取材。组织学上可见以下主要改变。（1）活动期：①固有膜内有弥漫性、急性、慢性炎症细胞浸润，包括中性粒细胞、淋巴细胞、浆细胞、嗜酸性粒细胞等，尤其是上皮细胞间有中性粒细胞浸润（即隐窝炎），乃至形成隐窝脓肿；②隐窝结构改变，隐窝大小、形态不规则，分支、出芽，排列紊乱，杯状细胞减少等；③可见黏膜表面糜烂、浅溃疡形成和肉芽组织。（2）缓解期：①黏膜糜烂或溃疡愈合；②固有膜内中性粒细胞浸润减少或消失，慢性炎症细胞浸润减少；③隐窝结构改变可保留，如隐窝分支、减少或萎缩，可见帕内特细胞（Paneth cell）化生（结肠脾曲以远）。

UC活检标本的病理诊断：活检病变符合上述活动期或缓解期改变，结合临床，可报告符合UC病理改变，宜注明为活动期或缓解期。如有隐窝上皮异型增生（上皮内瘤变）或癌变，应予注明。隐窝基底部浆细胞增多被认为是UC最早的光学显微镜下特征，且预测价值高。

组织学愈合不同于内镜下愈合。在内镜下缓解的病例，其组

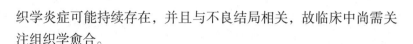

织学炎症可能持续存在，并且与不良结局相关，故临床中尚需关注组织学愈合。

（四）其他检查

无条件行结肠镜检查的单位可行钡剂灌肠检查。检查所见的主要改变：①黏膜粗乱和（或）颗粒样改变；②肠管边缘呈锯齿状或毛刺样改变，肠壁有多发性小充盈缺损；③肠管短缩，袋囊消失呈铅管样。

肠腔狭窄时如结肠镜无法通过，可应用钡剂灌肠检查、CT结肠成像检查显示结肠镜检查未及部位。

（五）手术切除标本病理检查

大体和组织学改变见上述UC的特点。手术标本见病变局限于黏膜及黏膜下层，肌层及浆膜侧一般不受累。

诊断要点：在排除其他疾病（详见"三、鉴别诊断"部分）的基础上，可按下列要点诊断。①具有上述典型临床表现者为临床疑诊，安排进一步检查；②同时具备上述结肠镜和（或）放射影像学特征者，可临床拟诊；③如再具备上述黏膜活检和（或）手术切除标本组织病理学特征者，可以确诊；④初发病例如临床表现、结肠镜检查和活检组织学改变不典型者，暂不确诊UC，应予密切随访。

二、疾病评估

UC诊断成立后，需全面估计病情和预后，制定治疗方案。

（一）临床类型

UC临床类型可分为初发型和慢性复发型。初发型指无既往病史而首次发作，该类型在鉴别诊断中应特别注意，亦涉及缓解后如何进行维持治疗的考虑；慢性复发型指临床缓解期再次出现症状，临床上最常见。以往所称之暴发性结肠炎（fulminant colitis），因概念不统一而易造成认识的混乱，2012年我国IBD共识已经建议弃用，并将其归入重度UC中。

（二）病变范围

推荐采用蒙特利尔分型（表1）。该分型特别有助于癌变危险性的估计和监测策略的制定，亦有助于治疗方案的选择。

表1　溃疡性结肠炎病炎范围的蒙特利尔分型

分型	分布	结肠镜下所见炎症病变累及的最大范围
E1	直肠	局限于直肠，未达乙状结肠
E2	左半结肠	累及左半结肠（脾曲以远）
E3	广泛结肠	广泛病变累及脾曲以近乃至全结肠

（三）疾病活动性的严重程度

UC病情分为活动期和缓解期，活动期UC按严重程度分为轻、中、重度。改良Truelove和Witts疾病严重程度分型标准（表2）易于掌握，临床上非常实用。改良Mayo评分更多用于临床研究的疗效评估［详见"六、疗效标准"之"（二）疗效评定"中的"2.改良Mayo评分"部分］。

表2　改良Truelove和Witts疾病严重程度分型

严重程度分型	排便次数（次/天）	便血	脉搏（次/分）	体温（℃）	血红蛋白	红细胞沉降率（mm/h）
轻度	<4	轻或无	正常	正常	正常	<20
重度	≥6	重	>90	>37.8	<75%的正常值	>30

注：中度介于轻、重度之间。

（四）肠外表现和并发症

肠外表现包括关节损伤（如外周关节炎、脊柱关节炎等）、皮肤黏膜表现（如口腔溃疡、结节性红斑和坏疽性脓皮病）、眼部病变（如虹膜炎、巩膜炎、葡萄膜炎等）、肝胆疾病（如脂肪肝、原发性硬化性胆管炎、胆石症等）、血栓栓塞性疾病等。

并发症包括中毒性巨结肠、肠穿孔、下消化道大出血、上皮内瘤变，以及癌变。

三、鉴别诊断

（一）急性感染性肠炎

多见于各种细菌感染，如志贺菌、空肠弯曲杆菌、沙门菌、产气单胞菌、大肠埃希菌、耶尔森菌等。常有流行病学特点（如不洁食物史或疫区接触史），急性起病常伴发热和腹痛，具有自限性（病程一般为数天至1周，不超过6周）；抗菌药物治疗有效；粪便检出病原体可确诊。

（二）阿米巴肠病

有流行病学特征，果酱样粪便，结肠镜下见溃疡较深、边缘潜行，间以外观正常的黏膜，确诊有赖于从粪便或组织中找到病原体，非流行区患者血清阿米巴抗体阳性有助于诊断。高度疑诊病例采用抗阿米巴治疗有效。

（三）肠道血吸虫病

有疫水接触史，常有肝脾大。确诊有赖于粪便检查见血吸虫卵或孵化毛蚴阳性。急性期结肠镜下可见直肠、乙状结肠黏膜有黄褐色颗粒，活检黏膜压片或组织病理学检查见血吸虫卵。免疫学检查有助于鉴别。

（四）其他

肠结核、真菌性肠炎、抗菌药物相关性肠炎（包括假膜性肠炎）、缺血性结肠炎、放射性肠炎、嗜酸粒细胞性肠炎、过敏性紫癜、胶原性结肠炎、肠白塞病、结肠息肉病、结肠憩室炎和人类免疫缺陷病毒（HIV）感染合并的结肠病变应与UC鉴别。还需注意结肠镜检查发现的直肠轻度炎症改变，如不符合UC的其他诊断要点，常为非特异性，应认真寻找病因，观察病情变化。

（五）UC合并难辨梭状芽孢杆菌（Clostridium difficile，C.diff）或CMV感染

重度UC或在免疫抑制剂维持治疗病情处于缓解期的患者出现难以解释的症状恶化时，应考虑合并*C.diff*或CMV感染的可能。确诊*C.diff*感染可行粪便毒素试验（酶联免疫测定毒素A和毒素B）、核苷酸PCR、谷氨酸脱氢酶抗原检测等。确诊CMV结肠炎可予结肠镜下黏膜活检行HE染色找巨细胞包涵体、免疫组织化学染色和CMV DNA实时荧光定量PCR。特征性的内镜下表现和外周血CMV DNA实时荧光定量PCR>1200拷贝/ml时，临床上要高度警惕CMV结肠炎。具体详见《炎症性肠病合并机会性感染专家共识意见》。

（六）UC与CD鉴别

根据临床表现、内镜和病理组织学特征不难鉴别（表3）。血清学标志物ASCA和P-ANCA的鉴别诊断价值在我国尚未达成共识。对患有结肠IBD一时难以区分UC与CD者，即仅有结肠病变，但内镜及活检缺乏UC或CD的特征，临床可诊断为IBDU。而未定型结肠炎（IC）是指结肠切除术后病理检查仍然无法区分UC和CD者。

表3　溃疡性结肠炎与克罗恩病的鉴别

项目	溃疡性结肠炎	克罗恩病
症状	脓血便多见	有腹泻但脓血便较少见
病变分布	病变连续	呈节段性
直肠受累	绝大多数受累	少见
肠腔狭窄	少见，中心性	多见，偏心性
内镜表现	溃疡浅，黏膜弥漫性充血水肿、颗粒状、脆性增加	纵行溃疡、卵石样多观，病变间黏膜外观正常（非弥漫性）
活组织检查特征	固有膜全层弥漫炎症、隐窝脓肿、隐窝结构明显异常、杯状细胞减少	裂隙状溃疡、非干酪性肉芽肿、黏膜下层淋巴细胞聚集

四、诊断步骤

（一）病史和体格检查

详细的病史询问应包括从首发症状开始的各项细节，特别注意腹泻和便血的病程；近期旅游史、用药史（特别是 NSAID 和抗菌药物）、阑尾手术切除史、吸烟、家族史；口、皮肤、关节、眼等肠外表现和肛周情况。体格检查应特别注意患者一般状况和营养状态，并进行细致的腹部、肛周、会阴检查和直肠指检。

（二）常规实验室检查

强调粪便常规检查和培养应不少于3次。根据流行病学特点，进行排除阿米巴肠病、血吸虫病等的相关检查。常规检查包括血常规、血清白蛋白、电解质、ESR、CRP等。有条件的单位可行粪便钙卫蛋白和血清乳铁蛋白等检查作为辅助指标。

（三）结肠镜检查（应进入末端回肠）并活检

结肠镜检查并活检是建立诊断的关键。结肠镜检查遇肠腔狭窄镜端无法通过时，可应用钡剂灌肠检查、肠道超声检查、CT结肠成像检查显示结肠镜检查未及部位。

（四）下列情况考虑行小肠检查

病变不累及直肠（未经药物治疗者）、倒灌性回肠炎（盲肠至回肠末端的连续性炎症），以及其他难以与CD鉴别的情况。小肠检查方法详见CD诊断部分。左半结肠炎伴阑尾开口炎症改变或盲肠红斑改变在UC中常见，部分患者无需进一步行小肠检查。小肠影像学检查包括全消化道钡餐、计算机断层扫描小肠成像（CTE）、磁共振小肠成像（MRE）、胶囊内镜、肠道超声检查等，上述检查不推荐常规使用。对于诊断困难者（直肠赦免、症状不典型、倒灌性回肠炎），应在回结肠镜检查的基础上考虑加做小肠检查。

（五）重度活动期UC患者检查的特殊性

以常规腹部X线平片了解结肠情况。缓行全结肠镜检查，以策安全。但为诊断和鉴别诊断，可行不做常规肠道准备的直肠、乙状结肠有限检查和活检，操作应轻柔，少注气。为了解有无合并 *C.diff* 和（或）CMV感染，行有关检查［详见"三、鉴别诊断"中的"（五）UC合并 *C.diff* 或CMV感染"部分或《炎症性肠病合并机会性感染专家共识意见》］。

五、诊断举例

UC（慢性复发型、左半结肠、活动期、中度）。

六、疗效标准

结合临床症状和内镜检查作为疗效判断标准。

（一）缓解的定义

完全缓解是指完全无症状（排便次数正常且无血便和里急后

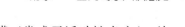

重）伴内镜复查见黏膜愈合（肠黏膜正常或无活动性炎症）。关于UC患者黏膜愈合的定义，目前尚未达成共识。

（二）疗效评定

1. 临床疗效评定

适用于临床工作，但因无量化标准，不适用于科研。①缓解：临床症状消失，结肠镜复查见黏膜大致正常或无活动性炎症。②有效：临床症状基本消失，结肠镜复查见黏膜轻度炎症。③无效：临床症状、结肠镜复查均无改善。

2. 改良Mayo评分

表4 评估溃疡性结肠炎活动性的改良Mayo评分系统

项目	0分	1分	2分	3分
排便次数[a]	正常	比正常增加1~2次/天	比正常增加3~4次/天	比正常增加5次/天或以上
便血[b]	未见出血	不到一半时间内出现便中混血	大部分时间内为便中混血	一直存在出血
内镜发现	正常或无活动性病变	轻度病变（红斑、血管纹理减少、轻度易脆）	中度病变（明显红斑、血管纹理缺乏、易脆、糜烂）	重度病变（自发性出血、溃疡形成）
医师总体评价[c]	正常	轻度病情	中度病情	重度病情

注：a:每位受试者作为自身对照，从而评价排便次数的异常程度；b:每日出血评分代表1天中最严重的出血情况；c:医师总体评价包括3项标准，受试者对于腹部不适的回顾，总体幸福感和其他表现，如体格检查发现和受试者表现状态，评分≤2分且无单个分项评分>1分为临床缓解，3~5分为轻度活动，6~10分为中度活动，11~12分为重度活动，有效定义为评分相对于基线值的降幅≥30%以及≥3分，而且便血的分项评分降幅≥1分或该分项评分为0或1分。

适用于科研，亦可用于临床。

（三）复发的定义

自然或经药物治疗进入缓解期后，UC症状再发，最常见的是便血，腹泻亦多见。可通过结肠镜检查证实。临床研究应选取某一评分系统进行定义。

1.复发的类型

复发可分为偶发（发作≤1次/年）、频发（发作2次/年）和持续型（UC症状持续活动，不能缓解）。

2.早期复发

经治疗达到缓解期开始计算至复发的时间<3个月。

（四）与糖皮质激素（以下简称激素）治疗相关的特定疗效评价

1.激素无效

经相当于泼尼松剂量达0.75~1mg/（kg·d）治疗超过4周，疾病仍处于活动期。

2.激素依赖

①虽能维持缓解，但激素治疗3个月后泼尼松仍不能减量至10mg/d；②在停用激素后3个月内复发。

UC治疗

治疗目标：诱导并维持临床缓解以及黏膜愈合，防治并发症，改善患者生命质量，加强对患者的长期管理。

一、活动期的治疗

治疗方案的选择建立在对病情进行全面评估的基础上。主要根据病情活动性的严重程度、病变累及的范围和疾病类型（复发频率、既往对治疗药物的反应、肠外表现等）制订治疗方案。治疗过程中应根据患者对治疗的反应以及对药物的耐受情况随时调整治疗方案。决定治疗方案前应向患者详细解释方案的效益和风险，在与患者充分交流并获得同意后实施。

（一）轻度UC

1.氨基水杨酸制剂（表5）

表5　氨基水杨酸制剂用药方案

药品名称		结构特点	释放特点	制剂	推荐剂量[a]
柳氮磺吡啶		5-氨基水杨酸与磺胺吡啶的偶氮化合物	结肠释放	口服：片剂	3~4g/d，分次口服
5-氨基水杨酸前体药	巴柳氮	5-氨基水杨酸与P-氨基苯甲酰β丙氨酸偶氮化合物	结肠释放	口服：片剂、胶囊剂、颗粒剂	4~6g/d，分次口服
	奥沙拉秦	两分子5-氨基水杨酸的偶氮化合物	结肠释放	口服：片剂、胶囊剂	2~4g/d，分次口服
5-氨基水杨酸	美沙拉秦	a：甲基丙烯酸酯控释pH值依赖 b：乙基纤维素半透膜控释时间依赖	a：pH值依赖药物，释放部位为回肠末端和结肠 b：纤维素膜控释时间依赖药物，释放部位为远段空肠、回肠、结肠	口服：颗粒剂、片剂 局部：栓剂、灌肠剂、泡沫剂、凝胶剂	口服：2~4g/d，分次口服或顿服 局部：详见正文"二、缓解期的维持治疗"之"（二）维持治疗的药物"中的"远段结肠炎治疗"部分

注：[a]以5-氨基水杨酸含量折算，柳氮磺吡啶、巴柳氮、奥沙拉秦1g分别相当于美沙拉秦的0.40g、0.36g和1.00g。

氨基水杨酸制剂是治疗轻度UC的主要药物，包括传统的柳氮磺吡啶（SASP）和其他各种不同类型的5-氨基水杨酸（5-ASA）制剂。SASP疗效与其他5-ASA制剂相似，但不良反应远较5-ASA制剂多见。目前尚缺乏证据显示不同类型5-ASA制剂的疗效有差异。每天1次顿服美沙拉嗪与分次服用等效。

2.激素

对氨基水杨酸制剂治疗无效者，特别是病变较广泛者，可改用口服全身作用激素（用法详见中度UC治疗）。

（二）中度UC

1.氨基水杨酸制剂

仍是主要药物，用法同前。

2.激素

足量氨基水杨酸制剂治疗后（一般2~4周）症状控制不佳者，尤其是病变较广泛者，应及时改用激素。按泼尼松0.75~1mg/（kg·d）（其他类型全身作用激素的剂量按相当于上述泼尼松剂量折算）给药。达到症状缓解后开始逐渐缓慢减量至停药，注意快速减量会导致早期复发。

3.硫嘌呤类药物

包括硫唑嘌呤和6-巯基嘌呤（6-MP）。适用于激素无效或依赖者。欧美推荐硫唑嘌呤的目标剂量为1.5~2.5 mg/（kg·d）；我国相关文献数据显示，低剂量硫唑嘌呤 $[(1.23 \pm 0.34)$ mg/$(kg·d)]$ 对难治性UC患者有较好的疗效和安全性，但这篇文献证据等级较弱。另外对激素依赖的UC患者，低剂量 $[1.3$mg/$(kg·d)]$ 硫唑嘌呤可有效维持疾病缓解。总体上我国相关文献证据等级不强，具体剂量范围可参考CD治疗部分。

临床上UC治疗时常会将氨基水杨酸制剂与硫嘌呤类药物合用，但氨基水杨酸制剂会增加硫嘌呤类药物的骨髓抑制毒性，应特别注意。关于硫嘌呤类药物的使用详见CD治疗部分。

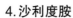

4.沙利度胺

适用于难治性UC的治疗，但由于国内外均为小样本临床研究，故不作为首选治疗药物。具体剂量和用药参见CD治疗部分。

5.英夫利昔单克隆抗体（IFX）

当激素和上述免疫抑制剂治疗无效或激素依赖或不能耐受上述药物治疗时，可考虑IFX治疗。国外研究已肯定其疗效，我国IFX Ⅲ期临床试验也肯定其对中－重度UC的疗效，其8周临床应答率为64%，黏膜愈合率为34%。关于IFX的使用详见CD治疗部分。

6.选择性白细胞吸附疗法

其主要机制是减低活化或升高的粒细胞和单核细胞。我国多中心初步研究显示其治疗轻中度UC有一定疗效。对于轻中度UC患者，特别是合并机会性感染者可考虑应用。

远段结肠炎的治疗：治疗病变局限在直肠或直肠乙状结肠者，强调局部用药（病变局限在直肠用栓剂，局限在直肠乙状结肠用灌肠剂），口服与局部用药联合应用疗效更佳。轻度远段结肠炎可视情况单独局部用药或口服和局部联合用药；中度远段结肠炎应口服和局部联合用药；对于病变广泛者口服和局部联合用药亦可提高疗效。局部用药有美沙拉嗪栓剂每次0.5~1.0g，1~2次/天；美沙拉嗪灌肠剂每次1~2g，1~2次/天。激素如氢化可的松琥珀酸钠盐（禁用酒石酸制剂）每晚100~200mg；布地奈德泡沫剂每次2mg，1~2次/天，适用于病变局限在直肠者，布地奈德的全身不良反应少。不少中药灌肠剂如锡类散亦有效，可试用。

难治性直肠炎（refractory proctitis）：其产生原因有以下几种。①患者依从性不佳；②药物黏膜浓度不足；③局部并发症认识不足（感染等）；④诊断有误（IBS、CD、黏膜脱垂、肿瘤等）；⑤常规治疗疗效欠佳。需要全面评估患者诊断、患者用药依从性和药物充分性。必要时可考虑全身激素、免疫抑制剂和（或）生物制剂治疗。

（三）重度UC

病情重、发展快，处理不当会危及生命。应收治入院，予积极治疗。

1.一般治疗

①补液、补充电解质，防治水、电解质、酸碱平衡紊乱，特别是注意补钾。便血多、血红蛋白过低者适当输红细胞。病情严重者暂禁食，予胃肠外营养。②粪便和外周血检查是否合并*C.diff*或CMV感染，粪便培养排除肠道细菌感染（详见UC"三、鉴别诊断"部分）。如有则进行相应处理。③注意忌用止泻剂、抗胆碱能药物、阿片类制剂、NSAID等，以避免诱发结肠扩张。④对中毒症状明显者可考虑静脉使用广谱抗菌药物。

2.静脉用糖皮质激素

为首选治疗。甲泼尼龙40~60mg/d，或氢化可的松300~400mg/d，剂量加大不会增加疗效，但剂量不足会降低疗效。

3.需要转换治疗的判断与转换治疗方案的选择

在静脉使用足量激素治疗3天仍然无效时，应转换治疗方案。所谓"无效"除观察排便频率和血便量外，宜参考全身状况、腹部体格检查、血清炎症指标进行判断。判断的时间点定为"约3天"是欧洲克罗恩病和结肠炎组织（European Crohn's and Colitis Organization，ECCO）和亚太共识的推荐，亦宜视病情严重程度和恶化倾向，亦可适当延迟（如7天）。但应牢记，不恰当的拖延势必大大增加手术风险。转换治疗方案有两大选择，一是转换药物的治疗，如转换药物治疗4~7天无效者，应及时转手术治疗；二是立即手术治疗。①环孢素（cyclosporine）：2~4 mg/（kg·d）静脉滴注。该药起效快，短期有效率可达60%~80%，我国前瞻性随机对照临床研究显示2mg/（kg·d）和3mg/（kg·d）剂量下临床疗效相似。使用该药期间需定期监测血药浓度，严密监测不良反应。有效者待症状缓解后，改为继续口服使用一段时间（不超过6个月），逐渐过渡到硫嘌呤类药物维持治疗。研究显示，以往服用过硫嘌呤类药物者应用环孢素的短期和长期疗效显著差于未使用过硫嘌呤类药物者。②他克莫司：作用机制与环孢素类似，也属于钙调磷酸酶抑制剂。研究显示，他克莫司治疗重度UC的短期疗效基本与环孢素相同，其治疗的UC患者44个月的远期无结肠切除率累计为57%。③IFX：是重度UC患者较为有效的挽救治疗措施。有研究显示，CRP水平增高、低血清白蛋白等是IFX临床应答差的预测指标。④手术治疗：在转换治疗前应与外科医师和患者密切沟通，以权衡先予"转换"治疗或立即手术治疗的利弊，视具体情况决定。对中毒性巨结肠患者一般宜早期实施手术。

4.血栓预防和治疗

研究显示中国IBD患者静脉血栓发生率为41.45/10万，大量文献显示重度UC患者活动期时血栓形成风险增加，故建议可考虑预防性应用低分子肝素降低血栓形成风险。

5.合并机会性感染的治疗

重度UC患者特别是发生激素无效时要警惕机会性感染，一旦合并*C.diff*感染和CMV结肠炎，应给予积极的药物治疗，治疗*C.diff*感染的药物有甲硝唑和万古霉素等。治疗CMV结肠炎的药物有更昔洛韦和膦甲酸钠等。具体见《炎症性肠病合并机会性感染专家共识意见》。

二、缓解期的维持治疗

UC维持治疗的目标是维持临床和内镜的无激素缓解。

（一）需要维持治疗的对象

除轻度初发病例、很少复发且复发时为轻度易于控制者外，均应接受维持治疗。

（二）维持治疗的药物

激素不能作为维持治疗药物。维持治疗药物的选择视诱导缓解时用药情况而定。

1.氨基水杨酸制剂

由氨基水杨酸制剂或激素诱导缓解后以氨基水杨酸制剂维持，用原诱导缓解剂量的全量或半量，如用SASP维持，剂量一般为2~3g/d，并应补充叶酸。远段结肠炎以美沙拉嗪局部用药为主（直肠炎用栓剂，每晚1次；直肠乙状结肠炎用灌肠剂，隔天至数天1次），联合口服氨基水杨酸制剂效果更好。

2.硫嘌呤类药物

用于激素依赖者、氨基水杨酸制剂无效或不耐受者、环孢素或他克莫司有效者。剂量与诱导缓解时相同。

3.IFX

以IFX诱导缓解后继续IFX维持，用法参考CD治疗。

4.其他

肠道益生菌和中药治疗维持缓解的作用尚待进一步研究。

（三）维持治疗的疗程

氨基水杨酸制剂维持治疗的疗程为3~5年或长期维持。对硫嘌呤类药物和IFX维持治疗的疗程未达成共识，视患者具体情况而定。

三、外科手术治疗

（一）绝对指征

大出血、穿孔、癌变，以及高度疑为癌变。

（二）相对指征

①积极内科治疗无效的重度UC（见上述重度UC治疗），合并中毒性巨结肠内科治疗无效者宜更早行外科干预。②内科治疗疗效不

佳和（或）药物不良反应已严重影响生命质量者，可考虑外科手术。

四、癌变监测

（一）监测时间

起病8~10年的所有UC患者均应行1次结肠镜检查，以确定当前病变的范围。如为蒙特利尔分型E3型，则此后隔年行结肠镜复查，达20年后每年行结肠镜复查；如为E2型，则从起病15年开始隔年行结肠镜复查；如为E1型，无需结肠镜监测。合并原发性硬化性胆管炎者，从该诊断确立开始每年行结肠镜复查。

（二）肠黏膜活检

多部位、多块活检，以及怀疑病变部位取活检。色素内镜有助识别病变，指导活检。放大内镜、共聚焦内镜等可进一步提高活检的针对性和准确性。

（三）病变的处理

癌变、平坦黏膜上的高度异型增生应行全结肠切除；平坦黏膜上的低度异型增生可行全结肠切除，或3~6个月后随访，如仍为同样改变亦应行全结肠切除；隆起型肿块上发现异型增生而不伴有周围平坦黏膜上的异型增生，可予内镜下肿块摘除，之后密切随访，如无法行内镜下摘除则行全结肠切除。

中西医结合共识意见（2017年）

一、概念

溃疡性结肠炎（UC）是一种病因尚不十分明确、以结直肠黏膜连续性、弥漫性炎症改变为特点的慢性非特异性肠道炎症性疾病，其病变主要限于大肠黏膜和黏膜下层。临床表现为腹泻、黏液脓血便、腹痛。病情轻重不等，多呈反复发作的慢性病程。临床类型可分为初发型、慢性复发型。初发型指无既往病史而首次发作，此型在鉴别诊断中要特别注意，涉及缓解后如何进行维持治疗。慢性复发型指临床缓解期再次出现症状，临床最常见。

二、西医诊断

（一）临床表现

UC可发生于任何年龄，以青壮年多见，男女性别差异不大[1]，发病高峰年龄为20~49岁。临床以持续或反复发作的腹泻、黏液脓血便伴腹痛、里急后重为主要表现[2]，病程多在4~6周以上。可伴有皮肤黏膜、关节、眼和肝胆等肠外表现[3]。其中皮肤黏膜表现如口腔溃疡、结节性红斑和坏疽性脓皮病；关节损害如外周关节炎、脊柱关节炎等；眼部病变如虹膜炎、巩膜炎、葡萄膜炎等；肝胆疾病如脂肪肝、原发性硬化性胆管炎、胆石症等[4]。黏液脓血便是UC的最常见症状。超过6周的腹泻病程与多数感染性肠炎鉴别。

（二）相关检查

1.常规检查

血常规、血生化、血沉、C反应蛋白、抗中性粒细胞胞浆抗

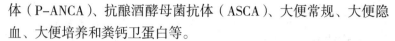

体（P-ANCA）、抗酿酒酵母菌抗体（ASCA）、大便常规、大便隐血、大便培养和粪钙卫蛋白等。

2.结肠镜检查

病变多从直肠开始，累及结肠及直肠，呈连续性、弥漫性分布，表现为：①黏膜血管纹理模糊、紊乱、充血、水肿、易脆、自发或接触出血及脓性分泌物附着；亦常见黏膜粗糙，呈细颗粒状；②病变明显处可见弥漫性多发糜烂或溃疡；③可见结肠袋囊变浅、变钝或消失，假息肉及桥形黏膜等[5]。内镜下黏膜染色技术能提高内镜对黏膜病变的识别能力，结合内镜放大技术[6]，通过对黏膜上皮和隐窝结构的观察，有助于UC的诊断。

3.黏膜活检组织学检查

建议多段、多点活检。活动期和缓解期具有不同的组织学表现。

活动期：①固有层黏膜内弥漫性急慢性炎性细胞浸润，包括中性粒细胞、淋巴细胞、浆细胞和嗜酸粒细胞等，尤其是上皮细胞间中性粒细胞浸润及隐窝炎，乃至形成隐窝脓肿；②隐窝结构改变：隐窝大小、形态不规则，排列紊乱，杯状细胞减少等；③可见黏膜表面糜烂，浅溃疡形成和肉芽组织增生。

缓解期：①黏膜糜烂或溃疡愈合；②固有层黏膜内中性粒细胞减少或消失，慢性炎性细胞浸润减少；③隐窝结构改变：隐窝结构改变较活动期加重，如隐窝减少、萎缩，可见潘氏细胞化生（结肠脾曲以远）。

病理诊断应注明活动期或缓解期。如有隐窝上皮异型增生（上皮内瘤变）或癌变，应注明。

4.钡剂灌肠检查

主要改变为：①黏膜粗乱及（或）颗粒样改变；②肠管边缘呈锯齿状或毛刺样，肠壁有多发性小充盈缺损；③肠管短缩、袋囊消失呈铅管样。

5.手术切除标本病理检查

大体及组织学上符合UC的上述特点。

（三）诊断

1.诊断要点

UC缺乏诊断的"金标准"，主要结合临床表现、内镜和病理组织学进行综合分析，在排除细菌性痢疾、阿米巴痢疾、慢性血吸虫病、肠结核、艰难梭菌感染等感染性结肠炎及缺血性结肠炎、放射性结肠炎等非感染性结肠炎的基础上，可按下列诊断标准诊断：①具有典型临床表现为临床疑诊；②根据临床表现和结肠镜和（或）钡剂灌肠检查具有上述特征时可初步诊断本病；③上述诊断标准，结合黏膜组织活检和（或）手术切除标本组织病理学特征时，可以确诊；④初发病例如临床表现、结肠镜及或活检组织学改变不典型者，暂不确诊，继续随访观察。

2.疾病评估

（1）病变范围：可参照蒙特利尔分类（表1）。

（2）疾病活动的严重程度：UC分为活动期和缓解期，活动期的疾病按严重程度分为轻、中、重。可采用改良的Truelove-Witts疾病严重度程度分型（表2）和改良的Mayo活动指数（表3）。

（3）主要症状及肠黏膜病变轻重分级（表4）。

表1　蒙特利尔UC病变范围分类

分型	分布	结肠镜下所见炎症病变累及的最大范围
E1	直肠	局限于直肠，未达乙状结肠
E2	左半结肠	累及左半结肠（脾曲以远）
E3	广泛结肠	广泛病变累及脾曲以近乃至全结肠

表2　改良的Truelove-Witts疾病严重度程度分型

严重程度	排便/（次/天）	便血	脉搏/（次/分）	体温/℃	血红蛋白	血沉/（mm/h）
轻度	<4	轻或无	正常	正常	正常	<20
重度	≥6	重	>90	>37.8	<75%正常范围	>30

注：中度为介于轻、重度之间。

表3 改良的Mayo活动指数

项目	计分			
	0分	1分	2分	3分
腹泻	正常	超过正常1~2次/天	超过正常3~4次/天	超过正常5次/天或以上
便血	未见出血	不到一半时间内出现便中混血	大部分时间内为便中混血	一直存在出血
内镜发现	正常或无活动性病变	轻度病变（红斑、血管纹理减少、轻度易脆）	中度病变（明显红斑、血管纹理缺乏、中度易脆、糜烂）	重度病变（自发性出血、溃疡形成）
医师评估病情	正常	轻度病变	中度病变	重度病变

注：每位受试者作为自身对照，从而评价排便次数的异常程度；每日出血评分代表1天中最严重出血情况；医师总体评价包括3项标准：受试者对于腹部不适的回顾、总体幸福感以及其他表现；总分之和 <2分且无单个分项评分 >1分为缓解期；3~5分为轻度活动；6~10分为中度活动；11~12分为重度活动。

表4 UC主要症状及肠黏膜病变程度分级

项目	1级（+）	2级（++）	3级（+++）
腹泻	≤3次/天	3~5次/天	>6次/天
脓血便	少量脓血	中等量脓血	多量脓血或便新鲜血
腹痛	轻微：隐痛，偶发	中等度，隐痛或胀痛，每日发作数次	重度，剧痛或绞痛反复发作
里急后重	轻，便后消失	中等，便后略减轻	重，便后不减
充血水肿	轻度	中等度	重度
糜烂	无或轻度	中等度，可伴有出血，周边明显红肿	重度，触之有明显出血，周边显著红肿
溃疡	无或散在分布，数量<3个，周边轻度红肿	散在分布，数量>3个，周边明显红肿	分布多，表面布满脓苔，周边显著红肿

三、中医辨证

1.大肠湿热证

主症：①腹泻黏液脓血便；②腹痛；③里急后重。

次症：①肛门灼热；②身热不扬；③口干口苦；④小便短赤。

舌脉：舌质红苔黄腻；脉滑数。

证型确定：具备主症2项和次症1~2项，参考舌脉象和理化检查。

2.脾虚湿阻证

主症：①大便稀溏，有少量黏液或脓血；②腹部隐痛；③食少纳差。

次症：①腹胀肠鸣；②肢体倦怠；③神疲懒言；④面色萎黄。

舌脉：舌质淡胖或有齿痕，苔白腻；脉细弱或濡缓。

证型确定：具备主症2项和次症1~2项，参考舌脉象和理化检查。

3.脾肾阳虚证

主症：①久病不愈，大便清稀或伴有完谷不化；②腹痛绵绵，喜温喜按；③腰膝酸软；④形寒肢冷。

次症：①五更泻或黎明前泻；②食少纳差；③少气懒言；④面色㿠白。

舌脉：舌质淡胖或有齿痕，苔白润；脉沉细或尺脉弱。

证型确定：具备主症2项和次症1~2项，参考舌脉象和理化检查。

4.肝郁脾虚证

主症：①腹痛则泻，泻后痛减；②大便稀溏，或有少许黏液便；情绪紧张或抑郁恼怒等诱因可致上述症状加重。

次症：①胸闷喜叹息；②嗳气频频；③胸胁胀痛。

舌脉：舌质淡红，苔薄白；脉弦细。

证型确定：具备主症2项和次症1~2项，参考舌脉象和理化检查。

5.瘀阻肠络证

主症：①腹痛拒按，痛有定处；②泻下不爽；③下利脓血、血色暗红或夹有血块。

次症：①面色晦暗；②腹部有痞块；③胸胁胀痛；④肌肤甲错。

舌脉：舌质暗红，有瘀点瘀斑；脉涩或弦。

证型确定：具备主症2项和次症1~2项，参考舌脉象和理化检查。

6.寒热错杂证

主症：①腹痛冷痛，喜温喜按；②下痢稀薄，夹有黏胨；③肛门灼热；④口腔溃疡。

次症：①四肢不温；②腹部有灼热感。

舌脉：舌质红苔薄黄，脉沉细。

证型确定：具备主症2项和次症1~2项，参考舌脉象和理化检查。

7.热毒炽盛证

主症：①发病急骤，暴下脓血或血便；②腹痛拒按；③发热。

次症：①口渴；②腹胀；③小便黄赤。

舌脉：舌质红绛，苔黄腻；脉滑数。

证型确定：具备主症2项和次症1~2项，参考舌脉象和理化检查。

辨证说明：证型确定以就诊当时的证候为准，具备2个证者称为复合证（2个证同等并存，如脾肾阳虚与肝郁脾虚证）或兼证型（1个证为主，另1个证为辅，前者称主证，后者称兼证，如脾虚湿阻兼大肠湿热证）。

四、治疗

（一）治疗原则

UC的治疗目标是诱导并维持临床缓解、促进黏膜愈合、防止并发症和改善患者生存质量[7]；治疗需根据分级、分期、分段的不同而制定。分级指按疾病的严重度，采用不同的药物和不同治疗方法；分期指疾病分为活动期和缓解期，活动期以诱导缓解临床症状为主要目标，缓解期应继续维持缓解，预防复发；分段治疗指确定病变范围以选择不同给药方法，远段结肠炎可采用局部治疗，广泛性结肠炎或有肠外症状者以系统性治疗为主。其临床治疗方法包括病因治疗与对症治疗、整体治疗与肠道局部治疗、西医药治疗与中医药治疗相结合。

（二）西医治疗

1.活动期的处理

（1）轻度UC的处理：可选用氨基水杨酸制剂，如柳氮磺吡啶（SASP）4~6g/d，分次口服；或用5-氨基水杨酸[8]（5-ASA），3~4g/d，分次口服。病变分布于远段结肠者可酌用SASP栓剂每次0.5~1g，每天2次；但SASP长期应用会出现不同程度的不良反应，常见头痛、头晕、恶心、呕吐等症状，亦有皮肤过敏反应、男性不育等，但上述不良反应停药后可恢复正常[9]。或用相当剂量的5-ASA制剂灌肠。疗效不佳时可用氢化可的松琥珀酸钠盐灌肠液每次100~200mg，每晚1次保留灌肠。

（2）中度UC的处理：可用上述剂量氨基水杨酸类制剂治疗。反应不佳者，改口服皮质类固醇激素，常用泼尼松0.75mg/（kg·d），分次口服。对于激素无效或激素依赖或激素抵抗患者，可用免疫抑制剂[10]硫唑嘌呤或6-巯基嘌呤等。治疗时常会将氨基水杨酸与巯基嘌呤类药物合用[11]，但氨基水杨酸有可能会增加巯基嘌呤类药物骨髓抑制的毒性。当激素及上述免疫抑制剂治疗无效时，或激素依赖或不能耐受上述药物治疗时，可考虑使用抗TNF-α单抗（英夫利昔疟单抗或阿达木单抗）[12]治疗。

（3）重度UC的处理：一般病变范围较广，病情重，发展快，作出诊断后应及时住院治疗[13]，给药剂量要足。

1）一般治疗：①补液、补充电解质，防治水电解质、酸碱平衡紊乱，特别注意补钾。便血多、血红蛋白过低者适当输红细胞。病情严重者暂禁食，予胃肠外营养。②大便培养排除肠道细菌感染，如有艰难梭菌或巨细胞病毒（CMV）感染则做相应处理。③忌用止泻剂、抗胆碱能药物、阿片制剂、NSAIDs等避免诱发中毒性巨结肠。④对中毒症状明显考虑合并细菌感染者应静脉使用广谱抗生素。⑤密切监测患者生命体征及腹部体征变化，及早发现和处理并发症。

2）静脉用激素：为首选治疗。甲泼尼松龙40~60mg/d，或氢化可的松300~400mg/d（剂量再大不会增加疗效，剂量不足则会降低疗效）。

3）转换治疗的判断：在静脉用足量激素治疗大约5d仍然无效，则应转换治疗方案。

4）转换治疗方案选择：①环孢素2~4mg/(kg·d)1静脉滴注，治疗期间检测血药浓度及不良反应，4~7天内如病情缓解，则改为口服继续治疗一段时间，但不应超过6个月，逐渐过渡到硫唑嘌呤类药物维持治疗。最新研究英夫利昔单抗或阿达木单抗可作"拯救"治疗。②对环孢素或硫嘌呤等免疫抑制剂治疗无效者应予抗TNF或维多利珠单抗等治疗，如果治疗失败，应考虑使用不同的生物制剂，如果药物治疗没有达到明确的临床效果，则推荐结肠切除手术治疗。

2.缓解期的处理

症状缓解后，应继续维持治疗至少1年或长期维持，激素不能作为维持治疗药物，维持治疗药物选择应根据诱导缓解时用药情况而定。

（1）氨基水杨酸制剂：由氨基水杨酸制剂或激素诱导缓解后以氨基水杨酸制剂维持，用原诱导剂缓解剂量的全量或半量。如用SASP维持，剂量一般为2~3g/d，并应补充叶酸。远端结肠炎以美沙拉嗪局部用药为主（直肠炎用栓剂每晚1次，直肠乙状结肠炎用灌肠剂隔天或数天1次），加上口服氨基水杨酸制剂更好。

（2）硫唑嘌呤类药物：用于激素依赖者、氨基水杨酸制剂不耐受者。剂量与诱导缓解时相同。

（3）生物制剂类药物：以抗TNF药物缓解后继续抗TNF药物维持，对维多利珠单抗有应答的患者，可以使用维多利珠单抗维持缓解治疗。

（4）肠道益生菌：可长期维持治疗，疗效有待进一步研究。

3.维持治疗疗程

氨基水杨酸制剂维持治疗的疗程为3~5年或更长。对硫唑嘌呤类药物及英夫利昔单抗维持治疗的疗程未有共识，视患者具体情况而定。

4.外科手术治疗

（1）绝对指征：大出血、穿孔、明确的或高度怀疑癌变。

（2）相对指征：内科治疗无效的重度UC，合并中毒性巨结肠内科治疗无效者宜更早进行外科手术干预。内科治疗疗效不佳和（或）药物不良反应明显，已严重影响生存质量者，可考虑外科手术。

（三）中医药治疗

1.中医辨证治疗

（1）大肠湿热证

治则：清热化湿，调气行血。

方药：芍药汤（《素问病机气宜保命集》），药用炒芍药、黄芩、黄连、大黄炭、槟榔、当归炭、木香、肉桂等。

加减：大便脓血较多者，加白头翁、紫珠、地榆凉血止痢；

大便白胨、黏液较多者，加苍术、薏苡仁健脾燥湿；腹痛较甚者，加延胡索、乌药、枳实理气止痛；身热甚者，加葛根、金银花、连翘解毒退热。

（2）脾虚湿阻证

治则：健脾益气，化湿止泻。

方药：参苓白术散（《太平惠民和剂局方》），药用人参、茯苓、炒白术、桔梗、山药、白扁豆、莲子肉、砂仁、炒薏苡仁、甘草等。

加减：便中伴有脓血者，加败酱草、黄连、广木香；大便夹不消化食物者，加神曲、枳实消食导滞；腹痛畏寒喜暖者，加炮姜；寒甚者，加附子温补脾肾；久泻气陷者，加黄芪、升麻、柴胡升阳举陷。

（3）脾肾阳虚证

治则：健脾温肾，温阳化湿。

方药：理中汤（《伤寒论》）合四神丸（《内科摘要》），药用人参、干姜、白术、甘草、补骨脂、肉豆蔻、吴茱萸、五味子、生姜、大枣等。

加减：腹痛甚者，加白芍缓急止痛。小腹胀满者，加乌药、小茴香、枳实理气除满；大便滑脱不禁者，加赤石脂、诃子涩肠止泻。

（4）肝郁脾虚证

治则：疏肝理气，健脾和中。

方药：痛泻要方（《景岳全书》）合四逆散（《伤寒论》），药用柴胡、芍药、枳实、陈皮、防风、白术、甘草等。

加减：排便不畅、矢气频繁者，加枳实、槟榔理气导滞；腹痛隐隐、大便溏薄、倦怠乏力者，加党参、茯苓、炒扁豆健脾化湿；胸胁胀痛者，加青皮、香附疏肝理气；夹有黄白色黏液者，加黄连、木香清肠燥湿。

223

（5）瘀阻肠络证

治则：活血化瘀，理肠通络。

方药：少腹逐瘀汤（《医林改错》）加减，药用当归、赤芍、红花、蒲黄、五灵脂、延胡索、没药、小茴香、乌药、肉桂等。

加减：腹满痞胀甚者加枳实、厚朴；肠道多发息肉者加山甲珠、皂角刺；腹痛甚者加三七末（冲）、白芍；晨泻明显者加补骨脂。

（6）寒热错杂证

治则：温中补虚，清热化湿。

方药：乌梅丸（《伤寒论》）加减，药用乌梅、黄连、黄柏、肉桂（后下）、细辛、干姜、党参、炒当归、制附片等。

加减：大便伴脓血者，去川椒、细辛，加秦皮、生地榆；腹痛甚者，加徐长卿、延胡索。

（7）热毒炽盛证

治则：清热解毒，凉血止痢。

方药：白头翁汤（《伤寒论》），药用白头翁、黄连、黄柏、秦皮等。

加减：便下鲜血、舌质红绛者，加紫草、生地榆、生地；高热者加水牛角粉、栀子、金银花；汗出肢冷，脉微细者，静脉滴注参附注射液或生脉注射液。

2.中成药治疗

（1）香连丸：由黄连、木香组成，具有清热燥湿、行气止痛的功效，用于大肠湿热证。用法用量：口服，每次3~6g，2~3次/天。

（2）参苓白术散：由人参、茯苓、炒白术、桔梗、山药、白扁豆、莲子肉、砂仁、炒薏苡仁、甘草组成，具有健脾化湿止泻的功效，用于脾虚湿阻证。用法用量：口服，每次6~9g，2~3次/天。

（3）乌梅丸：由乌梅肉、黄连、附子（制）、花椒（去椒目）、细辛、黄柏、干姜、桂枝、人参、当归组成，具有清上温

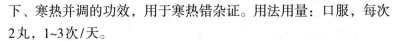

下、寒热并调的功效，用于寒热错杂证。用法用量：口服，每次2丸，1~3次/天。

（4）补脾益肠丸：由白芍、白术、补骨脂、赤石脂、当归、党参、防风、干姜、甘草、黄芪、荔枝核、木香、肉桂、砂仁、延胡索等组成，具有补中益气、健脾和胃、涩肠止泻的功效。用于脾肾阳虚证。用法用量：口服，每次6g，3次/天。

（5）虎地肠溶胶囊：由朱砂七、虎杖、白花蛇舌草、北败酱、二色补血草、地榆（炭）、白及、甘草等组成，具有清热、利湿、凉血的功效，用于大肠湿热证。用法用量：口服，4粒/次，3次/天，4~6周为1个疗程。

（6）肠胃宁片：由党参、白术、黄芪、赤石脂、干姜、木香等组成，具有健脾益肾、温中止痛、涩肠止泻的功效，用于脾肾阳虚证。用法用量：口服，4粒/次，3次/天，4~6周为1个疗程。

（7）结肠宁灌肠剂：由蒲黄、丁香蓼等组成，具有活血化瘀、清肠止泻的功效，用于瘀阻肠络证等。用法用量：灌肠用，取药膏5g，溶于50~80ml温开水中，放冷至约37℃时保留灌肠，每天大便后1次，4周为1个疗程。

（8）固肠止泻丸（结肠炎丸）：由乌梅、黄连、干姜、木香、罂粟壳、延胡索组成，具有调和肝脾、涩肠止痛的功效，用于肝郁脾虚证。用法用量：口服，每次4g，3次/天。

（9）固本益肠片：由党参、白术、炮姜、山药、黄芪、补骨脂、当归、白芍、延胡索、木香、地榆、赤石脂、儿茶、甘草组成，具有健脾温肾、涩肠止泻的功效，用于脾肾阳虚证。用法用量：口服，8片/次，3次/天。

（10）康复新液：是由美洲大蠊干燥虫体的乙醇提取物精制而成的一种生物制剂，有效成分为多元醇类和肽类。具有通利血脉养阴生肌的功效，用于各证型UC患者。用法用量：口服，每次10ml，3次/天，或50~100ml保留灌肠，1次/天。

（11）龙血竭片（肠溶衣）：具有活血散瘀、定痛止血、敛疮生肌的功效，用于瘀阻肠络证。用法用量：口服，4~6片/次，3次/天。

（12）锡类散（《金匮翼》）：由牛黄、青黛、珍珠、冰片、人指甲、象牙屑、壁钱炭组成。具有清热解毒、化腐生肌等功效，用于UC的灌肠治疗，用法用量：保留灌肠，1.5g加100ml生理盐水，1次/天。

（四）中医特色疗法

1.针刺疗法

常用取穴：脾俞、天枢、足三里、大肠俞、气海、关元、太冲、肺俞、神阙、上巨虚、阴陵泉、中脘、丰隆。

2.灸法

常用取穴：中脘、天枢、关元、脾俞、大肠俞等穴，可采用回旋灸或雀啄灸法。

3.推拿疗法[14]

背部两侧膀胱经使用推摩法、双手拇指推法治疗，从膈俞高度到大肠俞水平；肾俞、命门等穴使用小鱼际擦法；膈俞、膏肓俞、脾俞、胃俞、大肠俞等穴使用拇指按法。

4.穴位贴敷疗法[15]

常用药：炮附子、细辛、丁香、白芥子、赤芍、生姜等，可根据辨证用药加减，常用穴位：上巨虚、天枢、足三里、命门、关元等穴。

5.穴位埋线疗法[16]

常用取穴：中脘、足三里、天枢、大肠俞，脾胃虚弱者配脾俞，脾肾阳虚日久者配肾俞、关元、三阴交，脾胃有湿者配阴陵泉。

（五）中药灌肠治疗

中药保留灌肠一般是将清热解毒、活血化瘀与敛疮生肌类药物配合应用。清热解毒类：青黛、黄连、黄柏、白头翁、败酱草等。常用灌肠方有锡类散、溃结清（枯矾、赤石脂、炉甘石、青黛、梅花点舌丹）。敛疮生肌类：珍珠、中黄、冰片、琥珀、儿茶等。活血化瘀类：蒲黄、丹参、三七，锡类散、康复新液、青黛散（青黛、黄柏、儿茶、枯矾、珍珠）、复方黄柏涂剂（连翘、黄柏、金银花、蒲公英、蜈蚣）等。临床可将中药复方煎剂或中成药，液体约80ml，每晚灌肠1次。

（六）中西医结合诊治要点

针对UC不同时期的发病情况，寻找中西医结合治疗的切入点，对于诱导临床症状缓解、促进黏膜愈合、改善生活质量方面，以及提高临床疗效具有重要意义。当急性发作得到控制后，氨基水杨酸制剂对减少复发均有效，中医药治疗能够明显改善患者的体质，可以逐渐减少甚至停用美沙拉嗪制剂。患者不宜长期使用激素，硫唑嘌呤或6-MP等免疫抑制剂可作为激素依赖性患者需减少激素剂量时的配合用药。

1.轻中度活动期UC

中医药治疗轻中度UC的疗效与美沙拉嗪制剂相当，能明显改善患者腹痛、腹泻、黏液脓血便及里急后重等临床症状，诱导临床症状缓解，促进黏膜愈合，提高患者生活质量；中医药能发挥辨证论治的特点，可以进行个体化治疗，能改善控制患者临床症状和提高患者生活质量。

2.重度UC

在使用美沙拉嗪制剂、激素和免疫抑制剂联合中医药治疗，能缩短诱导临床症状缓解的时间，减少激素和免疫抑制剂的不良反应，在诱导临床症状缓解后能逐步减少上述药物的用量，甚至停用上述药物。

3.难治性UC

在使用美沙拉嗪制剂、激素和免疫抑制剂或生物制剂的基础上联合中医药治疗，能诱导临床症状缓解，逐步减少甚至停用上述药物，避免上述药物的毒副作用。

4.缓解期UC

中医药治疗能够明显改善患者的体质，可以逐渐减少甚至停用美沙拉嗪制剂；中药的服药频次可以逐步减少，而达到长期的缓解，减少患者的复发率；中药服用可从1天/剂，减至2~3天/剂，甚至1周/剂维持缓解，减少药物的服用量。

5.强调中西医局部治疗

直肠型UC可单独使用中药口服治疗或局部灌肠治疗，如果效果不佳，可加用美沙拉嗪栓剂，严重者可局部使用少量激素灌肠治疗；左半结肠型和全结肠型UC建议均加用中药灌肠、美沙拉嗪栓剂或灌肠液，以求快速诱导临床缓解，提高临床疗效。

6.重视癌变监测，定期肠镜检测

建议病史超过6~8年的UC患者行结肠镜检查以确定当前病变的范围；伴有原发性硬化性胆管炎发生结肠癌风险较高，应每年进行肠镜监测；如为直肠型，无需肠镜监测；广泛性结肠炎或左半结肠炎患者，第8年起，每1~2年（高风险者）或者每3~4年（低风险者）行肠镜检查，对UC患者进行风险评判，根据不同风险患者，调整治疗方案。

（七）疗效评定标准

对于UC的疗效评定，主要包含单项症状疗效、中医证候疗效、临床疗效、黏膜组织学疗效和生活质量5种方法，具体如下。

1.单项症状疗效评定

（1）临床控制：治疗后症状消失。

（2）显效：治疗后症状分级减少1级。

（3）好转：治疗后症状分级减少2级。

（4）无效：治疗后症状无改变或加重（注：主要症状分级记

录：0级：没有症状，积0分；Ⅰ级：症状轻微，不影响日常生活，积1分；Ⅱ级：症状中等，部分影响日常生活，积2分；Ⅲ级：症状严重，影响到日常生活，难以坚持工作，积3分）。腹痛分级采用视觉模拟法（VAS划线法），即在无痛到剧痛之间划一条长线（一般长为100mm），线上不作标记、数字或词语，以免影响评估结果。一端代表无痛，另一端代表剧痛，让患者在线上最能反映自己疼痛程度之处划一交叉线。评估时测量交叉线到0之间的距离，每10mm为1分。VAS疼痛评分标准（0~10分）0分：无痛；3分以下：有轻微的疼痛，能忍受；4~6分：患者疼痛并影响睡眠，尚能忍受；7~10分：患者有渐强烈的疼痛，疼痛难忍，影响食欲，影响睡眠。

2.中医证候疗效评定

主要采用尼莫地平法，疗效指数=（疗前积分−疗后积分）÷疗前积分×100%。

（1）临床痊愈：疗效指数≥95%。

（2）显效：70%≤疗效指数<95%。

（3）有效：30%≤疗效指数<70%。

（4）无效：疗效指数<30%。

3.临床疗效评定

主要依据改良的Mayo活动指数（表5）。

4.黏膜组织学评定

肠黏膜组织学与内镜评分结合可准确评价UC黏膜愈合情况。Geboes指数描述详细，可重复性好，效度高，是UC理想的组织学评分指数，已被用于许多临床试验，作为药效评估的终点指标之一（表6）。

5.生活质量评定

采用包括32个定性和半定量问题的IBDQ量表，测量IBD患者生活肠道症状（10个问题）、全身症状（5个问题）、情感能力（12个问题）、社会能力（5个问题）4个方面，每个问题的答案均分7个等级，计1~7分，总分32~224分，分值越高，生存质量越好。

计分方法：肠道症状：1+5+9+13+17+20+22+24+26+29；全身症状：2+6+10+14+18；情感功能：3+7+11+15+19+21+23+25+27+30+31+32；社会功能：4+8+12+16+28。

表5　改良的Mayo活动指数

项目	计分			
	0分	1分	2分	3分
腹泻	正常	超过正常1~2次/天	超过正常3~4次/天	超过正常5次/天或以上
便血	未见出血	不到一半时间内出现便中混血	大部分时间内为便中混血	一直存在出血
内镜发现	正常或无活动性病变	轻度病变（红斑、血管纹理减少、轻度易脆）	中度病变（明显红斑、血管纹理缺乏、中度易脆、糜烂）	重度病变（自发性出血、溃疡形成）
医师评估病情	正常	轻度病变	中度病变	重度病变

注：每位受试者作为自身对照，从而评价排便次数的异常程度；每日出血评分代表1天中最严重出血情况；医师总体评价包括3项标准：受试者对于腹部不适的回顾、总体幸福感以及其他表现；总分之和<2分且无单个分项评分>1分为缓解期；3~5分为轻度活动；6~10分为中度活动；11~12分为重度活动。

表6　Geboes组织学指数

分级	指数	组织学表现
0级（结构改变）	0.0	无异常
	0.1	轻度异常
	0.2	轻中度弥漫性或多点异常
	0.3	重度弥漫性或多点异常

续表

分级	指数	组织学表现
1级 （慢性炎细胞浸润）	1.0	不增多
	1.1	轻度增多
	1.2	中度增多
	1.3	明显增加
2级 （中性和嗜酸性粒 细胞）	2A.	嗜酸性粒细胞
	2A.1	不增多
	2A.2	轻度增多
	2A.3	中度增多
	2B.	明显增加
	2B.0	不增多
	2B.1	轻度增多
	2B.2	中度增多
	2B.3	明显增加
3级 （上皮层中性粒细胞）	3.0	无
	3.1	<30%隐窝受累
	3.2	<50%隐窝受累
	3.3	>50%隐窝受累
4级 （隐窝破坏）	4.0	无
	4.1	部分粒细胞浸润
	4.2	隐窝减少
	4.3	明确的隐窝破坏

续表

分级	指数	组织学表现
5级 （糜烂和溃疡）	5.0	无
	5.1	可见上皮细胞附近炎症
	5.2	点状糜烂
	5.3	明确的糜烂
	5.4	溃疡和肉芽组织

参考文献

［1］Wang Y, Ouyang Q.Ulcerative colitis in China：retrospective analysis of 3100 hospitalized patients［J］. JGastroenterol Hepatol，2007，22（9）：1450-1455.

［2］裴银奇，赵党生.溃疡性结肠炎中医药治疗研究进展［J］. 中医研究，2016，29（9）：77-80.

［3］陈劲华，李初俊，郅敏.炎症性肠病的肠外表现及治疗进展［J］. 世界华人消化杂志，2016，24（1）：1-9.

［4］Mendes F D, Levy C, Enders F B, et al.Abnormal hepatic biochemistries in patients with inflammatory bowel disease［J］. Am J Gastroenterol，2007，102（2）：344-350.

［5］Danese S, Fiocchi C.Ulcerative colitis［J］. N Engl JMed，2011，365（18）：1713-1725.

［6］刘思德，姜泊，周殿元.放大内镜结合黏膜染色技术诊断溃疡性结肠炎——附116例放大内镜形态分析［J］. 现代消化及介入诊疗，2005，10（2）：116-118.

［7］沈洪，朱磊.重视溃疡性结肠炎的中西医结合治疗［J］.中国中西医结合消化杂志，2016，24（8）：571-574.

［8］曲云东，林森.氨基水杨酸类药物治疗炎症性肠病的应

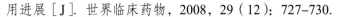

用进展［J］. 世界临床药物，2008，29（12）：727-730.

［9］吕超智. 柳氮磺吡啶的不良反应及其防治措施［J］. 医药导报，2012，31（4）：537-538.

［10］李霞，曲波，姜海燕，等. 激素依赖型溃疡性结肠炎的治疗进展［J］. 胃肠病学和肝病学杂志，2012，22（1）：95-98.

［11］Paoluzi O A，Pica R，Marcheggiano A，et al.Azathioprine and metho-trexate in the treatment of patients with steroid-dependent or steroid-resistant ulcerative colitis：results of an open-label study on efficacy and tolerability in inducing andmaintaining remission［J］. Aliment Pharmacol Ther，2002，16（10）：1751-1759.

［12］Bocker U.Infliximab in ulcerative colitis［J］. Scand JGastroenterol，2006，41（9）：997-1000.

［13］欧阳钦，张虎. 重症溃疡性结肠炎的诊断、评估与治疗［J］. 临床内科杂志，2006，20（8）：512-524.

［14］吕明，刘晓艳. 推拿三步九法结合针灸治疗慢性溃疡性结肠炎46例［J］. 辽宁中医杂志，2005，32（9）：951.

［15］黄磊，蔡植，朱莹，等. 溃结宁膏穴位贴敷治疗脾肾阳虚型溃疡性结肠炎：随机对照研究［J］. 中国针灸,2013,33（7）：577-581.

［16］罗高国，郭新侠，杨洋. 穴位埋线与灸法治疗溃疡性结肠炎疗效对比［J］. 上海针灸杂志，2012，31（11）：822-823.

附录二　国外最新诊疗指南

美国胃肠病协会轻-中度溃疡性结肠炎治疗指南

笔者　译

　　该文件介绍了美国胃肠病协会（AGA）对轻-中度溃疡性结肠炎（UC）治疗的官方建议。该指南由AGA的临床指南委员会制定，并得到AGA研究所理事会的批准。指南还附有一份技术审查，这是根据这些建议制定的临床证据的汇总。该指南的制定和随附的技术审查完全由AGA研究所资助，无需其他外部资金。

　　溃疡性结肠炎是一种好发于青壮年的慢性炎症性肠道疾病。多数UC患者病程为轻-中度，以活动期或缓解期为特征。超过90%的UC患者在疾病确诊后不久即开始接受5-氨基水杨酸盐（5-ASA）治疗，并且大多数使用这些药物能够达到临床缓解的患者继续相应的维持治疗。少数UC患者需要免疫调节剂或生物疗法来控制病情。

　　UC的严重程度通常分为轻-中度或中-重度。UC轻-中度疾病活动的定义在临床实践和医学文献中有所不同。在本指南和随附的技术审查中，根据Truelove、Witts的标准和Mayo的评分将轻-中度UC定义为每天排便次数<4~6次，轻-中度直肠出血，无全身症状，总体炎症程度低，以及缺乏提示高度炎症活动的特征。尽管从频谱上看疾病活动存在，但轻度至中度患者若排便频率较高，直肠出血较多或总体炎症程度更大，则应被视为患有中度疾病。具有轻度至中度疾病活动的患者一般不需要进行结肠切除

术。然而，即使是最初表现为轻 – 中度疾病活动的患者，当其伴有某些疾病特征时，也预示着病程可能会进一步发展。这些特征包括：诊断时的患者年龄小于40岁，存在广泛的疾病，内窥镜下病变严重（存在深溃疡），伴有肠外表现和炎性标志物升高。临床医生应意识到这些高风险特征，以识别出可能会从积极的初始治疗中受益或如果症状得到充分控制可能需要更快速的强化治疗的患者。此外，即使在轻 – 中度疾病患者中，临床医生也应避免重复使用皮质类固醇激素，并考虑对经常使用皮质类固醇激素控制疾病的患者升级治疗。

UC患者的疾病解剖范围可能有所不同。一般而言，若炎症侵袭至脾曲近端，则被定义为患有广泛疾病；若炎症在直肠近端但未超过脾曲（或距肛门<50cm），则被定义为左侧疾病；若炎症是限于直肠（或距肛门<15~20cm）则定义为直肠炎。明确疾病的严重程度和解剖学范围，对如何选择选择适当的治疗方法十分重要。

治疗轻中度UC的主要药物是5–ASA类药物，包括柳氮磺吡啶、美沙拉嗪和重氮键合的5–ASA（表1）。柳氮磺吡啶（Sulfasalazine）是这类中最早使用的药物，由与柳氮吡啶结合的5–ASA组成。柳氮磺吡啶通过结肠内的细菌转化为磺胺吡啶和5–ASA部分。5–ASA部分是用于治疗UC的活性化合物，而磺胺吡啶则可引起不良反应。美沙拉嗪有多种配方可用于将活性化合物递送至小肠或大肠的不同部位。重氮键合的5–ASA包括巴柳氮和奥沙拉嗪是通过结肠内细菌转化为5–ASA的前药。对于所有口服美沙拉嗪制剂和重氮键合的5–ASA，全身暴露于5–ASA的情况相似。不同的5–ASA制剂的治疗功效和安全性也相似。因此，为达到本指南的目的，假定了不同商业制剂在同等剂量下的美沙拉嗪具有可比性。

表1 可利用的5-氨基水杨酸酯和柳氮磺吡啶的特性

	美沙拉嗪	重氮键合的5-ASA	柳氮磺吡啶
化学结构	5-ASA	在结肠中转化为5-ASA的前体药物Olsalazine由两个由偶氮键连接的5-ASA部分组成，Balsalazide由一个连接到惰性载体分子的5-ASA部分组成	前药由5-ASA与磺胺吡啶相连，在结肠中转化为5-ASA和磺胺吡啶部分。5-ASA部分被认为是治疗溃疡性结肠炎的有效化合物，而磺胺吡啶被认为是造成大多数不良反应的原因
可用性	缓释肠溶片：pH敏感，可在回肠和结肠远端释放	奥沙拉嗪	肠溶或非肠溶片
	控释：从十二指肠开始释放，一直到下肠	巴柳氮	
	MMX延迟或延长整个肠道的释放时间		
	含延迟肠溶颗粒的胶囊		
剂量	①低剂量：<2g/d ②标准剂量：2~3g/d ③高剂量：>3g/d	6.75g巴柳氮可提供约2.4g 5-ASA	4g柳氮磺吡啶可提供约1.6g 5-ASA
不良反应	①罕见的特异性结肠炎恶化，推测为超敏综合征 ②罕见：间质性肾炎	①分泌性腹泻（主要与奥沙拉嗪合用）②罕见结肠炎特发性恶化，推测为超敏反应综合征 ③罕见：间质性肾炎	①干扰叶酸代谢 ②男性不育 ③罕见的严重皮肤副作用，如史蒂文斯-约翰逊综合征 ④贫血，白细胞减少症和血小板减少症 ⑤肺炎 ⑥肝炎
检查	定期监测肾功能	定期监测肾功能	①定期监测全血细胞计数和肝功能 ②患者应服用叶酸补充剂

本指南针对轻度至中度UC患者的医疗管理，重点在于内服及外用5-ASA药物、直肠使用皮质类固醇和内服布地奈德。除非另有说明，否则我们不会单独为诱导和维持缓解提供建议，因为接受5-ASA诱导治疗的患者通常仍服用这些药物以维持缓解。该指南首先讨论了适合广泛疾病患者的适当疗法，并对直肠乙状结肠炎或孤立性直肠炎患者提出了其他具体建议。该指南还涵盖了非常规疗法，包括益生菌、姜黄素和粪便微生物群移植（FMT）。虽然本指南旨在协助管理轻度至中度UC的患者，但是有些患者对指南概述的治疗方法不会产生足够的反应，可能需要将治疗逐步升级为使用全身性皮质类固醇、免疫调节剂或生物疗法，以诱导和维持缓解。在本指南中未特别涉及生物疗法和免疫调节剂的使用。

在此处提出的建议以及随附的技术审查中，以评估药物诱导或维持缓解的风险为指标，对不同药物疗效进行的评估。因此，相对风险（RR）<1表明，所评估的药物在诱导或维持缓解方面效果优于对照药物或安慰剂；RR>1表示所评估的药物效果较差。

本指南是通过使用其他地方描述的过程制定的。简而言之，用于制定临床实践指南的AGA流程结合了建议评估、发展和评估（GRADE）方法的分级以及医学研究所概述的最佳做法。使用GRADE方法学为指南和随附的技术评审准备了背景信息。阅读技术评论的适用部分将更好地增强对指南的理解。指南小组和技术审查的作者于2018年3月4日讨论了技术审查的结果。指南作者随后制定了建议。尽管证据质量（表2）是决定建议强度的关键因素（表3），但专家小组也考虑了干预措施的利弊、患者的价值观和偏好以及资源利用之间的平衡。表4总结了建议、证据质量和建议的力度。

建议1：对于广泛病变的轻度至中度UC患者，AGA建议使用标准剂量的美沙拉嗪（2~3g/d）或重氮键合的5-ASA，而不是使用低剂量的美沙拉嗪、柳氮磺吡啶或不予药物治疗（强烈推荐，中等质量的证据）。

注释：对于应用柳氮磺吡啶已经缓解的或者有明显关节炎症状的患者，可以合理选择柳氮磺吡啶2~4g/d，尽管有些患者对柳氮磺吡啶不耐受的风险较高，若替代方案成本高，也可以合理选择使用柳氮磺吡啶。

表2　建议的评估、制定和评估定义的等级，证据的质量和确定性

质量等级	定义
高	我们非常有信心，真正的效果接近对效果的估计
中	我们对效果估计有一定的信心。真正的效果可能接近效果的估计值，但也有可能大不相同
低	我们对估计值的信心有限。真实效果可能与效果估计有很大不同
非常低	我们对效果估计没有多少信心。真正的效果可能与估计值有很大不同
证据差距	现有证据不足以确定真正的效果

表3　关于建议强度、建议和解释指南的建议评估，制定和评估定义的等级

推荐强度	指南中的措辞	对于病人	对于临床医生
强	"AGA推荐……"	在这种情况下，大多数人都会想要推荐的方式只有一小部分人不会	大多数人都应该接受推荐的措施。可能不需要正式的决策辅助工具来帮助个人做出与其价值观和偏好一致的决策
条件	"AGA建议……"	在这种情况下，大多数人都想要建议的方式，但是很多人都不想。	不同的选择将适合不同的患者。决策辅助工具可能有助于帮助个人做出与他们的价值观和偏好一致的决策。临床医生在做出决定时应该期望与患者在一起的时间更多

续表

推荐强度	指南中的措辞	对于病人	对于临床医生
没有建议	"The AGA 没有提出建议……"	—	对效果估计的置信度太低，以至于此时任何效果估计都是推测性的

表4　美国胃肠病协会临床指南委员会对轻–中度溃疡性结肠炎的管理建议

建议	推荐强度	证据质量
对于广泛性轻–中度UC患者，美国医学会推荐使用标准剂量的美沙拉嗪（2~3g/d）或重氮结合的5-ASA，而不是小剂量的美沙拉嗪、柳氮磺吡啶或不治疗 评论：已经服用柳氮磺吡啶缓解期的患者或有明显关节炎症状的患者，如果替代方案成本过高，可以合理选择柳氮磺吡啶2~4g/d，尽管不耐受率较高	强	中等
对于广泛性或左侧轻–中度UC患者，AGA建议在口服5-ASA基础上添加直肠美沙拉嗪给药	有条件	中等
对于轻–中度UC患者，其对标准剂量美沙拉嗪或重氮键合的5-ASA反应不佳或疾病活动中等，AGA建议使用高剂量美沙拉嗪（>3g/d）联合直肠美沙拉嗪治疗	有条件	中等（诱导缓解）低（维持缓解）
对于接受口服美沙拉嗪治疗的轻–中度UC患者，美国医学会建议每天服用1次，而不是每天多次服用	有条件	中等
对于轻–中度UC患者，AGA建议使用标准剂量口服美沙拉嗪或重氮结合的5-ASA，而不是使用布地奈德MMX或回肠控释布地奈德来诱导缓解	有条件	低

续表

建议	推荐强度	证据质量
对于轻–中度溃疡性乙状结肠炎或直肠炎的患者，AGA建议使用美沙拉嗪灌肠剂（或栓剂），而不是口服美沙拉嗪 评论：对于更加重视口服用药便利性的患者，可合理选择口服美沙拉嗪	有条件	非常低
对于轻度至中度溃疡性乙状结肠炎患者，他们选择直肠治疗而非口服治疗，AGA建议使用美沙拉嗪灌肠剂而非直肠皮质类固醇 评论：对避免美沙拉嗪灌肠有关的困难给予较高重视而对有效性较低重视的患者则可以合理地选择直肠皮质类固醇泡沫制剂	有条件	中等
对于选择直肠治疗而非口服药物治疗的轻–中度溃疡性直肠炎患者，AGA建议使用美沙拉嗪栓剂	强	中等
对于接受直肠给药治疗的轻–中度溃疡性直肠乙状结肠炎或直肠炎患者，如果对美沙拉嗪栓剂不耐受或耐药，AGA建议使用直肠皮质类固醇治疗来诱导缓解而不是不采用任何治疗措施	有条件	低
对于口服或直肠应用5–ASA治疗耐药的轻–中度UC患者，不论疾病程度如何，AGA建议添加口服泼尼松或布地奈德MMX中的一种	有条件	低
对于轻–中度溃疡性结肠炎患者，AGA不建议使用益生菌	无建议	知识差异
尽管接受了5–ASA治疗，但仍处于轻–中度病情的溃疡性结肠炎的患者，AGA不建议使用姜黄素	无建议	知识差异
对于无艰难梭菌感染的轻–中度UC患者，AGA建议仅在临床试验中进行粪菌移植	没有治疗UC的建议	知识差异

　　AGA建议使用标准剂量美沙拉嗪或重氮键合的5-ASA治疗广泛性病变程度的轻度至中度UC患者。鉴定并审查了18项比较不同剂量美沙拉嗪或安慰剂的随机对照试验（RCT）。就本指南和技术审查而言，低剂量美沙拉嗪定义为每日总剂量<2g，标准剂量为2~3g/d，高剂量为>3g/d。高剂量、标准剂量和低剂量的美沙拉嗪、在诱导缓解方面均优于安慰剂，所有剂量均耐受良好。即高剂量和标准剂量美沙拉嗪在缓解方面优于低剂量美沙拉嗪，且与标准剂量的美沙拉嗪相比，高剂量美沙拉嗪没有十分大的优势（RR：0.94；95％CI：0.88~1.01）。在维持缓解方面，两种标准剂量和低剂量的美沙拉嗪优于安慰剂（标准剂量RR：0.55，95％CI：0.43~0.70；低剂量RR：0.63；95％CI：0.51~0.78），且标准剂量优于低剂量美沙拉嗪（RR：0.63；95％CI：0.55~0.78）。尚没有观察到高剂量比标准剂量美沙拉嗪在维持缓解方面有益处（RR：0.93；95％CI：0.71~1.17）。

　　6个随机对照试验比较重氮结合的5-ASA与安慰剂在诱导缓解的试验，以及2个奥沙拉嗪维持缓解的试验。尚没有查询到使用巴柳氮维持缓解的试验。重氮结合的5-ASA的诱导效果明显优于安慰剂（RR：0.86；95％CI：0.76~0.98），虽然其在维持缓解方面在数值上优于安慰剂（RR：0.71；95％CI：0.41~1.21），但却没有统计学意义（RR：0.71；95％CI：0.41~1.21）。由于奥沙拉嗪会导致水样腹泻不良反应，其耐受性不如安慰剂和巴柳氮。尽管在一些试验中只将重氮结合的5-ASA与低剂量的美沙拉嗪疗效进行了比较，但结果显示重氮结合的5-ASA在诱导缓解方面也优于标准剂量美沙拉嗪（RR：0.81；95％CI：0.60~1.08）。且重氮结合的5-ASA在维持缓解方面比美沙拉嗪更有效（RR：0.69；95％CI：0.51~0.98）。奥沙拉嗪的中止率高于安慰剂，但与安慰剂相比，巴柳氮特的中止率并不高。

　　柳氮磺吡啶的使用证据来自于20世纪60年代进行的两项随机对照试验。在这些研究中，柳氮磺胺吡啶以2~6g/d的剂量给药时在诱导缓解方面相关优于安慰剂（RR：0.62；95％ CI：0.45~0.87）。在使用4~6g/d的剂量的试验中，效果估计存在较大的异质性，并且在试验中观察到较大的效果。柳氮磺吡啶2g/d在维持缓解方面优于安慰剂（RR：0.45；95％ CI：0.23~0.89）。但是，柳氮磺胺吡啶的耐受性不佳，在诱导试验中停药率很高（停药的RR：5.14；95％ CI：0.95~27.93）。在一项维持治疗的临床试验中，纳入了使用柳氮磺胺吡啶治疗缓解的患者，与安慰剂相比，柳氮磺胺吡啶耐受性更好，停药率略有增加（RR：2.22；95％ CI：0.67~7.35）。

对4项比较柳氮磺胺吡啶与标准剂量美沙拉嗪试验的汇总分析表明美沙拉嗪具有很大的优越性（RR：1.27；95％ CI：0.94~1.73）。根据6个RCT的汇总估算值（大部分使用低剂量美沙拉嗪）显示，在维持缓解方面，柳氮磺吡啶在统计学意义上不劣于美沙拉嗪（RR：1.13；95％ CI：0.91~1.40）。与美沙拉嗪类似，重氮键结合的5-ASA在诱导缓解方面比柳氮磺胺吡啶更有效（RR：0.77；95％ CI：0.61~0.96），在维持缓解方面具与柳氮磺胺吡啶疗效相似（RR：1.07；95％ CI：0.98~1.16）。总体而言，在诱导中美沙拉嗪和重氮键合的5-ASA比柳氮磺胺吡啶耐受性好，但维持试验耐受性差。

所有口服美沙拉嗪制剂和重氮键合的5-ASA的全身暴露于5-ASA的情况是相似的除了很少发生间质性肾炎外，美沙拉嗪和巴柳氮的。耐受性一般良好，无明显不良反应。通常，奥沙拉嗪的耐受性不如美沙拉嗪或巴柳氮，其出现分泌性腹泻的风险可高达20％，因此常需中止治疗。尽管市面上有许多不同品牌的美沙拉嗪制剂，但几乎没有证据表明它们之间的功效存在差异。因此，我们不建议在不同品牌的美沙拉嗪制剂之间切换以寻求更有效的治疗。巴柳氮因其具有较好的耐受性，是重氮键合5-ASA的首选药物。

相反，由于柳氮磺吡啶能导致出现头痛、恶心、腹泻和皮疹等副作用，其耐受性通常较差。患者常需从低剂量的柳氮磺吡啶开始治疗，并在可耐受性范围内逐步增加剂量。此外，柳氮磺吡啶会干扰叶酸代谢，建议患者服用该药时同时补充叶酸。服药过程中，也可能出现罕见且严重的皮肤副作用、过敏反应、肝炎和血液学毒性等情况。由于可能出现这些副作用，需要对全血细胞计数和肝功能进行实验室监测。总体而言，柳氮磺胺吡啶由于其不良反应和实验室监测的需要，可能较难纳入临床常规用药范畴。但是柳氮磺吡啶常用于包括脊椎关节病，类风湿关节炎和银屑病关节炎在内的风湿性疾病，有关节炎症状的患者可能会从中获益。

总体而言，标准剂量的美沙拉嗪和重氮键合的5-ASA在诱导和维持缓解方面均有效。在诱导缓解方面，大剂量美沙拉嗪可能比标准剂量美沙拉嗪略有益处，但不一定能维持。巴柳氮是耐受性更好的重氮键合5-ASA，其诱导效果与标准剂量的美沙拉嗪相似，维持效果更好。因此，标准剂量的美沙拉嗪或巴柳氮均适用于治疗广泛性轻度－中度UC。对于可以耐受柳氮磺胺吡啶或具有明显关节炎症状的患者来讲，柳氮磺胺吡啶是一种潜在的可接受的替代药物。

该建议的总体证据质量在诱导和维持缓解方面均处于中等水平。高剂量或标准剂量美沙拉嗪与安慰剂或低剂量美沙拉嗪比较的证据被评为高质量；使用超过标准剂量的高剂量美沙拉嗪用于诱导的证据被评为中等质量。重氮结合的5-ASA与安慰剂诱导缓解的证据质量很高。然而，由于误差和间接性，维持缓解的证据质量不高。特别是，未发现使用巴柳氮与安慰剂对比维持缓解的试验。因维持试验使用的是低剂量而不是标准剂量的美沙拉嗪，故只有低质量的证据支持重氮键合的5-ASA比标准剂量美沙拉嗪在诱导和维持缓解方面有优势。由于诱导和维持存在误差，支持柳氮磺胺吡啶优于安慰剂的证据被降级。

建议2. 对于患有广泛性或左侧轻度-中度UC患者，AGA建议在口服5-ASA基础上添加直肠美沙拉嗪给药（有条件的推荐，中等质量证据）。

AGA建议对患有广泛轻度–中度UC的患者在口服5-ASA的基础上增加美沙拉嗪直肠给药。4项随机对照试验，通过比较口服和外用5-ASA与口服柳氮磺胺吡啶或标准剂量美沙拉嗪诱导缓解的疗效，表明联合疗法对诱导缓解显著有效（RR：0.68；95% CI：0.49~0.94），在维持缓解的2个RCT实验中显示，联合给药在维持缓解方面优于单独口服5-ASA（RR：0.45；95% CI：0.20~0.97）。在维持性试验中，灌肠剂每周使用两次或每月使用1周。口服和外用美沙拉嗪均耐受性良好。

口服和直肠联合治疗可将高剂量的5-ASA递送至结肠受累区域。口服和局部治疗相结合的策略可优化5-ASA方案，以实现更高的诱导率和维持缓解率，潜在地避免将治疗升级为使用皮质类固醇或免疫抑制。联合治疗的潜在缺点是患者对局部治疗的接受度低，且依从性不佳。患者可能更愿意先尝试口服治疗，如果疗效欠佳，再考虑直肠给药。尽管试验并没有比较口服、直肠联合给药与皮质类固醇和（或）免疫抑制疗法在持续轻度–中度疾病活动性患者亚组中的优化组合治疗疗效，但联合治疗可能挽救一些口服5-ASA反应不佳的患者，并且可能更容易被不愿使用皮质类固醇或免疫抑制的患者接受。

此建议的总体证据被评为中等质量。诱导试验和维持试验的事件发生率都很低，导致不准确。在维持性研究中，口服美沙拉嗪组服用低剂量美沙拉嗪，但口服和直肠治疗组总共服用>2g的美沙拉嗪，由于所接受药物的总剂量不同，导致了间接性。

建议3. 对于轻度至中度UC患者，其对标准剂量美沙拉嗪或重氮键合的5-ASA反应不佳或疾病活动中等，AGA建议使用高剂量美沙拉嗪（>3g/d）联合直肠美沙拉嗪治疗［有条件的推荐，中

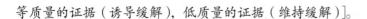

等质量的证据（诱导缓解），低质量的证据（维持缓解）]。

AGA建议在对使用标准剂量美沙拉嗪或重氮键合的5-ASA治疗后反应不佳的患者或疾病活动度中等的患者中使用如上所述的高剂量美沙拉嗪口服与直肠5-ASA结合使用。口服高剂量美沙拉嗪在诱导缓解方面可能优于标准剂量（RR：0.94；95％CI：0.88~1.01），对于维持缓解作用相似（RR：0.93；95％CI：0.73~1.17）。与标准剂量的美沙拉嗪相比，逐步升级为高剂量可能对实现和维持缓解有一定的益处。如建议2所述，尽管有些患者避免直肠治疗，但与单独口服治疗相比，加用直肠给药治疗可能会增加其他好处。通过将高剂量口服疗法与直肠疗法相结合来优化5-ASA疗法，可使某些患者避免使用皮质类固醇或免疫抑制。

如果患者的症状逐渐恶化，病情加重（如肠道外表现或体质症状，体重减轻或发热），则使用高剂量口服美沙拉嗪配合直肠治疗可能无效。这些患者应考虑使用全身性皮质类固醇、生物疗法或免疫调节剂诱导疾病缓解。继续对这类患者使用5-ASA的治疗可能会耽误有效治疗，并使患者面临疾病恶化和出现并发症的风险。

证据的总体质量在诱导缓解方面被评为中等，在维持方面被评为低。由于效应估计的置信区间包含无效应的可能性，证据等级因存在误差而被降级。由于未发现高剂量口服和直肠给予美沙拉嗪的试验，因此该建议的证据被认为是间接的。但是，如前所述，口服和直肠联合治疗将有效地将更高剂量的美沙拉嗪递送至结肠相关区域，并在升级治疗之前优化基于5-ASA的治疗的使用。

建议4：对于接受口服美沙拉嗪治疗的轻中度UC患者，美国医学会建议每天服用一次，而不是每天多次服用（有条件的推荐，中等质量的证据）。

AGA建议对于口服美沙拉嗪治疗的轻度至中度UC患者，应每天使用一次，而不是每天多次。相同剂量美沙拉嗪每日1次与每日多次比较的4个随机对照试验中，诱导缓解率无显著性差异（RR：0.96；95%CI：0.85~1.08），而11个随机对照试验显示每天1次或多次给药次的缓解率相近（RR：0.96；95%CI：0.85~1.07）。在这些临床试验中，对不同的给药时间表（定义为服用推荐剂量的80%以上）是相似的（每天一次的合并依从性为92.4%，每天多次的剂量为93.6%）。但是，临床试验中的药物依从性通常比临床实践中更好。一项对各种慢性病患者进行的观察性研究的荟萃分析显示，与更复杂的给药方案相比，每天一次给药的药物依从性更好。在维持治疗的情况下，不坚持服用美沙拉嗪的情况很普遍，这种情况下疾病复发的风险更高。由于不同剂量方案的临床疗效相似，因此每天使用一次剂量可能会改善依从性，使患者获得更高的美沙拉嗪每日剂量，并改善总体疾病控制。

因不同的美沙拉嗪产品之间功效没有明显差异，故该限定性建议旨在适用于所有美沙拉嗪制剂。对于需要大量每日药丸的制剂，一次服用推荐建议每日总剂量对患者来说比较困难。使用此类制剂，合理的做法是将推荐方案简化为每天少剂量以维持依从性。尚无研究比较重氮结合的5-ASA或柳氮磺吡啶在不同剂量方案下的差异，因此专家组未对这些药物提出具体建议。

支持这一建议的证据质量被评为中等质量。由于效果评估的置信区间不精确，因此对证据的评级较低。

建议5：对于轻-中度UC患者，AGA建议使用标准剂量口服美沙拉嗪或重氮结合的5-ASA，而不是使用布地奈德MMX或回肠控释布地奈德来诱导缓解（有条件的推荐，证据质量不高）。

AGA建议使用标准剂量口服美沙拉嗪或重氮键合的5-ASA而不是布地奈德制剂来诱导缓解。布地奈德是一种高效的皮质类固醇，由于肝脏的首过代谢，具有较低的全身活性。目前布地奈德口服制剂有两种。布地奈德MMX在结肠中释放，并被美国食品和药物管理局批准用于UC治疗，而回肠释放（CIR）布地奈德主要在回肠远端和右结肠中释放，尚未被批准用于治疗UC。使用CIR-布地奈德的证据来自一项随机对照试验，该实验将不同剂量的布地奈德MMX与安慰剂进行比较，并以CIR-布地奈德作活性比较剂。关于使用布地奈德维持缓解的长期疗效或安全性数据很少，考虑到可能存在与皮质类固醇相关的不良反应，因此认为布地奈德不适合用于维持治疗。

在对三个随机对照试验整合分析后发现，布地奈德MMX 9mg/d在诱导缓解方面效果优于安慰剂（RR：0.88；95% CI：0.83~0.94）。一项随机对照试验显示，对于相同的适应证，CIR-布地奈德比安慰剂有效（RR：0.93；95% CI：0.87~0.99）。这项4臂CORE-I试验通过比较布地奈德MMX每天6mg或9mg、美沙拉嗪每天2.4g和安慰剂之间的疗效，发现布地奈德MMX9mg/d和美沙拉嗪在诱导缓解方面没有显著差异（RR：0.94；95%CI：0.85~1.04），且耐受性相似。一项单独的RCT显示，CIR-布地奈德在诱导缓解方面不如高剂量美沙拉嗪有效（RR：1.34；95% CI：1.09~1.64），且停用率更高。在CORE-Ⅱ试验中，布地奈德MMX和CIR-布地奈德在诱导缓解方面效果相似（RR：0.95；95%CI：0.86~1.04），耐受性相当。总体而言，布地奈德制剂在诱导缓解方面并不优于美沙拉嗪。与5-ASA相比，布地奈德在诱导缓解方面缺乏优势，且在维持缓解方面缺乏长期疗效和安全性数据，这使得口服5-ASAs成为大多数轻中度UC患者的首选治疗方法。

布地奈德MMX与安慰剂对比的证据质量中等，由于事件发生率低，因此其不精确性较低。在现有研究中，由于存在误差和高偏倚风险，CIR-布地奈德与安慰剂，布地奈德MMX与美沙拉嗪的证据被评为低质量。将CIR布地奈德与美沙拉嗪进行比较的证据被评为中度，并因事件发生率低而被下调。

建议6.对于轻-中度溃疡性乙状结肠炎或直肠炎的患者，AGA建议使用美沙拉嗪灌肠剂（或栓剂），而不是口服美沙拉嗪（有条件的推荐，非常低质量的证据）。

评论：对于更加重视口服用药便利性的患者，可合理选择口服美沙拉嗪。

AGA建议在轻度至中度溃疡性乙状结肠炎或直肠炎患者中使用美沙拉嗪灌肠剂（或栓剂），而不是口服美沙拉嗪。对4个随机对照试验的合并分析显示，直肠美沙拉嗪给药比口服美沙拉嗪更有利于诱导缓解（RR：0.43；95%CI：0.14~1.31），但异质性较大。在排除了一项比较高剂量MMX释放美沙拉嗪与美沙拉嗪灌肠剂的试验后，外用5-ASA的疗效明显优于口服治疗（RR：0.28；95% CI：0.14~0.56）。在维持缓解方面，3个单盲试验的合并效应估计值显示5-ASA外用与口服治疗相比，有效性有提高的趋势（RR：0.69；95% CI：0.41~1.17）。在这些研究中，口服疗法主要包括2g/d的柳氮磺胺吡啶或小剂量美沙拉嗪，而外用5-ASA由美沙拉嗪灌肠剂组成，每次4g，每周2~3次。

局部用美沙拉嗪治疗UC的研究使用了左侧疾病的不同定义。有些人将左侧疾病定义为炎症延伸至脾曲，而另一些人将炎症定义为从肛门延伸小于50cm。然而，灌肠制剂很难到达乙状结肠近端。如建议2中所述，炎症延伸至降结肠的患者可能更适合口服和局部联合治疗。

临床医生认识到，许多患者更喜欢口服治疗而不是局部治疗，并且坚持直肠局部治疗可能还不够。直肠治疗的另一个局限性在于，有活动性疾病的患者可能由于不适和紧迫性而难以充分保留灌肠。考虑到这些局限性和疗效估计的不确定性，轻中度溃疡性直肠炎或乙状结肠炎患者更看重口服用药的便利性，他们可能会合理选择口服5-ASA，而不是直肠局部治疗。如建议2所述，一些左侧UC的患者可能选择联合口服和直肠治疗。

由于存在高偏倚风险和误差，且置信区间较大，故证据的整体质量非常低。诱导治疗的证据也因不一致而降低。由于口服比较剂是低剂量而非标准剂量的5-ASA，因此降低了维持治疗试验的间接性。

建议7. 对于轻度至中度溃疡性乙状结肠炎患者，他们选择直肠治疗而非口服治疗，AGA建议使用美沙拉嗪灌肠剂而非直肠皮质类固醇（有条件的推荐，中等质量的证据）。

评论： 对避免美沙拉嗪灌肠有关的困难给予较高重视而对有效性的较低重视的患者则可以合理地选择直肠皮质类固醇泡沫制剂

如果溃疡性乙状结肠炎的患者正在接受直肠局部外治治疗，AGA建议使用美沙拉嗪灌肠剂，而不是给予皮质类固醇。4项RCT的汇总结果表明，美沙拉嗪灌肠剂（每晚4g）与安慰剂对比更能有效地诱导缓解（RR：0.50；95％CI：0.35~0.73）。只有1项以低剂量（1g/d）美沙拉嗪灌肠维持缓解的小规模研究显示，其诱导缓解效果优于安慰剂（RR：0.30；95％CI：0.11~0.81）。直肠皮质类固醇治疗在诱导缓解方面也是有效的，合并RR为0.73（95％CI：0.66~0.80），与安慰剂相比，直肠皮质类固醇治疗的RR为0.73（95％CI：0.66~0.80）。所有试验均使用直肠布地奈德。2项使用泡沫制剂，1项使用灌肠剂。

13项比较直肠5-ASA和直肠皮质类固醇试验的Meta分析显示，外用5-ASA（灌肠剂1~4g/d或栓剂1g/d）在诱导缓解方面优于外用皮质类固醇（RR：0.74；95％CI：0.61~0.90）。在这些RCT中研究的外用皮质类固醇包括氢化可的松、泼尼松龙或布地奈德灌肠剂，以及氢化可的松或倍氯米松泡沫制剂。没有直接将布地奈德泡沫与直肠5-ASA进行比较的试验。将分析限制为标准剂量的5-ASA灌肠（4g/d）时，会观察到类似的效果（RR：0.39；95％CI：0.19~0.82）。目前还没有关于直肠皮质类固醇的维持性试验，其长期有效性和安全性也不得而知。

总体而言，直肠5-ASA在诱导缓解方面优于直肠皮质类固醇；且两者均优于安慰剂。鉴于长期使用直肠皮质类固醇具有潜在安全问题以及直肠5-ASA在诱导缓解方面的优越性，局部外用药首选5-ASA。通常，直肠5-ASA和皮质类固醇均耐受良好。然而，一些患者，特别是有活动性疾病的患者，灌肠时会出现不适或无法充分保留灌肠剂等情况。由于皮质类固醇泡沫剂更容易给药，耐受性更好，保留率更高，而且同一种药物的泡沫剂和灌肠剂有相似的疗效，患者可能更喜欢皮质类固醇泡沫剂而不是灌肠剂。因而，更注重给药的简便性和耐受性直肠治疗患者可以合理地选择皮质类固醇泡沫制剂而不是美沙拉嗪灌肠。

由于低事件发生率的不精确性，将直肠5-ASA与安慰剂进行比较的证据质量中等，而直肠皮质类固醇与安慰剂用于诱导的证据被评为高水平。支持直肠5-ASA优于皮质类固醇用于诱导的证据是中等的，并且因效应大小的异质性而降低了评级。维持直肠5-ASA的证据质量低，因为只有1个小型研究可用。

建议8：对于选择直肠治疗而非口服药物治疗的轻-中度溃疡性直肠炎患者，AGA建议使用美沙拉嗪栓剂（强烈推荐，中等质量证据）。

AGA建议轻-中度溃疡性直肠炎患者在选择直肠治疗时使用美沙拉嗪栓剂。对4个RCT的汇总分析显示，美沙明嗪栓剂（1~1.5g/d）在诱导缓解方面优于安慰剂（RR：0.44；95% CI：0.34~0.56）。美沙拉嗪栓剂的维持治疗（每次0.5~1g，每周3次）效果也优于安慰剂（RR：0.50；95% CI：0.32~0.79）。美沙拉嗪栓剂一般耐受性好，几乎没有治疗相关的不良反应，而且保留效果由于灌肠剂。

尚无关于皮质类固醇栓剂治疗溃疡性直肠炎的随机对照试验或队列研究。虽然证据质量低下，但对直肠炎和左侧结肠炎患者使用皮质类固醇泡沫剂或灌肠的研究可以间接推断其益处。此外，尚无与直肠皮质类固醇用于维持溃疡性直肠炎的缓解相关研究。考虑到皮质类固醇激素对这种适应证的长期安全性和有效性的担忧，优选使用美沙拉嗪栓剂治疗轻度 – 中度溃疡性直肠炎。

美沙拉嗪栓剂用于诱导缓解的证据质量被评为中等，由于现有研究中的低事件发生率，其精确度被下调。美沙拉嗪栓剂用于维持缓解的证据由于不精确和存在偏倚风险而被评为低质量。

建议9：对于接受直肠给药治疗的轻 – 中度溃疡性直肠乙状结肠炎或直肠炎患者，如果对美沙拉嗪栓剂不耐受或耐药，AGA建议使用直肠皮质类固醇治疗来诱导缓解而不是不采用任何治疗措施（有条件推荐，低质量证据）。

AGA建议对美沙拉嗪栓剂无效或不耐受的溃疡性直肠炎患者使用直肠皮质类固醇治疗。尽管该人群中尚无对皮质类固醇栓剂研究的RCT，但溃疡性直肠乙状结肠炎患者的研究间接表明直肠皮质类固醇有益处。此外，一些有明显直肠炎症状的患者可能会耐受泡沫制剂，与栓剂相比，这种制剂的不适感较小，保留时间也有所提高。因此，对于美沙拉嗪栓剂的反应不足或耐受性差的患者，进行直肠皮质类固醇激素试验是合理的。有难治性症状的患者也可以考虑口服5–ASA或全身性皮质类固醇激素。

此建议的整体证据质量很低，并且由于没有专门针对溃疡性直肠炎患者进行试验，因此间接性评级较低。

建议10：对于口服或直肠应用5–ASA治疗耐药的轻 – 中度UC患者，不论疾病程度如何，AGA建议添加口服泼尼松或布地奈德MMX中的一种（有条件推荐，低质量证据）。

AGA建议在使用5–ASA治疗后症状仍难以改善的患者，增加口服泼尼松或布地奈德MMX以优化5–ASA治疗。在接受5–ASA治疗的轻 – 中度疾病活动性患者中进行的一项随机对照试验发现，加入布地奈德MMX和5-ASA的安慰剂在诱导缓解方面仅略高于安慰剂（RR：0.95；95%CI：0.89~1.00）。未发现直接比较布地奈德MMX与全身性皮质类固醇（如泼尼松）的试验。我们回顾了3项比较了第二代皮质类固醇（CIR-布地奈德，倍氯米松和氟替卡松）与口服泼尼松或泼尼松龙的诱导缓解作用的研究。这3个试验的汇总结果显示，它们在诱导缓解无显著差异（RR：1.04；95% CI：0.96~1.13）。使用第二代皮质类固醇激素的患者与类固醇相关的不良事件发生率显著降低（RR：0.32；95% CI：0.16~0.64）。因此，布地奈德MMX和全身性皮质类固醇疗效相当的证据是间接的，并且在很大程度上是从其他第二代皮质类固醇的研究中推断出来的。

如上所述，尽管使用5-ASA优化治疗，仍可能有患者无法达到临床缓解。因此这些患者需要升级治疗，常须服用一个疗程的皮质类固醇以控制病情。导言中概述的一些具有高风险特征的患者可能需要更早使用皮质类固醇。尽管一项将泼尼松龙与氟替卡松比较的研究显示，泼尼松龙能更快改善患者症状，但第二代皮质类固醇和口服泼尼松在这种情况下的诱导缓解似乎同样有效。第二代皮质类固醇虽然比口服泼尼松昂贵得多，但其副作用更少。因此，在布地奈德MMX和口服泼尼松二者之间进行选择时主要考虑药物成本和潜在不良事件。当与减少费用相比，患者想要药物副作用更少时，可以合理选择布地奈德MMX。

最后，需要反复使用皮质类固醇或延长皮质类固醇疗程的患者应考虑升级疗法使用生物疗法和（或）免疫调节剂。

由于效果估计不精确，该建议的总体证据质量被评为低等级；也因现有的随机对照试验中使用的是其他第二代皮质类固醇药物而非布地奈德MMX，降低了其证据质量。

建议11. 对于轻-中度溃疡性结肠炎患者，AGA不建议使用益生菌（没有建议，知识差异）。

AGA不建议轻–中度UC患者使用益生菌。有7项随机对照试验共纳入585名患者，随机对照研究结果显示益生菌在诱导缓解方面疗效并不优于安慰剂（RR：0.88；95％CI：0.69~1.12），并各研究之间具有很大的异质性。值得一提的是，这些研究使用了几种不同的益生菌配方，包括双歧杆菌菌种、嗜酸乳杆菌、VSL＃3和大肠埃希菌Nissle1917。只有一项小型试验比较了益生菌（大肠埃希菌Nissle 1917）与标准剂量美沙拉嗪的诱导效果，结果发现两者缓解率无明显差异154（RR：1.24；95％CI：0.70~2.22）。2项RCT对益生菌和安慰剂进行比较，发现二者维持缓解率没有差异（RR：0.82；95％CI：0.63~1.06），另外2项RCT通过比较益生菌和美沙拉嗪，也发现维持缓解率没有差异（RR：1.01；95％CI：0.84~1.22）。

虽然益生菌很受UC患者青睐，但其对诱导或维持缓解的益处尚不清楚。一般来说，益生菌耐受性好，不良反应率低。但如果用它代替其他常规疗法，可能会伴有病程加重和发生并发症的风险。因此，鉴于益生菌疗效缺乏验证，不应使用益生菌来代替现有的有效治疗方法。益生菌添加到常规疗法（例如口服或直肠5–ASA）中的有效性尚不清楚。

纳入的这些随机对照试验在研究几种不同的益生菌制剂方面存在不一致的结果。需要在该领域进行其他研究，以确定使用益生菌可能有益的患者人群、确定具有最大治疗作用的特定细菌菌株并确定合适的剂量。

由于多种原因，比较益生菌和安慰剂的证据质量被评为很低。在使用的益生菌制剂类型和总体效果估算值中存在不一致。随机对照试验存在较高的偏倚风险，分配隐患和随机方法不清楚。当可信区间跨度较大时，效果的估计并不准确。同时因存在严重的不精确性和高偏见高风险，将益生菌和美沙拉嗪进行比较的证据质量也被认为非常低。

建议 12.尽管接受了5-ASA治疗，但仍处于轻-中度病情的溃疡性结肠炎的患者，AGA不建议使用姜黄素（没有建议，知识差异）。

由于证据不足，尽管有5-ASA治疗，AGA不建议轻至中度UC患者加用姜黄素。3项随机对照试验共纳入169名轻、中度症状的患者，尽管服用标准剂量的美沙拉嗪，但合并结果显示口服姜黄素优于安慰剂（RR: 0.70; 95%CI: 0.48~1.03），且异质性很大。这3项研究使用的姜黄素剂量范围较大（150mg~3g/d）。唯一一项强阳性研究的安慰剂反应率（12.5%）和缓解率（0%）都极低。一项也使用美沙拉嗪维持治疗的小型试验表明，口服姜黄素比服用安慰剂更有利于维持缓解（RR: 0.30; 95% CI: 0.11~0.85）。

因姜黄素具有免疫调节、促凋亡和抗血管生成的特性，已引起人们对其在免疫介导疾病应用中的兴趣。由于姜黄素的味道和颜色易识别，很难开发出真正的用于随机对照试验的安慰剂，且由于盲法不足，对其功效的研究也存在偏倚风险。患者对姜黄素的耐受性一般较好，且无明显副反应。但使用姜黄素具有延迟有效治疗并可能导致症状恶化的潜在风险。需要对姜黄素进行更大规模精心设计的研究，以确定其对常规疗法（如口服或外用5-ASA）有效或无效的患者中的作用，并评估其维持效果。

姜黄素诱导缓解的全部证据质量非常低，原因是低事件发生率和大置信区间导致高偏倚风险、不一致和不精确性。维持缓解的证据只包含了一项小试验，由于严重的不精确性而被评为非常低的质量。

建议 13.对于无艰难梭菌感染的轻-中度UC患者，AGA建议仅在临床试验中进行粪菌移植（没有关于溃疡性结肠炎的治疗建议，认知差异）。

AGA建议仅临床试验中对无艰难梭菌感染的轻中度溃疡性

结肠炎患者进行FMT。对纳入281例活动期患者的4个随机对照试验综合分析表明，FMT能更有效地诱导临床缓解（RR：0.80；95% CI：0.71~0.89）和内镜缓解（RR：0.77；95% CI：0.63~0.93）。FMT和安慰剂的耐受性相似。尚未发现用于维持缓解的FMT的随机对照试验。然而，对5项非对比队列研究进行了荟萃分析显示，44名患者接受1~5次FMT。在这44名患者中，22名患者有临床反应，16名患者没有变化，3名患者在4~72个月的随访中病情恶化。

　　FMT的随机对照实验在给药途径和纳入标准上有很大的异质性。FMT通过结肠镜以不同的方式进行2次灌肠；每周灌肠5天，持续8周；或每周灌肠，维持6周；或2次鼻管输注，间隔3周。移植粪便的来源和数量在不同的研究中有所不同，对照研究也是如此（2项试验是自体粪便，2项试验是水）。由于存在这种异质性，因此没有证据可以指导从业者选择合适的FMT供体、剂量、途径或给药时间。

　　患者对FMT的耐受性一般良好，在UC的随机对照试验中几乎没有出现过严重的不良反应。对50项关于UC或其他适应证（主要是复发性艰难梭菌感染）的FMT研究进行的荟萃分析后结果显示，9.2%的患者出现严重不良反应，包括死亡（3.5%）和感染（2.5%）在内的严重不良反应。另一个潜在的不利影响是理论上具有传播感染或慢性疾病的风险（如肥胖症和自身免疫性疾病）。需要进行长期随访的大型研究，以帮助了解这些风险。

　　目前，FMT用于UC的治疗是实验性的，除非作为临床试验的一部分进行，否则美国食品药品管理局目前不允许FMT用于艰难梭菌感染以外的适应证。使用FMT还有可能推迟使用常规治疗，可能会导致疾病活动度持续或恶化。还需要对其进行进一步的机制和临床研究来确定FMT在这一患者群体中是否有益。

　　由于研究干预措施的不一致性和低事件发生率而导致的不精确性，致使FMT在诱导缓解方面的总体证据被评为低水平。因目前只有少量的、非对比的异质患者队列研究可供参考，FMT维持缓解的证据质量也被评为非常低。

总结

这些管理轻度-中度UC的实践建议是使用等级框架并遵循医学研究所为创建值得信赖的指南而制定的标准。这些建议旨在减少实践差异，促进对轻中度溃疡性结肠炎患者进行高质量、高价值的护理。

目前的证据支持使用标准剂量的美沙拉嗪或重氮结合的5-ASAs来诱导和维持广泛性轻-中度UC患者的缓解。口服和直肠联合使用5-ASA可提高广泛性疾病患者的缓解率，对于对标准剂量治疗反应不佳的患者，可升级为口服高剂量5-ASA联合直肠5-ASA。症状较轻的患者可能从早期使用口服和直肠联合5-ASA治疗中获益。直肠乙状结肠炎或直肠炎患者可以局部使用美沙拉嗪治疗，而不是口服5-ASA。对于直肠美沙拉嗪反应欠佳或不耐受的患者，可以选择使用直肠皮质类固醇灌肠剂或泡沫剂灌肠。对优化的5-ASA反应不足的患者治疗方案需升级为口服泼尼松或布地奈德MMX。

我们在这一患者群体中确定了几个知识差距和未来研究的领域。由于证据不足，AGA不建议在轻度至中度UC患者中使用益生菌，姜黄素或FMT。尽管这些方法似乎是安全的，但它们的使用可能会延迟常规疗法的治疗，并可能加剧症状或导致并发症的发生。因此，与本文推荐的疗法相比，迫切需要对其功效和安全性进行进一步研究。需要开发和验证风险分层工具，以识别具有轻-中度症状但有高风险进展为中-重度疾病和/或结肠切除术的患者。我们还需要更好地了解最佳给药方案，特别是要了解哪些患者可能从最初使用高剂量美沙拉嗪或局部使用美沙拉嗪中受益。我们还认识到有必要更好地了解布地奈德和全身性皮质类固醇在对5-ASA反应不充分的患者中的相对有效性和副作用。最后，确定合适的患者和升级为免疫调节剂和/或生物制剂的时机的研究将有助于适当地靶向治疗。

美国胃肠病协会中–重度溃疡性结肠炎治疗指南

笔者 译

本文介绍了美国胃肠病协会（AGA）对中度至重度溃疡性结肠炎治疗的官方建议。该指南由AGA临床实践指南委员会制定，并由AGA理事会批准。该指南的制定及其附带的技术审查完全由AGA研究所提供资金，没有额外的外部资金。

简介

本文件介绍了美国胃肠病协会（AGA）关于中–重度溃疡性结肠炎（UC）治疗的官方建议。该指南由AGA协会的临床指南委员会制定，并由AGA理事会批准。同时还进行了一项技术审查，对提出这些建议所依据的证据进行了详细的综合。本指南的制定和随之而来的技术审查完全由AGA研究所提供资金，没有额外的外部资金。指南小组和技术审查小组的成员是由AGA管理委员会在与临床指南委员会磋商后挑选的，并仔细考虑了医学研究所制定临床指南的所有建议。约瑟夫·费尔斯坦（Joseph Feuerstein）是指导小组主席，悉德哈斯·辛格（Siddharth Singh）是指导小组的方法学家和联席主席。一名患者代表也被包括在开发和审查过程中，没有建议改变。指南和随附的技术审查经过了独立的同行审查，并有30天的公开公众评议期；所有意见都由AGA工作人员整理，并分别由指导小组和技术审查小组审查和仔细考虑。修订后的文件中包含了更改，如果更改不被接受，则会创建一份深思熟虑的回复文件。在公众评议期之后，发表了两项关键的临床试验（VARSITY，UNIFI），食品和药物管理局（FDA）发布了托法替尼的关键安全性更新。在临床指南委员会的建议下，技术审查和临床指南进行了更新，以纳入此处提供的这一新证据。根据临床指南委员会的政策，所有临床指南每年都会在

AGA临床指南委员会会议上进行审查，以获得新的信息。这些指南的下一次更新预计将在出版后的三年内完成。

溃疡性结肠炎是一种慢性炎症性肠病，发病高峰在成人早期。未经治疗，该病的自然病史是复发和缓解黏膜炎症。根据基于人群的队列研究，大多数UC患者的病程为轻度到中度，通常在确诊时最活跃，然后在不同的缓解期或轻度活动期。大约15%的患者可能经历侵袭性的病程，其中20%的患者可能因严重疾病活动而需要住院。结肠切除术5年和10年的累积风险为10%~15%，主要局限于中–重度疾病活动的患者；急性严重溃疡性结肠炎（ASUC）住院患者的短期结肠切除率为25%~30%。侵袭性病程和结肠切除的预测因素是：确诊时年龄较小（年龄<40岁）、广泛的疾病、严重的内窥镜活动［存在大和（或）深溃疡］、肠外表现、早期需要皮质类固醇和炎性标志物升高。在本指南和随附的技术回顾中，中–重度UC的定义基于Truelove和Witts标准及Mayo评分（表1和表2）。在排除伴随感染（如艰难梭菌）后，中–重度疾病的患者是那些依赖或对皮质类固醇药物无效、有严重的内窥镜疾病活动（存在溃疡）或有很高的结肠切除风险的患者。报道时，Mayo评分为6~12分，内窥镜评分为2~3分，被认为是中–重度疾病。本指南中的急性严重溃疡性结肠炎是指符合以下Truelove和Witts标准的住院患者：≥每天6次出血性大便，至少有一项全身毒性指标，包括心率>90次/分钟，体温>37.8℃，血红蛋白<10.5g/dl和/或血沉>30mm/h。

表1　Truelove and Witts 标准

	轻度	重度	爆发性
大便次数/每天	<4	>6	>10
粪便带血	间断的	经常的	连续的
体温℃	正常	>37.5	>37.5
脉搏/分	正常	>90	>90

续表

	轻度	重度	爆发性
血红蛋白	正常	<75% 正常值	需要输血
血沉	≤ 30	>30	>30
结肠影像学特征	无	充气、水肿、拇纹征	结肠扩张
临床特征	无	腹部触痛	腹部膨胀与触痛

表2 Mayo评分

变量	定义	评分	变量	定义	评分
粪便特征	每日次数正常	0	镜下表现	正常/无活动性肠炎	0
	大于正常1~2次	1		红斑,血管减少	1
	大于正常3~4次	2		易脆出血,红斑,侵蚀	2
	大于正常5次以上	3		溃疡形成,严重易脆,自发性出血	3
每日最严重直肠出血	无	0	医生整体评估	正常	0
	一半次数粪便肉眼可见血丝	1		轻度肠炎	1
	大部分粪便带血	2		中度肠炎	2
	纯血	3		重度肠炎	3

有许多不同类别的药物可用于中－重度UC的长期治疗,包括肿瘤坏死因子－α拮抗剂、抗整合素药物(维多利珠单抗)、JAK

抑制剂（托法替尼）和免疫调节剂（硫唑嘌呤、甲氨蝶呤）。一般来说，大多数用于诱导缓解的药物如果有效，都会继续作为维持治疗。这一临床实践在本指南中被认为是标准处理，并假设如果一种药物（不包括皮质类固醇和环孢素）开始治疗并且对诱导缓解或应答有效，那么该药物将继续用于维持缓解。

本指南针对中度至重度UC成人门诊患者的医疗管理，以及成人ASUC住院患者的医疗管理。该指南侧重于免疫调节剂、生物制品和小分子药物，用于诱导和维持缓解（对于中－重度UC）和降低结肠切除的风险（对于ASUC）。如上所述，除非另有说明，否则我们不单独提出诱导和维持缓解的建议。除非特别说明，这些药物都是按照FDA批准的顺序列出的。前7个问题集中在中－重度UC成人门诊患者的医疗管理上；后4个问题集中在ASUC住院的成人患者，集中在初期处理，以及皮质激素难治性疾病的抢救治疗。我们承认在临床实践中用可变的定义来定义中度疾病活动性和严重性的挑战，阅读AGA关于轻度到中度UC的治疗指南可以增强对这一实体的理解。本指南不涉及中度到重度UC或ASUC的手术治疗。指导生物疗法使用的治疗性药物监测已在单独的AGA指南中阐述。该指南旨在供胃肠病提供者、初级保健提供者、外科医生、患者和决策者使用。

根据这一指南，对于中－重度UC的成人，决策的关键结果是诱导和维持缓解，而对于住院的ASUC成人，关键结果是短期结肠切除风险（住院3个月内），并在证据档案中报告。令人感兴趣的重要结果是诱导和维持内窥镜检查缓解、维持非皮质类固醇缓解、严重不良事件（包括严重感染和恶性肿瘤）和治疗耐受性（因不良事件而停药）。这些在证据合成中被考虑，特别是在观察到关键结果的不充分或相互矛盾的数据的情况下。这些药物的安全性问题已在随附的技术综述中进行了综合。在本指南中提出的建议中，对不同药物效果的估计以未能诱导或维持缓解的风险表示，即相对风险（RR）或优势比（OR）<1表明正在考虑的药

物在诱导或维持缓解方面比对照药物或安慰剂更有效。

　　本指南是使用别处描述的流程制定的。简而言之，AGA制定临床实践指南的过程包含了医学研究所概述的GRADE方法和最佳实践。GRADE方法被用来准备指南的背景信息和伴随的技术审查。通过阅读技术评审的适用部分，将增强对指南的最佳理解。指导小组和技术审查的作者于2018年12月14日面对面讨论了技术审查的结果。指南作者随后使用等级证据到决策框架指南制定了指南建议。新证据由技术审查小组于2019年10月16日提交给指导小组，并于2019年11月1日在虚拟面对面的会议上进行了审查和批准。虽然证据质量是决定建议强度的关键因素（表3），但专家小组也考虑了干预措施的利弊、患者的价值观和偏好以及总体资源利用之间的平衡。表4总结了建议、证据质量和建议的力度。

表3　基于建议和解释指南的GRADE定义

推荐强度	指南用词	对患者	对临床医生
强推荐	AGA推荐	在这种情况下，大多数人会想要推荐的课程，只有一小部分人不想	大多数人都应该接受推荐的行动方案。不太可能需要正式的决策辅助工具来帮助个人做出与其价值观和偏好一致的决策
条件推荐	AGA建议	在这种情况下，大多数人会想要推荐的课程，但很多人不会	不同的选择适合不同的病人。决策辅助工具在帮助个人做出与其价值观和偏好一致的决策时可能是有用的。临床医生应该期待在做出决定时花更多的时间与病人在一起
不推荐	AGA未作推荐		对效果估计的置信度非常低，以至于目前任何效果估计都是投机性的

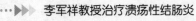

表4 AGA临床指南委员会中－重度溃疡性结肠炎治疗建议摘要

推荐	推荐强度	证据质量
1.对于中－重度溃疡性结肠炎的成人门诊患者，AGA建议使用英夫利昔单抗、阿达木单抗、戈利木单抗、维多利珠单抗、托法替尼或尤特克单抗而不是不治疗 （药物是根据美国FDA批准的年份订购的）	强	中
2A.对于对生物制剂不敏感的中－重度溃疡性结肠炎的成人门诊患者，美国医学会建议使用英夫利昔单抗或维多利珠单抗而不是阿达木单抗诱导缓解 评论：患者，特别是那些病情较轻的患者，他们更看重自身皮下注射的便利性，而对药物的相对疗效的价值较低，他们可能合理地选择阿达木单抗作为替代方案	条件的	中
2B.对于对生物制剂不敏感的中－重度溃疡性结肠炎的成人门诊患者，美国医学会建议托法替尼仅用于临床或注册研究中的生物幼稚患者。（无建议，知识差距） 评论：FDA关于使用托法替尼治疗溃疡性结肠炎的适应证的最新建议（2019年7月26日）建议仅在肿瘤坏死因子 α 拮抗剂失败或对其不耐受后使用	未推荐	证据缺乏
2C.对于患有中－重度溃疡性结肠炎的成人门诊患者，如果他们以前接触过英夫利昔单抗，特别是那些原发性无反应的患者，AGA建议使用尤特克单抗或托法替尼，而不是维多利珠单抗或阿达木单抗来诱导缓解	有条件	低
3A.在活动期中－重度溃疡性结肠炎的成人门诊患者中，AGA建议不要使用硫嘌呤单一疗法来诱导缓解	有条件	非常低
3B.在中－重度溃疡性结肠炎缓解期的成人门诊患者中，AGA建议使用硫嘌呤单一疗法，而不是不治疗，以维持缓解	有条件	低
3C.在中－重度溃疡性结肠炎的成人门诊患者中，AGA建议不要使用甲氨蝶呤单一疗法来诱导或维持缓解	有条件	低

续表

推荐	推荐强度	证据质量
4A.在活动性中-重度溃疡性结肠炎的成人门诊患者中，美国医学会建议使用生物单一疗法（肿瘤坏死因子-α 拮抗剂、维多利珠单抗或乌司他单抗）或托法替尼而不是硫嘌呤单一疗法来诱导缓解	有条件	低
4B.在中-重度溃疡性结肠炎缓解期的成人门诊患者中，AGA没有推荐或反对使用生物单一疗法或托法替尼，而不是硫嘌呤单一疗法来维持缓解	未推荐	证据缺失
5A.在中-重度溃疡性结肠炎的成人门诊患者中，美国医学会建议将肿瘤坏死因子α 拮抗剂、维多利珠单抗或乌司他单抗与硫嘌呤或甲氨蝶呤联合使用，而不是生物单一疗法 评论：患者，特别是病情较轻的患者，对生物单一疗法的安全性评价较高，对联合疗法的疗效评价较低，可合理选择生物单一疗法	有条件	低
5B.在中-重度溃疡性结肠炎的成人门诊患者中，美国医学会建议将肿瘤坏死因子-α 拮抗剂、维多利珠单抗或乌司他单抗与硫嘌呤或甲氨蝶呤联合使用，而不是单用硫嘌呤	有条件	低
6.对于中-重度溃疡性结肠炎的成人门诊患者，AGA建议早期使用生物制剂，并加用或不加免疫调节剂治疗，而不是在5-氨基水杨酸盐无效后逐步使用 条件低评价：对5-ASA安全性评价较高、对生物制剂或托法替尼疗效评价较低的患者，尤其是病情较轻的患者，可合理选择5-ASA阶梯疗法	有条件	非常低
7.在使用生物制剂和/或免疫调节剂或托法替尼获得缓解的中-重度溃疡性结肠炎的成人门诊患者中，AGA建议不要继续使用5-氨基水杨酸盐来诱导和维持缓解	有条件	非常低

推荐	推荐强度	证据质量
8.对于急性重症溃疡性结肠炎住院的成人患者，AGA建议静脉注射甲基泼尼松龙剂量当量为40~60mg/d，而不是大剂量的静脉注射皮质类固醇	有条件	非常低
9.对于无感染的成人急性重症溃疡性结肠炎住院患者，AGA建议不要使用辅助抗生素	有条件	非常低
10.对于静脉注射皮质类固醇无效的急性重症溃疡性结肠炎住院成人患者，AGA建议使用英夫利昔单抗或环孢菌素	有条件	低
11.在使用英夫利昔单抗治疗急性严重溃疡性结肠炎的住院成人患者中，AGA不建议常规使用强化剂量与标准剂量英夫利昔单抗	未推荐	证据缺乏

建议

1. 对于门诊中的中-重度溃疡性结肠炎成人患者，AGA推荐使用英夫利昔单抗、阿达木单抗、戈利木单抗、维多利珠单抗、托法替尼或尤特克单抗而不是不治疗（强烈推荐，适中质量证据）。

专家小组建议使用英夫利昔单抗、阿达木单抗、戈利木单抗、维多利珠单抗、托法替尼或尤特克单抗治疗中-重度UC的成人门诊患者，而不是不进行诱导和维持缓解的治疗。有16项随机对照试验（RCT）将肿瘤坏死因子 α 拮抗剂维多利珠单抗、托法替尼和尤特克单抗与安慰剂进行了比较。在6~8周评估诱导缓解，在30~54周评估维持缓解。在诱导缓解方面，所有积极的干预措施都优于安慰剂，无论先前的生物暴露情况如何（英夫利昔单抗 RR：2.85,95%CI：2.11~3.86；阿达木单抗 RR：1.62,95%CI：1.15~2.29；戈利木单抗 RR：2.49，95%CI：1.58~3.93；维多利珠单抗 RR：

2.22，95%CI：1.36~3.64；托法替尼 RR：3.22；95%CI：2.03~3.93。同样，在维持缓解方面，所有积极干预措施均优于安慰剂（英夫利昔单抗 RR：2.25，95%CI：1.67~3.05；阿达木单抗 RR：2.28，95%CI：1.52~3.42；戈利木单抗 RR：1.88，95%CI：1.32~2.68；维多利珠单抗 RR：2.31，95%CI：1.63~3.28；托法替尼 5mg，每日 2 次，RR：3.09，95%CI：1.99~4.00。在诱导和维持治疗试验中，所有药物的耐受性良好，严重不良事件发生率低，与安慰剂没有明显区别。重要的是，托法替尼的推荐诱导量是 10mg 每天 2 次，连续 8 周；在最初 8 周治疗反应不大的病例中，可以考虑大剂量托法替尼总共 16 周。对于长期的维持，托法替尼 5mg，每天 2 次，被推荐给大多数患者；在仔细考虑了药物的风险和益处之后，对于每天 2 次剂量为 5mg 而失去反应的患者，可以考虑更高的剂量。在更高的剂量下，已经观察到肺栓塞和全因死亡率的意外增加。

这一建议的总体证据质量在诱导缓解和维持缓解方面都是中等的。虽然大多数研究都是由工业赞助的注册试验，但没有重要的偏见、不一致或间接。由于所有比较的事件数量较少（<200），未能达到最佳信息大小，证据的不精确性被降低。

2A. 对于对生物制剂不敏感的中‐重度溃疡性结肠炎的成人门诊患者，美国医学会建议使用英夫利昔单抗或维多利珠单抗而不是阿达木单抗诱导缓解（有条件的推荐，中等质量的证据）。

评论：患者，特别是那些病情较轻的患者，他们更看重自我皮下注射的便利性，而对药物的相对疗效的价值较低，可以合理地选择阿达木单抗作为替代方案。

2B. 对于对生物制剂不敏感的中‐重度溃疡性结肠炎的成人门诊患者，美国医学会建议托法替尼仅在临床或注册研究中使用（无建议，知识差距）。

评论：FDA 关于使用托法替尼治疗溃疡性结肠炎的适应证的最新建议（2019 年 7 月 26 日）建议仅在肿瘤坏死因子 α 拮抗剂失败或对其不耐受后使用。

在中-重度UC对生物制剂敏感的成人门诊患者中，指南小组建议使用英夫利昔单抗或维多利珠单抗，而不是阿达木单抗来诱导缓解。根据美国食品和药物管理局关于托法替尼仅适用于肿瘤坏死因子 α 拮抗剂失效或耐受后患者的批准适应证的最新文件，指南小组建议在临床或注册研究的背景下密切监测托法替尼在患有UC的生物-NAÏVE患者中的任何使用情况。目前，英夫利昔单抗和维多利珠单抗都是需要输液的静脉药物，这可能会给一些患者带来不便。对于这些患者，特别是那些重视自身注射治疗便利性的患者，特别是那些病情较轻的患者，阿达木单抗可能是一线生物治疗的合理替代选择。

在对中、重度溃疡性结肠炎（溃疡性结肠炎）患者进行的头对头试验中，在生理性敏感患者中，接受维多利珠单抗治疗的患者的临床缓解率显著高于接受阿达木单抗治疗的患者（34.2%vs24.3%；RR：1.41；95%CI：1.10~1.81），这些患者的临床缓解率明显高于使用阿达木单抗的患者（34.2%vs24.3%；RR：1.41；95%CI：1.10~1.81）。对于所有其他比较，比较疗效的证据来自网络荟萃分析。网络荟萃分析可以帮助评估几种干预措施的比较效果，并在随机对照试验网络中综合证据，特别是在没有（或没有）直接证据的情况下。这种由安慰剂等共同对照调整的相互竞争的干预措施的间接比较可以部分考虑到不同试验中患者的预后特征。分析纳入15个随机对照试验，共3747例中-重度UC患者，包括英夫利昔单抗（4个试验，667例）、阿达木单抗（4个试验，1046例患者）、戈利木单抗（2个试验，586例患者）、维多利珠单抗（3个试验，630例患者）、托法替尼（2个试验，520例患者）和尤特克单抗（1个试验，298例患者）（见技术综述）。对于诱导治疗的这一证据，英夫利昔单抗、阿达木单抗、戈利木单抗、维多利珠单抗和尤特克单抗试验的试验设计、参与者特征、干预措施、比较器和结果被认为是合理相似的，以便于间接比较。相比之下，托法替尼的试验被认为是不同的，因为他们在结果评估中使用严格的直肠出血评分为零（与其他试验在结果评估中允许直肠出血评分为0或1形成对比）。在网络荟萃分析中，对英夫利昔单抗优于阿达木单抗的估计有一定的置信度（OR：2.10；95%CI：1.16~3.79）（证据因严重不精确而降低）。值得注意的是，在这些临床试验中，治疗没有优化到建议的药物浓度；英夫利昔单抗、阿达木单抗和戈利木单抗在具有相似作用机制的情况下达到足够药物浓度的患者的疗效可能是相似的。

2C.对于患有中-重度溃疡性结肠炎的成人门诊患者，如果他们以前接触过英夫利昔单抗，特别是那些原发性无反应的患者，AGA建议使用尤特克单抗或托法替尼，而不是维多利珠单抗或阿达木单抗来诱导缓解（有条件的推荐，低质量的证据）。

评论：患者，特别是那些病情较轻的患者，他们对药物的潜在安全性评价较高，而对药物的相对疗效评价较低，可以合理地选择维多利珠单抗作为替代方案。

对于以前接触英夫利昔单抗的中-重度UC成人患者，特别是那些原发性无反应的患者，指南小组建议使用尤特克单抗或托法替尼而不是维多利珠单抗或阿达木单抗来诱导缓解。

在VARSITY试验中，约21%的患者事先接受了肿瘤坏死因子α拮抗剂而不是阿达木单抗的治疗。在这些患者中，52周的临床缓解率没有显著差异（20.3%vs16.0%），总体证据被认为质量不高（由于非常不精确而被降级）。还进行了一项单独的网络荟萃分析，比较了不同药物在中-重度UC患者中的试验，这些患者以前曾接触过肿瘤坏死因子α拮抗剂。该网络荟萃分析包括7项随机对照试验，共1580例既往接触肿瘤坏死因子α拮抗剂的患者。英夫利昔单抗和戈利木单抗被排除在外，因为已发表的研究只包括生物敏感患者。值得注意的是，所有这些比较都因不及物而被降级。预先治疗暴露和反应是一个重要的效应调节剂。研究水平估计没有报告患者暴露于一种以上肿瘤坏死因子α拮抗剂的比例，以及患者是否暴露于多种不同类别的生物制品。对支持托法替尼和尤特克单抗优于阿达木单抗（托法替尼 vs 阿达木单抗：OR：11.05；95%CI：1.79~68.41；尤特克单抗 vs 阿达木单抗：OR：10.71；95%CI：2.01~57.20）以及优于维多利珠单抗（托法替尼 vs 维多利珠单抗：OR：6.18；95%CI：1.01~57.20）的估计可信度较低。

2C. 对于患有中-重度溃疡性结肠炎的成人门诊患者，如果他们以前接触过英夫利昔单抗，特别是那些原发性无反应的患者，AGA 建议使用尤特克单抗或托法替尼，而不是维多利珠单抗或阿达木单抗来诱导缓解（有条件的推荐，低质量的证据）。

评论： 患者，特别是那些病情较轻的患者，他们对药物的潜在安全性评价较高，而对药物的相对疗效评价较低，可以合理地选择维多利珠单抗作为替代方案。

指南小组明确指出，这些有条件的建议只适用于先前接触英夫利昔单抗的患者。考虑到先前的证据支持英夫利昔单抗优于阿达木单抗或戈利单抗，在生物学上没有问题的中-重度 UC 患者中缺乏直接证据，在阿达木单抗或戈利木单抗暴露的患者中，改用维多利珠单抗、尤特克单抗或托法替尼而不是英夫利昔单抗的益处是不确定的，在以前接触过阿达木单抗或戈利木单抗的患者中，改用维多利珠单抗、尤特克单抗或托法替尼的益处尚不确定。正如美国药品监督管理局的治疗药物监测指南中指出的那样，尽管达到了足够的药物浓度，但在没有反应的情况下，选择放弃可能是合理的。

由于临床试验设计的显著差异，使用网络荟萃分析无法可靠地合成维持缓解的数据–英夫利昔单抗和阿达木单抗的试验是直接通过试验治疗的，而戈利木单抗、维多利珠单抗、托法替尼和尤特克单抗的维持试验则将诱导治疗的应答者重新随机化–并且缺乏事先生物暴露的数据分层。然而，与标准的临床实践一样，一旦一种药物开始用于诱导缓解，如果有效，通常也会继续使用

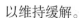

以维持缓解。

3A.在活动期中–重度溃疡性结肠炎的成人门诊患者中，AGA建议不要使用硫嘌呤单一疗法来诱导缓解（有条件推荐，证据质量非常低）。

3B.在中–重度溃疡性结肠炎缓解期的成人门诊患者中，AGA建议使用硫代嘌呤单一疗法，而不是不治疗，以维持缓解（有条件建议证据质量不高）。

专家小组建议不要使用硫嘌呤单一疗法来诱导活动期中–重度UC成人门诊患者的缓解。然而，对于已经获得缓解的患者（通常是用皮质类固醇诱导的），专家小组建议使用硫嘌呤单一疗法而不是不治疗来维持缓解。

有三项试验比较了硫嘌呤与安慰剂，两项试验比较了硫嘌呤与5–氨基水杨酸酯（5–ASA）在诱导皮质类固醇自由缓解方面的作用。在五分之四的试验中，患者被认为依赖皮质类固醇，无法将每日皮质类固醇减至10~20mg以下而不会复发。与现代临床试验不同的是，这些研究使用了不同的疾病活动性指数，在4周到52周的不同时间间隔评估非皮质类固醇缓解的结果，而在同时开始服用硫嘌呤和皮质类固醇的活动性疾病患者中，尚不清楚是由皮质类固醇还是硫嘌呤诱导的缓解。尽管与安慰剂或5–ASA相比，硫嘌呤的非皮质类固醇临床缓解率更高（RR：1.25；95%CI：1.01~1.56），但由于存在严重的偏见、不精确性和间接性（结果定义和评估），证据的总体质量被认为非常低。基于硫嘌呤起效缓慢，在没有皮质类固醇的情况下，它们不太可能作为诱导活动期疾病患者缓解的单一疗法有效。因此，基于证据的不确定性，指南小组选择建议不要在活动期中–重度溃疡性结肠炎患者中使用硫嘌呤诱导临床缓解。

为了维持缓解，纳入了4个比较硫嘌呤与安慰剂的试验和3个比较硫嘌呤与5–ASA的试验。维持缓解被定义为防止皮质类固醇诱导缓解后复发（5个试验）或长期接受硫嘌呤治疗的患者保持非皮质类固醇缓解的能力（2个试验），评估时间为6~18个月。荟萃分析显示，在缓解期UC患者中，硫嘌呤预防疾病复发的效果优于安慰剂或5-ASA（RR：0.61；95%CI：0.49~0.77）。由于存在偏见和不精确的风险，证据质量被评为低质量。

3C. 在中-重度溃疡性结肠炎的成人门诊患者中，AGA建议不要使用甲氨蝶呤单一疗法来诱导或维持缓解。（有条件推荐，证据质量不高）

指南小组建议不要使用甲氨蝶呤单一疗法来诱导或维持中-重度UC成人门诊患者的缓解。

两项试验比较了甲氨蝶呤与安慰剂，一项试验比较了甲氨蝶呤与5-ASA在诱导缓解方面的作用。在关键的Meteor试验中，所有患者每天服用10~40毫克的皮质类固醇，无论是否有活动性疾病。主要结果是12~30周内无皮质类固醇的缓解。荟萃分析显示，与安慰剂相比，甲氨蝶呤诱导缓解率没有显著差异（RR：1.31；95%CI：0.89~1.94）。由于非常严重的间接性（不同的给药方案和给药方式，临床缓解的定义不同，无法真正评估缓解是由皮质类固醇还是甲氨蝶呤诱导的），以及严重的不准确性，证据的质量被评为非常低的。在维持缓解方面，两项试验比较了甲氨蝶呤与安慰剂，一项比较了甲氨蝶呤与5-ASA。与诱导相似，甲氨蝶呤与安慰剂/5-ASA在维持缓解方面没有差别（RR：1.01；95%CI：0.79~1.29）。由于严重的间接性和非常严重的不准确性，证据质量被评为非常低。

4A. 在活动性中-重度溃疡性结肠炎的成人门诊患者中，美国医学会建议使用生物单一疗法（肿瘤坏死因子α拮抗剂、维多利珠单抗、乌司他单抗）而不是硫嘌呤单一疗法来诱导缓解（有条件推荐，证据质量不高）。

4B.对于正在缓解期的中－重度溃疡性结肠炎的成人门诊患者，美国胃肠病协会不推荐或反对使用生物单一疗法（肿瘤坏死因子α拮抗剂、维多利珠单抗或乌司他单抗），而不是硫嘌呤单一疗法来维持缓解（没有推荐，知识差距）。

专家小组有条件地建议使用生物单一疗法而不是硫嘌呤来诱导缓解。专家小组没有建议使用生物单一疗法而不是硫嘌呤单一疗法来维持缓解。

证据来自一项三期临床试验，UC-SUCCESS 比较英夫利昔单抗、硫唑嘌呤和英夫利昔单抗与硫唑嘌呤的联合疗法，以及基于比较单独用药和安慰剂的试验的间接证据。虽然UC-SUCCESS是一项诱导和维持试验，旨在评估单一疗法与联合疗法对患有中－重度UC（类似于克罗恩病的SONIC）的成人生物敏感门诊患者的比较疗效，但赞助商在意向登记之前和维持阶段尚未完成就提前终止了这项试验。在这项试验中，英夫利昔单抗疗法和硫唑嘌呤单一疗法在第16周实现无皮质类固醇缓解方面没有差别（RR：0.96%）。在这项试验中，英夫利昔单抗疗法和硫唑嘌呤单一疗法在第16周实现无皮质类固醇缓解方面没有区别（RR：0.96%）。英夫利昔单抗治疗在实现内镜缓解方面优于硫嘌呤单一治疗，这是一个重要的结果。此外，根据PICOS1和PICOS3的先前证据综合和相应的建议，美国医学会推荐使用生物制剂（肿瘤坏死因子α拮抗剂、维多利珠单抗或乌司他单抗）而不是安慰剂（中等质量的证据），而建议不要使用硫嘌呤单一疗法来诱导中－重度UC成人门诊患者的缓解（非常低质量的证据）。

由于UC-SUCCESS被过早终止，没有正面试验表明生物单一疗法与硫嘌呤在维持缓解方面的疗效比较。正如在Picos 1和Picos 3中一样，这两种策略都被推荐用于维持缓解，而不是不治疗。认识到缺乏证据，专家小组没有建议支持或反对生物单一疗法，而不是硫嘌呤单一疗法，以维持缓解。考虑到患者的临床状况、不同药物的安全性、治疗费用和方便性等因素，医生的判断可能被用来指导药物的选择。

5A.在中-重度溃疡性结肠炎的成人门诊患者中，美国医学会建议将肿瘤坏死因子α拮抗剂、维多利珠单抗或乌司他单抗与硫嘌呤或甲氨蝶呤联合使用，而不是生物单一疗法（条件性推荐，低质量证据）。

评论：患者，特别是病情较轻的患者，对生物单药治疗不良事件风险较高，对联合治疗相对疗效重视较低的患者，可合理选择生物单药治疗。

5B.在中-重度溃疡性结肠炎的成人门诊患者中，美国医学会建议将肿瘤坏死因子α拮抗剂、维多利珠单抗或乌司他单抗与硫嘌呤或甲氨蝶呤联合使用，而不是单用硫嘌呤（有条件推荐，证据质量不高）。

指导小组建议，在患有中-重度UC的成人门诊患者中，肿瘤坏死因子α拮抗剂、维多利珠单抗或乌司他单抗与硫嘌呤或甲氨蝶呤联合使用，而不是生物单一疗法或硫嘌呤单一疗法。然而，对于那些重视药物治疗安全性和耐受性的患者，特别是那些病情较轻的患者，可以合理地选择生物单一疗法。

英夫利昔单抗与硫嘌呤的联合治疗与英夫利昔单抗治疗相比，在UC-SUCCESS中进行了评估。UC-SUCCESS是一项针对患有0.27的生物NAÏVE患者的三期双盲双模拟随机对照试验。如上所述，这项试验在计划登记和维持试验完成之前提前终止。患者被随机分为英夫利昔单抗治疗、硫唑嘌呤单抗治疗或英夫利昔单抗与硫唑嘌呤联合治疗。与英夫利昔单抗治疗相比，联合治疗在第16周更有效（RR：1.78；95%CI：1.08~1.94）。没有试验比较其他肿瘤坏死因子α拮抗剂、维多利珠单抗或乌司他单抗与免疫调节剂联合治疗与生物单药治疗。由于在生物制剂中加入免疫调节剂可以改善生物制剂的药代动力学（增加药物浓度和降低免疫原性），指南小组将这一支持硫嘌呤和英夫利昔单抗联合治疗的间接证据外推其他肿瘤坏死因子 α 拮抗剂，维多利珠单抗或乌司替尼单抗，特别是在药代动力学不佳的患者（更严重的疾病，更高的炎症负担，低白蛋白，更高的体重指数），即使新的生物制剂的免疫原性可能低于英夫利昔单抗，但这一间接证据仍然适用于其他肿瘤坏死因子受体拮抗剂（更严重的疾病，更高的炎症负担，低白蛋白，更高的体重指数），即使新的生物制剂的免疫原性可能低于英夫利昔单抗（RR：1.70；95%CI：1.04~2.78）。

目前尚无临床试验比较联合疗法和单一疗法维持缓解的效果。法国一项对82名接受联合治疗的缓解患者进行回顾性研究的非常低质量的证据表明，继续联合英夫利昔单抗和硫唑嘌呤联合治疗优于降级为英夫利昔单抗治疗。

总体而言，英夫利昔单抗联合疗法与英夫利昔单抗疗法和硫嘌呤单药疗法相比，诱导缓解的证据质量被评为中等质量（不精确度被下调）。未发现非英夫利昔单抗肿瘤坏死因子 α 拮抗剂（阿达木单抗、戈利木单抗）、维多利珠单抗或乌司他单抗与硫嘌呤（或甲氨蝶呤）联合治疗与生物单药治疗的对比试验。从支持与英夫利昔单抗联合治疗的证据推断，承认使用较新的生物制剂具有较低的免疫原性风险，其他制剂的证据由于间接而被评为低质量。由于观察证据和严重的不精确，维持缓解的证据质量被评为非常低。

6.对于中-重度溃疡性结肠炎的成人门诊患者，AGA 建议早期使用生物制剂，并加用或不加免疫调节剂治疗，而不是在5-氨基水杨酸盐无效后逐步使用（有条件推荐，证据质量很低）。

评论：患者，特别是那些病情较轻的患者，他们对5-ASA 治疗的安全性评价较高，而对生物制剂的疗效评价较低，可以合理地选择5-ASA 治疗的阶梯疗法。

指南小组建议，在具有高结肠切除风险的中-重度疾病活动的患者中，早期使用生物制剂，无论有没有免疫调节剂治疗，或托法替尼，而不是在5-氨基水杨酸盐（5-ASA）无效后逐步加强治疗。然而，对于病情较轻的患者，如果他们对5-ASA疗法的安全性评价较高，而对生物制剂的整体疗效评价较低，则可以选择从5-ASA疗法开始。

目前还没有研究表明，在具有高结肠切除风险的中-重度UC患者中，预先生物治疗或托法替尼策略与渐进治疗（仅在5-ASA失败后才引入基于生物的治疗或托法替尼）进行比较，或将基于生物的治疗与基于5-ASA的治疗进行比较。三项研究比较了硫嘌呤和5-ASA在糖皮质激素暴露的UC患者中的作用。荟萃分析显示，硫嘌呤的非皮质类固醇缓解率高于5-ASA。间接推断PICO问题3和4的数据表明，基于生物的治疗可能比基于5-ASA的治疗更有效。重要的是，5-ASA在中-重度疾病活动性患者中还没有得到专门研究，它们的使用仅限于轻中度疾病活动性患者。由于持续未治疗的活动性疾病、增加UC相关并发症、住院、结肠切除术和总体生活质量低下的风险，延迟有效的治疗以诱导结肠切除高危中-重度UC患者可能是有害的。由于严重的间接性和不精确性，支持这一建议的证据的总体质量被评为非常低。

7.在使用生物制剂和（或）免疫调节剂或托法替尼获得缓解的中-重度溃疡性结肠炎的成人门诊患者中，AGA建议不要继续使用5-氨基水杨酸盐来诱导和维持缓解（有条件的推荐，证据质量很低）。

指南小组建议，在中-重度溃疡性结肠炎的成人门诊患者中，不要继续使用5-ASA以诱导和维持缓解，这些患者以前5-ASA失败，并已升级为生物制剂和（或）免疫调节剂或托法替尼。

在一项随机临床试验中，经使用硫唑嘌呤和奥沙拉嗪达到临床、内窥镜和组织学缓解的中-重度UC患者被随机分成两组，一组继续使用硫唑嘌呤联合奥沙拉嗪，另一组仅降级使用硫唑嘌呤。在两年的随访中，两组的复发风险没有差异（RR：1.02；95%CI：0.77~1.34）。在生物治疗或托法替尼治疗的中-重度UC患者中，没有系统停用5-ASA的研究。使用来自随机对照试验分组分析的间接证据，比较试验开始时服用5-ASA与不同时服用5-ASA的患者的诱导和维持缓解率。荟萃分析显示，接受肿瘤坏死因子α拮抗剂或托法替尼治疗的患者与未同时服用5-ASA的患者相比，诱导或维持临床缓解率没有差异（诱导RR：0.94，95%CI：0.74~1.18；维持RR：0.92，95%CI：0.78~1.09）。值得注意的是，这些试验没有评估生物或托法替尼治疗的患者系统停用5-ASA的效果。由于证据的不准确性和间接性，证据的整体质量被评为低质量。

这一建议没有考虑持续使用5-ASA是否对UC患者的结直肠癌有化疗保护作用。虽然研究已经变化多端地表明，在UC患者中使用5-ASA与较低的结直肠癌风险之间存在关联，最近的数据表明，慢性活动性疾病是结肠癌的风险因素，无论使用哪种治疗方法，持续缓解都是有保护作用的。

急性重症溃疡性结肠炎住院患者的处理

8.对于急性重症溃疡性结肠炎住院的成人患者，AGA建议静脉注射甲基泼尼松龙剂量当量为40~60 mg/d，而不是大剂量的静脉注射皮质类固醇（有条件推荐，证据质量很低）。

指导小组建议在住院的成人ASUC患者中使用相当于40~60mg/d的甲基泼尼松龙的静脉注射皮质类固醇，而不是更高剂量的静脉注射皮质类固醇，以降低结肠切除的风险。

静脉注射糖皮质激素是治疗成人急性溃疡性结肠炎的主要方法。在住院的急性溃疡性结肠炎患者中，没有对不同剂量的皮质类固醇进行面对面的试验。在一项评估ASUC患者结肠切除风险因素的系统回顾中，Turner及其同事观察到，在住院的ASUC患者中，甲基泼尼松龙平均剂量为68mg/d（范围为40~100mg）；在控制了基线疾病严重程度后的Meta回归分析中，皮质类固醇剂量与结肠切除风险之间没有相关性（$R^2<0.01$）。在纳入的试验中，使用了不同的静脉注射皮质类固醇方案（不同的配方，每天给一次，每天多次，而不是持续输注）。基于评估ASUC患者结肠切除风险和风险因素的模型，建议进行3~5天的皮质类固醇试验；持续使用7天以上的皮质类固醇对无反应的患者没有效果。由于证据的观察性和比较疗效的间接性，证据的总体质量被评为非常低。

9.对于无感染的成人急性重症溃疡性结肠炎住院患者，AGA建议不要使用辅助抗生素（有条件的推荐，证据质量非常低）。

指南小组建议不要在没有胃肠道或肠外感染的患者中常规使用辅助抗生素治疗急性溃疡性结肠炎。

有4个随机对照试验比较了抗生素和不使用抗生素/安慰剂治疗急性溃疡性结肠炎的疗效。不同的抗生素被使用，疗程从5~10天不等。Meta分析显示，在降低ASUC患者结肠切除术的短期风险方面，加用抗生素并不优于不加抗生素（RR：0.79；95%CI：0.46~1.35）。排除一项口服万古霉素试验阳性但使用不敏感试验排除伴发艰难梭菌感染后，对辅助抗生素的总体概要估计接近统一（RR：0.95；95%CI：0.55~1.64）。考虑到研究中使用的抗生素种类繁多，由于存在严重的偏见、严重的不精确和不一致的风险，证据的质量被评为非常低的水平。

10.对于静脉注射皮质类固醇无效的急性重症溃疡性结肠炎住院成人患者，AGA建议使用英夫利昔单抗或环孢菌素（有条件的推荐，证据质量不高）。

指南小组建议在住院的成人急性溃疡性结肠炎患者中使用英

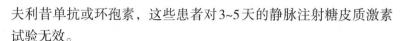

夫利昔单抗或环孢素，这些患者对3~5天的静脉注射糖皮质激素试验无效。

　　一项随机对照试验将英夫利昔单抗与安慰剂在45名静脉注射糖皮质激素无效的急性溃疡性结肠炎患者中进行了比较。在这项试验中，英夫利昔单抗在降低住院90天内接受结肠切除术的风险方面优于安慰剂（RR：0.44；95%CI：0.22~0.87）。患者单次给予英夫利昔单抗5mg/kg，无需进一步的诱导或维持剂量。

　　同样，静脉注射环孢素（4mg/kg）与安慰剂在单次小范围随机对照试验中对激素难治性ASUC患者进行比较。在这项试验中，环孢素比安慰剂有更好的趋势（RR：0.61；95%CI：0.18~2.01）。在随后的随机对照试验中，每天2mg/kg的环孢素剂量与每天4mg/kg的环孢素A剂量相当，可以认为其安全性更高，剂量更低。在两项比较英夫利昔单抗和环孢素A的面对面试验中，标准剂量英夫利昔单抗诱导治疗与环孢素A在住院的皮质类固醇难治性ASUC患者中的短期结肠切除风险没有显著差异（RR：1.00；95%CI：0.72~1.40）。对这些试验的长期随访也表明了类似的发现。在CYSIF试验参与者4.5年的中位随访中，最初接受环孢素治疗的患者的1年和5年无结肠切除生存率分别为70.9%和61.5%，而随机服用英夫利昔单抗的患者分别为69.1%和65.1%（P=0.97）。重要的是，在这些试验中，随机治疗被提供了12~14周，之后治疗决定被推迟到治疗医生。在最初的随机化期后，接受环孢素治疗的患者1年和5年累积使用英夫利昔单抗的比例分别为45.7%和57.1%；相比之下，只有4名接受英夫利昔单抗治疗的患者改用环孢菌素。

　　与安慰剂相比，支持英夫利昔单抗或环孢素治疗静脉注射糖皮质激素难治性急性溃疡性结肠炎的证据的总体质量分别被评定为中等质量（不精确）或低质量（非常严重的不精确）。支持英夫利昔单抗和环孢素的可比性的证据表明，住院的皮质类固醇难治性急性溃疡性结肠炎患者接受短期结肠切除术的风险降低，被评为低质量（具有高偏倚风险和不精确性的开放标签试验）。

11. 对于静脉注射皮质类固醇无效的急性严重溃疡性结肠炎住院成人患者，AGA不建议常规使用强化剂量与标准剂量的英夫利昔单抗（没有推荐，知识差距）。

指南小组没有建议对因静脉注射皮质类固醇无效而住院的成人患者常规使用强化剂量与标准英夫利昔单抗剂量。

在ASUC住院患者中，没有比较不同剂量方案的随机对照试验（RCT）。5项观察性研究比较了接受不同英夫利昔单抗方案治疗的对静脉注射皮质类固醇药物无效的急性UC患者的结果。强化给药方案包括缩短英夫利昔单抗给药间隔（<2周，剂量叠加）和/或提前或在剂量叠加时诱导更高剂量的英夫利昔单抗（10mg/kg），无标准方案。在这些观察性研究的荟萃分析中，强化结肠切除术与标准英夫利昔单抗给药方案的短期风险没有显著差异（RR：1.61；95%CI：0.74~3.52）。在两项研究中，高剂量英夫利昔单抗（10mg/kg）预先诱导优于标准剂量（5mg/kg），结肠切除风险较低（RR：0.24；95%CI：0.08~0.68）。总体而言，由于存在严重的偏见、不一致和不精确的风险，证据质量被评为非常低的质量。

生物学上，皮质类固醇耐药的ASUC患者有很高的炎症负担，这可能导致英夫利昔单抗的加速消耗和粪便浪费，从而导致血清浓度和免疫原性较低。此外，考虑到该药物是白蛋白结合的，并且许多此类患者在ASUC环境下营养不良，生物制品的全身药物浓度可能较低。因此，强化方案可能比英夫利昔单抗标准诱导更有效。然而，整个观察性证据都与疾病的严重性相混淆，在这些疾病中，结肠切除风险天生更高的患者，或者对标准诱导剂量反应不足的患者，都会接受更密集的治疗方案。因此，由于在这一背景下缺乏有力的证据来指导治疗，这仍然是一个知识空白，需要进一步的研究来更好地指导住院的静脉注射皮质类固醇无效的ASUC患者英夫利昔单抗的理想诱导方案的治疗。

总结

这些针对中－重度UC的管理实践建议是使用分级框架并遵循医学研究所为制定值得信赖的指南所建立的标准而制定的。本指南的目标是促进中－重度UC患者的高质量、高价值的循证护理。

目前的证据支持英夫利昔单抗、阿达木单抗、戈利木单抗、维多利珠单抗和托法替尼用于诱导和维持中－重度UC的缓解。硫嘌呤单一疗法不应用于诱导缓解，但可考虑用于维持缓解；相反，甲氨蝶呤单一疗法，口服或皮下注射，不应用于诱导或维持缓解。网络荟萃分析表明，英夫利昔单抗和维多利珠单抗可能是生物敏感患者首选的一线治疗药物，而不是标准剂量的阿达木单抗或戈利木单抗，证据有限，无法告知托法替尼的适当位置。在既往接触英夫利昔单抗的患者中，特别是那些对诱导治疗没有反应的患者，维多利珠单抗或托法替尼可能比阿达木单抗或戈利木单抗更受欢迎。生物制剂和免疫调节剂的联合治疗比任何一种药物的单一治疗更有效，尽管患者，特别是那些病情不太严重和那些不喜欢药物副作用的患者，可能会选择单一疗法。对于中－重度疾病活动度高、结肠切除风险高的患者，使用或不使用免疫调节剂或托法替尼的生物制剂应及早使用，而不是在5－氨基水杨酸盐无效后逐步加强治疗。5－ASA治疗失败后使用生物制剂和/或免疫调节剂或托法替尼缓解的患者可以停止使用5－ASA。

在住院的ASUC患者中，在排除其他病因后，静脉注射甲基泼尼松龙剂量为40~60mg/天或等量是主要的治疗方法。不推荐在无感染的患者中常规使用辅助抗生素。3~5天静脉注射糖皮质激素试验无效的患者，如果他们喜欢持续的药物治疗，可以使用英夫利昔单抗或环孢菌素进行治疗。在接受英夫利昔单抗治疗的患者中，不推荐常规使用强化剂量与标准剂量的英夫利昔单抗。

未来研究的领域

指南小组确定了中–重度UC患者的多个知识差距和未来研究领域。随着可用于治疗UC的不同药物类别的增加，显然有必要确定预测个别治疗反应的生物标志物，以促进治疗的最佳定位；此外，面对面试验将直接提供比较疗效的信息，并加强来自网络荟萃分析的证据的质量。除了疗效，安全性是不同疗法的一个重要考虑因素，不同的治疗策略提供了不同的风险–收益概况。基于关键治疗属性（有效性、安全性、起效速度、联合干预、便利性）的全面个性化治疗是必要的，以便为共享决策提供最佳信息。关于生物制剂和免疫调节剂联合治疗UC患者的有效性和持续时间的证据有限，特别是对于免疫原性较低的新制剂，以及通过治疗药物监测更好地优化生物制剂的联合治疗。UC的治疗目标正在演变中。目前尚不清楚综合临床和生物标记物缓解与内窥镜缓解相比有多好的靶向性，也不清楚以组织学缓解为目标进行治疗是否有递增的益处。最后，对于静脉注射糖皮质激素无效的急性溃疡性结肠炎住院患者，关于最佳使用现有疗法和新的治疗方案的证据相当缺乏。对这些短期内有很高结肠切除风险的患者的治疗也需要优先考虑。

美国胃肠病协会关于COVID-19大流行期间炎症性肠病管理的临床实践更新

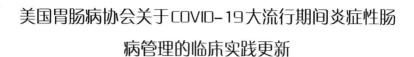

笔者　译

　　此次美国胃肠病学协会（AGA）研究临床实践更新的目的是快速审查新出现的证据，并就2019冠状病毒病大流行期间炎症性肠病患者的管理提供及时的专家建议。本专家评论由AGA研究所临床实践更新委员会和AGA理事会委托并批准，以及时提供对AGA成员具有高度临床重要性的主题的观点，并接受临床实践更新委员会的内部同行评审和通过标准的外部同行评审胃肠病学程序。

　　2019年12月，中国湖北省武汉市的许多人因不明病原体而出现感染和呼吸道症状。在一个月内，科学家们发现了一种新型冠状病毒，并将其命名为2019新型冠状病毒。国际病毒分类委员会命名为严重急性呼吸系统综合征冠状病毒-2（SARS-CoV-2），随后世界卫生组织将由SARS-CoV-2引起的疾病命名为2019冠状病毒病（COVID-19）。此后不久，新冠肺炎在武汉迅速蔓延，截至2020年2月，中国和其他23个国家确诊病例超过1.4万例，死亡305人。当隔离和其他控制措施开始实施时，病毒已经在世界范围内传播。2020年3月11日，世界卫生组织宣布COVID-19为大流行，截至2020年4月2日，全球COVID-19确诊病例超过100万例，死亡病例超过4.6万例。COVID-19影响了从儿童到老年人的所有年龄组，男性多于女性，在伴有呼吸系统疾病、糖尿病、肥胖和高血压等慢性疾病的患者中预后较差。

　　SARS-CoV-2是一种RNA病毒，与已知或推定从动物进入人类的早期冠状病毒有相似之处。呼吸道症状与之前的两起冠状病毒疫情相似，即2002/2003年的SARS-CoV和中东呼吸综合征CoV。SARS-CoV-2被认为是通过飞沫传播的，也可能是通过空气中吸入气溶胶粒子传播的。飞沫传播通常发生在与咳嗽或打喷嚏的人近距离接触（1m）以及当呼吸道飞沫接触到口、鼻或眼睛结膜时。此外，通过接触被呼吸道飞沫污染的表面可发生COVID-19传播。空气传播是通过液滴核内的病毒粒子（通常是直径5mm的粒子），这些病毒粒子可以在空气中停留很长时间，并在1米的距离内传播给他人。空气传播不太可能是社区中的主要传播方式，但在产生气溶胶的临床情况下，如气管插管、鼻咽吸痰和内镜手术，空气传播绝对是一个值得关注的问题。此外，由于SARS-CoV-2可在粪便中检测到，曾推测可能通过粪便传播，但这尚未得到证实。最近的一份报告证实在粪便中检测到病毒颗粒，但提示其数量不具有传染性。

SARS-CoV-2通过血管紧张素转换酶2（ACE2）受体进入细胞。病毒的刺突蛋白由跨膜蛋白酶丝氨酸2前体启动，促进病毒-细胞膜融合。ACE2受体在体内不同类型的细胞上表达，似乎在肠道中表达最多，但也可以在许多其他器官中发现，包括肺、舌头和胰腺。

COVID-19最常见的症状是发热和呼吸道症状，但据了解，相当一部分COVID-19患者会出现肠道习惯改变或其他消化症状。这些症状可能反映了病毒在胃肠道的接种，这可能与ACE2在肠道的表达有关。另外最近的报告已经着重于COVID-19的胃肠道相关表现，以及在呼吸道症状消失后很长时间仍可在粪便中检测到病毒，甚至在口咽中检测到病毒这一事实。

虽然COVID-19大流行是影响全球健康的一个重要因素，但炎症性肠病（IBD）患者对其感染风险和药物治疗管理有特别关注。这一最新的临床实践整合了对COVID-19的最新认识，并总结了对IBD患者和照顾者的可用指导。本专家评论由美国胃肠病学协会（AGA）研究所临床实践更新委员会和AGA理事会委托并批准，旨在及时对AGA成员具有高度临床重要性的主题提供观点，并接受临床实践更新委员会的内部同行评审，以及通过胃肠

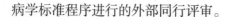

病学标准程序进行的外部同行评审。

炎症性肠病和COVID-19

对于IBD患者和他们的接触者以及整个科学界来说，有许多关键的问题会立即浮现在脑海中。表1中主要总结了这些问题，并将在这次更新中解决。读者随着对新型冠状病毒理解的加深，IBD特异性的问题和建议可能也会发生变化。

表1 COVID-19大流行期间感染性肠病患者的管理问题

主题
IBD患者感染SARS-CoV-2的风险有多大？ IBD患者中COVID-19的风险是什么？
肠道感染是否会增加感染SARS-CoV-2的风险？ IBD患者感染COVID-19有不同的症状和结局吗？
IBD治疗会增加感染COVID-19的风险吗？ IBD疗法对COVID-19有保护作用吗？
是否应该在大流行期间修改IBD患者的治疗方法？ IBD患者应该继续去诊疗中心吗？
对于暴露于COVID-19阳性患者的IBD患者，他们的治疗是否应该改变？对于感染SARS-CoV-2的IBD患者，应如何改进IBD治疗？
伴有COVID-19的IBD患者应该改变治疗吗？ COVID-19引发IBD复发吗？ COVID-19是否引发新发IBD？

1. 炎症性肠病患者感染SARS-CoV-2或发展为COVID-19的风险是否增加？

可以理解的是，克罗恩病和溃疡性结肠炎患者有特定的担忧，并可能增加感染SARS-CoV-2的风险。这是因为控制慢性炎症通常需要使用免疫抑制或免疫修饰疗法，这其中一些疗法可能具有引起其他病毒感染的风险。此外，由于需要去诊疗中心输液或进行内镜手术，可能会增加SARS-CoV-2感染的风险。

尽管具有增加SARS–CoV–2暴露的可能，目前有限的数据和专家意见表明，IBD患者感染SARS–CoV–2或发展成COVID–19的风险在基线水平上似乎没有增加。目前尚不清楚肠道感染是否是感染SARS–CoV–2的风险因素，但明确的是，IBD患者应保持病情缓解，以降低复发风险，并需要更密集的药物治疗或住院治疗。

2. 肠道炎症是否影响COVID–19患者的临床进程？

有限的信息显示这些感染COVID–19患者的肠道炎症记录并没有被常规评估。然而，已有研究证实，尽管在大约一半的COVID–19患者中发现了病毒RNA，许多患者甚至在呼吸系统样本转为阴性后仍存在病毒RNA，但与胃肠道症状和粪便中病毒RNA的存在没有明确的关系。在中国武汉，只有10.1%的COVID–19住院患者存在腹泻（占重症监护病房患者的16.7%）。另一项研究显示，大约有一半的COVID–19和肺炎患者在医院就诊时出现了消化症状，只有1/3的患者出现腹泻。有趣的是，浙江省平素胃肠道症状的患者感染COVID–19后，出现胃肠道症状的发生率要低得多（11.45%），这反映了不同病毒株、报告差异或两者兼备的可能性。在所有这些报告中，有消化症状的患者最常伴有发热和呼吸道症状。考虑到非特异性消化症状在人群中的流行，特别是在IBD患者中，这一临床意义是非常重要的。对于出现新的消化症状但没有发热或呼吸道症状的患者，可以监测症状的进展情况，这可能会指导检测SARS–CoV–2的时机，对于IBD患者，可以触发额外的治疗调整。

3. 如果炎症性肠病患者感染COVID–19会有什么结果？

中国和欧洲关于IBD患者感染COVID–19的结果的数据有限。一个国际登记系统（SECURE–IBD）已经建立，并正在收集IBD和COVID–19确诊（检测呈阳性）患者的信息。现在下结论还为时过早，但截止本文撰写时，登记的164例患者中，患有严重的IBD和COVID–19（作为医生的全球评估报告）的患者更有可能因其IBD或COVID–19（或两者皆有）而住院。我们预计，随着全球病例的增加，未来1~2个月的数据将更加强劲。确诊病例将会报道在这个网站：covidibd.org。

4. 炎症性肠病治疗是否影响感染SARS-CoV-2的风险？

IBD患者及其照顾者提出的最常见问题是："在当前大流行期间，特别是疑似或确诊为COVID-19的患者，应该如何处理IBD治疗？"在缺乏结果数据的情况下，我们必须依靠迄今为止的信息，以及在这些困难时期的专家指导。为此，我们纳入了英国胃肠病协会和国际炎症性肠病研究组织（IOIBD）的一般指南和共识声明。

我们将IBD治疗的考虑因素分为以下几类：未感染SARS-CoV-2的IBD患者；感染SARS-CoV-2且无症状的IBD患者（如IBD处于缓解状态，未出现COVID-19症状）；确诊COVID-19的IBD患者，有或没有活动性肠道炎症或其他消化症状。

（1）未感染SARS-CoV-2的炎症性肠病患者：现有数据和专家意见表明，IBD患者不是感染SARS-CoV-2的高危风险。因此，一般建议以持续缓解为目标继续进行IBD治疗，理想的定义为症状（临床）缓解和客观确认的炎症控制（内视镜改善和规范化实验室值）的组合。应该建议患者维持他们目前的方案，避免因不坚持而复发。除了复发的明显负面后果外，IBD的复发将会使现有的医疗资源紧张，可能需要类固醇治疗，或者需要住院治疗，这些结果都比现有IBD治疗的已知风险要糟糕得多。与对普通人群的建议类似，IBD患者应严格保持社交距离，在家工作，严格保持手卫生，并与已知的感染者隔离。武汉IBD中心对其318名患者的经验证明了这种方法的好处。当地的卫生保健团队立即向民众发出警报，要求他们呆在家里，严格保持社交距离。武汉是新冠肺炎疫情的中心地区，但没有一例患者并发COVID-19。

IBD患者和他们的照料者已经表达了对去输注中心提供不合理IBD治疗的担忧（如英夫利昔单抗、尤特克单抗和维多利珠单抗）。IOIBD共识支持继续使用输液中心，前提是该中心有

COVID-19筛查方案。输液中心应制定一项方案，包括对患者进行接触COVID-19或出现COVID-19症状的预先筛查、在门口进行发热检查、椅子之间有足够的间距（至少6英尺）、提供者和患者使用的口罩和手套，以及在患者离开后进行充分的深度清洁。选择性地转向注射疗法是不推荐的，更早的一项在接受英夫利昔单抗而转向阿达木单抗的患者中探索这一点的试验与复发有关。此外，改用家庭输液作为一种限制接触的方法似乎很有吸引力，但不建议这样做。有许多不受控制的变量，而且存在一个严重的风险，即从一个家庭旅行到另一个家庭的护士可能被感染，并成为其他患者的媒介。

（2）感染SARS-CoV-2但无COVID-19表现的IBD患者：SARS-CoV-2的检测正变得越来越普遍，使用敏感的核酸检测或血清学抗体的医疗点检测正在开发中。此外，即使患者没有出现COVID-19的相关临床症状，进行内窥镜手术或手术前对患者进行检测的问题也在讨论中。因此，已知患者已感染病毒但未患病的情况是可能的，并将增加。IOIBD在制定指导声明时专门探讨了这一设想。

在这种情况下，患者应该主动转移到低剂量的泼尼松（20mg/d）或在可行时转移到布地奈德。硫嘌呤、甲氨蝶呤和托法替尼应暂时保留。现有的单克隆抗体治疗（抗肿瘤坏死因子治疗、尤特克单抗或维多利珠单抗）应延迟给药2周，同时监测COVID-19的发展情况。一般的考虑并不承认这些治疗药物的半衰期，因为所有这些药物即使停药也可能继续对全身或组织产生影响。如果患者在2周后没有出现COVID-19症状，重新开始治疗是合理的。我们很可能马上就能进行SARS-CoV-2的系列检测，或寻找IgM消失和IgG抗体发展的情况，以了解患者进入了哪个感染阶段。这将提供更精确和舒适的时间重新开始任何已经举行的治疗。考虑到SARS-CoV-2在粪便中存留的时间比从鼻咽拭子中检测到的要长，目前尚不清楚这是否应该是首选的检测方法。然而，从实用的角度来看，系列粪便测试不太可能被采用。因此，在这种情况下对 SARS-CoV-2 进行粪便检测的临床意义仍有待观察。

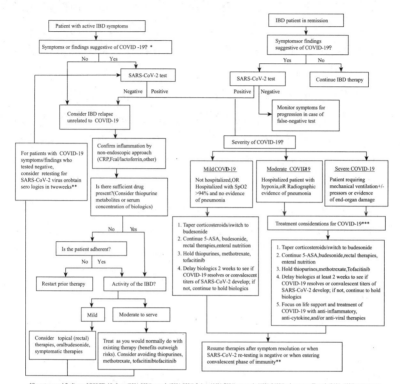

图 1：COVID-19 大流行期间 IBD 患者的管理

5-ASA，5-氨基水杨酸药物；CRP，c 反应蛋白；mAb，单克隆抗体。* COVID-19 的症状和体征：发热（83%~99%）；咳嗽（59%~82%）；疲劳（44%~70%）；厌食症（40%~84%）；呼吸短促（31%~40%）；痰（28%~33%）；肌肉痛（11%~35%）；头痛、精神错乱、鼻漏、咽喉痛、咯血、呕吐、腹泻（10%）；淋巴细胞减少（83%）；胸部电脑断层摄影术：双侧周边毛玻璃浑浊。

**清除 SARS-Cov-2 可能恢复 IBD 治疗；血清学抗体检测的作用目前尚不清楚（考虑到当地的检测能力和卫生系统批准的流行病学检测策略，病毒清除检测可能是可能的，也可能是不可能的，也可能是不合适的）。

*** 正在调查的 COVID-19 治疗，考虑对 IBD 具有安全和有效性的疗法。

（3）确诊COVID-19的有或没有肠道炎症的IBD患者：这种情况是最具挑战性的，因为这对IBD的管理和COVID-19的管理都有影响。英国胃肠病学协会和IOIBD声明都提到了在这种情况下IBD药物治疗的管理方法，但是关于IBD状态评估的细节是复杂的。我们在图1中为这种方法开发了一个通用算法。

对于COVID-19患者，调整IBD的药物治疗是合适的，这主要依据对治疗的免疫活性的了解以及该治疗是否会恶化COVID-19的预后。首先要考虑的是病情缓解的IBD患者。IBD疗法的调整集中在减少活跃病毒复制期间的免疫抑制，试图减少并发症的可能性。应该知道，目前基于抗细胞因子的治疗方法正在研究用于COVID-19的治疗，例如，我们可能会了解到持续的抗肿瘤坏死因子治疗可能会减少急性呼吸窘迫综合征和多器官系统衰竭的进展。然而，在缺乏这些数据的情况下，目前的指导是基于是否坚持或继续特定的IBD治疗。值得关注的是正在研究的针对COVID-19的抗病毒疗法和其他抗细胞因子疗法。选择对IBD有副作用（或者至少不会引起肠道炎症）的治疗方法是值得考虑的。

针对治疗COVID-19患者的潜在药物疗法，有一些有趣的研究；特别是一种主要用于类风湿关节炎的疗法，即白介素-6阻断剂托西珠单抗。这种药物主要用于类风湿关节炎和巨细胞动脉炎，也被证明对细胞因子释放综合征的治疗有效（美国食品和药物管理局批准），在嵌合抗原受体T细胞癌症治疗时代，细胞因子释放综合征已经变得越来越普遍。Tocilizumab在克罗恩病中发表了阳性的2期数据，并将在COVID-19患者中积极研究，另一种抗白介素药物sarilumab也是如此。另外，Janus激酶抑制剂baracitinib（而不是托法替尼）可能通过抑制AP2相关蛋白激酶1介导的内吞作用干扰病毒进入细胞。此外，羟基氯喹作为一种可能的治疗药物在这些患者中受到了国际上的关注，它是治疗IBD的较老药物之一，尽管不受控制。鼓励读者在https：//clinicaltrials.gov/上获取这些和其他抗炎疗法的最新信息。

在IBD治疗方面，氨基水杨酸盐、局部直肠治疗、饮食管理和抗生素被认为是安全的，可以继续使用。口服布地奈德也很可能是安全的，如果需要持续控制IBD，可以继续使用。如果担心慢性使用皮质类固醇会导致肾上腺功能不全，应避免全身使用皮质类固醇，如果可能，应迅速停用，并给予适当的谨慎。急性疾病期间应停用硫唑嘌呤、甲氨蝶呤和托法替尼。在病毒性疾病期间也应进行抗TNF治疗和尤特克单抗治疗。IOIBD组不确定在这种情况下是否需要持有维多利珠单抗，但对于IBD稳定的患者，在病毒疾病期间持有维多利珠单抗是合适的。

如果患者有COVID-19和消化症状，持续支持治疗COVID-19是合理的，但调查IBD患者消化症状的原因是非常重要的。首先，排除已知的肠道感染，如艰难梭状芽孢杆菌或其他胃肠道病原体。第二，用非内视镜方法确认活动性炎症，包括c反应蛋白、粪便钙蛋白或横断面成像，尽管这些检查应谨慎解释，因为它们可能因COVID-19而异常。如果结果表明IBD复发，IBD的治疗应该基于炎症的活性和IBD的严重程度。

根据COVID-19大流行期间关于内镜手术的多社会建议，只有紧急的内镜手术才应该进行。对于IBD患者和普通患者而言，这适用于"内镜手术将紧急改变管理"的情况。在这次大流行期间，可能促使内镜检查的临床情况包括需要活检来诊断新的严重IBD，如果非侵入性检查不明确，则排除巨细胞病毒，或在患有严重疾病或疑似癌症的患者中，黏膜检查可能指导手术干预。此外，美国医学会目前建议论COVID-19状态如何，都应该使用N95（或N99或动力空气净化呼吸器）口罩，而不是医用口罩，且双手套都是进行上下消化道内窥镜检查的医护人员适当个人防护装备的一部分。

对于轻度活动性疾病，临床医生应采用上述更安全的治疗方法。对于中度至重度活动性疾病，保留治疗方法可能不安全或不可行。在这种情况下，必须仔细权衡不断升级的IBD治疗的风险和益处与COVID-19的严重程度。对于COVID-19症状轻微的门诊患者，IOIBD支持使用COVID-19感染前的任何常规治疗。

对于患有严重COVID-19和预后不良风险的住院患者，炎症性肠病治疗可能会退居二线，但在可行的情况下，COVID-19的治疗选择应考虑同时存在的炎症性肠病。有趣的是，当IBD治疗加入更昔洛韦时，巨细胞病毒的清除增强，硫唑嘌呤和环孢素可能具有抗冠状病毒的特性。

如果患者因IBD且有患有较轻或偶然发现的COVID-19，重点关注炎症性肠病的严重急性问题是必要的，应遵循适用于治疗住院炎症性肠病患者的标准算法。考虑到使用大剂量皮质类固醇治疗的SARS和呼吸道合胞病毒患者预后不佳的证据，以及一些关于环孢素或他克莫司作为干扰SARS-CoV病毒复制的治疗的可能作用，我们建议将静脉注射类固醇限制在3天内，再决定继续使用钙调神经磷酸酶抑制剂或fliximab。尽管仍有可能改变或直接治疗的紧急内镜手术指征，但在大流行期间，巨细胞病毒检测可作为血清聚合酶链反应进行，以避免需要进行结肠镜检查，如果定量提示有活动性感染，Ganciclovir可开始使用。根据标准临床实践，建议进行手术咨询，尽管在大流行期间尽量减少手术干预的愿望，但更加强调为这些患者找到有效的医疗"权宜之计"。然而，显然会有一些患者尽管接受了医疗干预，但仍然需要手术治疗。

重点总结

（1）COVID-19是由SARS-CoV-2病毒引起的疾病，但IBD患者感染SARS-CoV-2或发展为COVID-19的风险似乎并不高。

（2）没有感染SARS-CoV-2的IBD患者不应停止IBD治疗，应在适当的输液中心继续诊疗。

（3）IBD患者已感染SARS-CoV-2病毒但未发展为COVID-19的，应服用硫唑嘌呤、甲氨蝶呤和托法替尼。生物疗法的给药时间应推迟2周，以便监测COVID-19症状。

（4）IBD患者合并COVID-19者，在病毒复制期间，应服用硫唑嘌呤、甲氨蝶呤、托法替尼和生物疗法。在症状完全缓解后，或在后续病毒检测呈阴性或血清学检测表明疾病已进入恢复期时，可重新启动IBD疗法。

（5）根据COVID-19的严重程度和IBD的严重程度，应对COVID-19的治疗进行仔细的风险效益评估，并提高IBD的治疗水平。

（6）请将IBD病例和确认COVID-19的相关资料，到covidibd.org上的SECURE-IBD登记。

第三版溃疡性结肠炎诊治欧洲循证共识意见

笔者 译

本文为欧洲克罗恩病及结肠炎组织（ECCO）关于溃疡性结肠炎（UC）的第三版共识指南。该指南由来自14个欧洲国家的28名成员起草，其来源于并更新了先前ECCO关于UC的共识指南。本指南的所有作者都承认并感谢ECCO的前任成员，他们为制定之前的共识指导方针做出了贡献，因为第三版指南是以先前指南的部分内容为基础发展而来。此外，为了起草本指南，我们也参考了ECCO制定的其他方面的指南，包括肠外表现（EIMs）、恶性肿瘤、影像学、小肠镜检查、机会性感染（OIs）、手术、内镜检查、病理学、贫血、生殖和妊娠，以及儿科UC等。

该指南分为两部分：第一部分详细介绍定义、分类、诊断、影像学和病理学特点以及特殊情况下的处理（EIMs、妊娠、肿瘤监测、手术以及回肠储袋功能障碍）。第二部分介绍目前疾病的治疗管理（活动性期的治疗和缓解期的维持治疗）。

该版指南的制定策略与先前指南制定策略相同，可参见其他ECCO共识指南（详见www.ecco-ibd.eu）。简而言之，公开招集参加者，接下来，ECCO指南委员会（GuiCom）根据文章发表情况以及个人表述选定参加人员。成立工作组审查2012发表的第二版指南，并根据现有的更新的文献资料提出修改意见。工作组成员达成一致意见，认为组织病理学、内镜检查、OIs、EIMs、手术以及妊娠部分不需要过多修改，因为在其他最近ECCO指南中进行了回顾，本指南提供了关于该部分专门指南的节选声明和陈述。由于针对儿科UC的专门指南已经设立并于最近更新，因此儿科UC部分不包含在本指南中。

ECCO声明和相关支持论据的初稿均基于全面的文献综述形式书写完成。随后，由来自35个ECCO成员国国家的参会代表通过两轮的投票对初稿加以完善。证据等级按照牛津循证医学中心（www.cebm.net）进行评分。该指南最终在2015年巴塞罗那会议上商讨完成，代表了至少80%评委的意见。共识意见内容并非单独阅读，而是结合上下文及其限定性意见进行阅读的。支持论据在每个工作组领导（FM、FC、AD、PG、FR）的指导下定稿，主要工作包括在最相关的8个杂志中进行文献搜索并更新参考文献至2016年10月，随后每个工作组领导处予整合文献信息。该共识指南是ECCO免费提供的电子指南的经典代表（http：//www.e-guide.ecco-ibd.eu/）。

第一部分：定义、诊断、肠外表现、妊娠、癌症监测、手术和回肠肛门袋疾病

一、定义

UC是由于基因、环境因素相互作用所致的终身性疾病，主要发生在发达国家。UC确切的病因尚不明确，目前尚无治愈方法。在欧洲，UC的发病率有一个东西和南北梯度，但近年来在南部和东部国家的发病率似乎有所增加。尽管给予医疗干预，但患者仍可有明显的症状和高致残率。临床医生必须根据现有的证据为患者提供建议和治疗。尽管严格的随机试验提供了强有力的证据，但是对于"真实世界"的患者，试验中严格且有些必要的限制性纳入和排除标准可能会造成试验结论的限制性。

UC是结肠黏膜连续性的慢性炎症性疾病，病变累及直肠，并向结肠近端连续性进展，通常在活检中不可见肉芽肿。UC具有复发与缓解交替的临床过程。未分类的炎症性肠病（IBDU）指的是少数从病史、内镜、内镜下多点活检以及影像学上均无法区分UC、CD还是其他原因导致结肠炎的少见病例。未定型结肠炎是病理学家用于描述兼具UC和克罗恩病病理特点的结肠切除术的切除的标本。更多关于定义方面的内容，请查阅ECCO-JCC online 中的补充材料。

表1　UC分布［改编自 Silverberg et al.］

分类	分布	描述
E1	直肠炎	仅直肠受累 ［即：炎症的范围是直肠-乙状结肠交界］
E2	左半结肠	受累范围限于脾曲远端结肠的比例 ［类似于"远端"结肠炎］
E3	广泛结肠	受累位置延伸至脾曲近端，包括泛结肠炎

表2　UC的疾病活动［改编自 Truelove & Witts］

	轻度	中度（轻度、重度之间）	重度
血便/天	<4	4 或者更多 如果	≥ 6 并且
脉搏	<90bpm	≤ 90bpm	> 90 bpm
体温	<37.5℃	≤ 37.8℃	> 37.8℃
血红蛋白	>11.5g/dl	≥ 10.5g/dl	< 10.5g/dl
血沉	<20mm/h	≤ 30mm/h	> 30mm/h
C反应蛋白	正常	≤ 30mg/L	> 30mg/L

表3　UC疾病活动蒙特利尔分类［改编自 Silverberg et al. and Satsangi et al.］

	S0缓解	轻度	中度（轻度、重度之间）	重度
排便次数/天	无症状	<4	>4	≥ 6 并且
便血	偶有	有		有
脉搏				> 90 bpm
体温	均正常	正常低限或无全身症状		> 37.5℃
血红蛋白				< 10.5g/dl
血沉				> 30mm/h

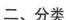

二、分类

（一）根据疾病累及范围分类

ECCO 声明 2A

疾病范围根据结肠镜所见最大肠道病变范围决定，分为直肠炎、左半结肠炎和广泛结肠炎；它影响治疗方式，是选择口服治疗还是选择局部治疗［EL1］，以及治疗时机和监测频率［EL2］。

在决定患者的治疗方案及给药方式时，需要考虑肠道炎症的累及范围。例如，直肠部位首选栓剂治疗，左半结肠首选灌肠治疗。而对于范围较广泛的结肠炎，通常选择口服药物治疗结合局部给药。由于广泛型结肠炎具有发生异型增生和结直肠癌（CRC）的风险，因此疾病范围影响结肠镜随访开始时间及频率。

广泛型结肠炎的患者具有发生CRC的风险，然而直肠炎患者的CRC发生风险与普通人群相等。左半结肠炎的患者（包含直肠-乙状结肠炎）具有中等水平CRC发生风险，然而当其处于疾病活动期时，CRC发生风险则与广泛型结肠炎患者CRC发生风险相同。因此左半结肠炎患者和广泛型结肠炎患者通常被建议定期接受结肠镜随访，而直肠炎患者则不需要，见第8部分。

但是应当注意到，与组织学所见的结肠黏膜炎症病变范围相比，结肠镜检查所见的大体肠黏膜炎症病变范围可能会低估疾病的病变范围。因此在鉴定准确的结肠黏膜炎症范围时，肠黏膜活检是必要的，其可提供预后信息并对异型增生发生风险进行分层。20%~50%成年UC患者为直肠炎或左半结肠炎。

（二）根据疾病严重程度分类

ECCO 声明 2B

疾病严重程度影响治疗方案和给药途径〔EL1〕。尽管根据临床证据、实验室检查结果、影像学结果、内镜结果以及组织学影响患者疾病管理，但目前尚无可靠的判断疾病严重程度的临床疾病指数〔EL2〕。缓解期定义为大便次数≤3次/天，无血便以及内镜检查提示肠黏膜未见异常〔EL5〕。组织学检查未见急性炎症浸润提示疾病静止期〔EL3〕

1.疾病的活动性和类型

在开始治疗前，需要对患者进行乙状结肠镜检查及活检，明确结肠炎诊断，排除可导致患者出现疾病活动症状的其他原因，如巨细胞病毒结肠炎、直肠黏膜脱出、克罗恩病（CD）、恶性肿瘤、肠易激综合征（IBS）以及痔疮出血。此外，为排除肠道感染，所有拟诊断活动期UC，需要进行大便培养，包括难辨梭状芽孢杆菌毒素检测。如果患者有近期旅游史则需要行大便镜检，排除寄生虫感染。

在哥本哈根开展的一项基于人群的研究显示，在25年内随访期内的任意时间点，有近50%UC患者处于疾病缓解期，而25年随访期的累积复发率却高达90%。在确诊的初始2年，疾病的活动性能够预示其后5年疾病活动性（概率为70%~80%）。一项挪威的纳入781名UC患者的研究表明，在10年内初次复发时间间隔与总复发次数呈负相关。在IBSEN研究队列中，10年内的累积复发率约为83%，而年龄大于50岁人群复发率明显降低。关于基线期为疾病缓解期UC患者的维持缓解的临床研究表明，接受安慰剂治疗的UC患者的临床复发率在第6个月时为29%~43%，在第12个月为38%~76%。一项在哥本哈根开展的基于人群的研究描述了自1962年至2005年1575名患者在UC明确诊断后5年内的临床结局。最近一时期，有13%UC患者呈惰性进展病程（初诊后5年内无疾病复发），74%UC患者为中度进展病程（初诊后5年内复发次数大于等于2次，但少于每年复发1次），13%患者呈进展复发型进展病程（初诊后5年内至少每年复发1次）。

显微镜下所见同样重要。对于静止期UC，在所有活检中均可见慢性炎症细胞浸润，在2/3活检中可见隐窝结构异常。在12个月的随访后，活检镜下有急性炎症细胞浸润的患者中52%的患者疾病复发，而无急性炎症细胞浸润的UC患者中仅有25%的患者疾病复发（P=0.02）。同样的，显微镜下见隐窝脓肿、黏蛋白减少或表层上皮缺失的患者疾病复发率更高。肠道炎症程度也是病程较长的广泛型UC患者发生结直肠癌的风险之一。

2.指标的选择

更多关于指标选择方面的详细内容，请查阅ECCO-JCC online所提供的补充资料。

3.疾病严重程度的临床与实验室标志物

在所有客观临床指标中，每日血便次数、体温、心率均是有助于判断预后的指标。许多实验室标志物均已被深入的研究，研究结果也获得不同程度的成功。广泛应用的C反应蛋白（CRP）对于UC的活动性评估价值不及CD，但急性重症结肠炎除外，CRP在成年人及儿童的急性重症结肠炎中的评估价值已获得证实。患者因严重的结肠炎入院治疗，且在入院后48~72小时内出现CRP>45mg/L并伴3~8次/天的排便，高度预示接受肠外激素治疗的患者需行结肠切除术。血沉（ESR）升高、血清降钙素原升高以及血清白蛋白下降水平的预测价值已有相关研究，但结果提示其预测价值均不优于CRP。关于粪便标志物的大多数研究主要集中在粪便钙卫蛋白和乳铁蛋白，最新的关于其他粪便标志物的研究主要关于弹性蛋白酶和S100A12，研究表明后两者在结肠炎症监测准确性也颇高。最近研究结果证实了钙卫蛋白对UC的诊断及其严重程度的评估的价值（与内镜评分、复发以及治疗反应相关）。钙卫蛋白可用于预测非疾病活动的IBD患者疾病复发。高于两倍正常值的钙卫蛋白水平与疾病复发风险的升高相关（HR：2.01；95%CI：1.52~2.65）。必须强调的是，这些标志物主要是脱落到肠腔的中性粒细胞崩解所释放的胞浆颗粒分子，仅能代表结肠炎症，而非UC所特有。

4. 缓解

与疾病活动性的定义一致，对疾病缓解的定义同样未经过充分验证。本共识组一直认为定义UC缓解的最佳方法是综合考虑临床参数（排便次数≤3次/天，且不伴有出血）以及内镜未见黏膜损害。

（三）根据发病年龄或伴发的硬化性胆管炎分类

ECCO 声明 2C

UC的发病年龄在UC的分类中有重要价值[EL2]，因为早发疾病具有较差的疾病预后。伴发的硬化性胆管炎对UC的分类也极其重要，因为其增加了结肠镜随访的必要性和频率[EL2]。

相对于晚发的UC患者，年轻UC患者（年龄小于40岁）的疾病更易进展，并且需要更多的免疫抑制剂和手术干预。目前可用的UC治疗方式在儿童和成年人中具有相同的疗效。在疾病发展中儿童发病的UC患者具有结直肠癌的高发病风险。然而，伴发硬化性胆管炎是UC患者的重要特征，其增加了结直肠癌相关风险。

（四）根据分子标志物分类

ECCO 声明 2D

常规的临床应用遗传或血清学分子标记不推荐用于溃疡性结肠炎的分类[EL2]。

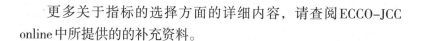

更多关于指标的选择方面的详细内容，请查阅ECCO-JCC online中所提供的的补充资料。

三、诊断与影像

（一）临床表现和危险因素

1.溃疡性结肠炎的临床表现

> **ECCO声明3A**
>
> 溃疡性结肠炎（UC）的临床症状与病变范围和疾病严重度有关，一般包括血性腹泻、直肠出血、里急后重、便急、排便困难等。也常见夜间排便及疲乏的报道，如有排便次数增多、腹痛、食欲减退、发热则提示重症UC的可能。

虽然UC可以在任何年龄诊断，但往往最初在青少年后期及成年早期发病，另一个发病的小高峰是50岁以后。发病在性别间无差异。典型的UC病变起于直肠，呈连续性、弥漫性、环形分布，并向近端延伸，病变发生在结肠的不同部位，或者弥漫全结肠黏膜。随着时间推移，近端结肠的炎症可能会进展或者愈合；结肠炎缓解后，再次复发时，炎症的分布倾向于与复发前一致。UC总体来说是一种连续性的结肠黏膜炎症，但有部分患者表现为直肠赦免，尤其是合并PSC的患者，也有部分患者表现为阑尾窝旁的片状黏膜炎症。

90%以上的活动期UC患者有直肠出血，其他伴随症状可反应黏膜病变严重程度，但可能因病变范围的差异而有所不同。出现稀便（大便黏稠度下降）6周以上有助于鉴别广泛型UC和其他感染性腹泻。活动期UC患者也出现直肠急迫、里急后急、黏液脓性便、夜间排便和痉挛性腹痛的症状。然而直肠炎患者却常表现为直肠急迫、里急后重以及偶尔严重便秘。虽然UC偶尔也可发生单纯性肛瘘，但如患者出现复发性肛瘘或复杂性肛瘘则应首先考虑CD。

溃疡性结肠炎常为间歇性发作，患者一般在症状持续数周至数月后才去就诊。15%的患者可能表现为重症发作，出现体重下降、发热、脉率迟缓、恶心、呕吐等各种肠外表现。10%~20%的患者可能出现中轴型或外周型关节病变、表层巩膜炎、结节性红斑等，有10%患者肠外表现可能会先于肠道症状出现。

2.溃疡性结肠炎的危险因素

> **ECCO声明3B**
>
> UC或CD的家族史可增加UC的发病危险［EL2］，成年前行阑尾切除术和吸烟可降低UC发生的危险及严重度［EL3］。戒烟可能导致UC的发作［EL3］。

UC的家族史可增加UC的发病风险。UC患者一级亲属的相对发病率指数（IRR）为4.08（95%CI：3.81~4.38），二级亲属为1.85（95%CI：1.60~2.13），三级亲属为1.51（95%CI：1.07~2.12）。克罗恩病也具有一定的家族聚集性，只不过不太明显。

虽然吸烟可降低UC的严重程度，但可能并不会改变UC的自然病程。与之相反，与从不吸烟的人相比，有吸烟史的患者发生UC的危险度高约70%，并且与前者相比，吸烟者UC病变往往更为广泛且难治。吸烟可能会预防PSC或结肠炎的发生，但证据不充分。

儿童及青少年时期发生阑尾炎或肠系膜淋巴结炎可能降低成年后发生UC的概率。阑尾切除术对吸烟而言有累加的保护作用，但对预防PSC无作用。UC发病后发生的阑尾炎是否有保护作用结果不明，有待进一步研究。

非选择性非甾体抗炎药（NSAIDs）会加重UC病情。但来自开放标签研究和双盲对照试验的初步证据表明，短期使用选择性COX-2抑制剂还是安全的。

（二）病史、检查和诊断

1.病史

ECCO声明3C

一份完整的病史应包括症状发作时的情况、有无直肠出血、排便性状及排便频率、是否有便急、里急后重、腹痛、排便失控、夜间腹泻、肠外表现等。近期旅行史、可能的肠源性感染性疾病接触史、用药史（包括抗生素及NSAIDS药物）、吸烟习惯、性行为、IBD或结直肠癌的家族史、阑尾切除史等也应记录在案［EL5］。

UC的诊断应基于相应的临床症状的基础上进行，感染及药物所引起的结肠炎症应被排除。家族史和EIMs也应被考虑在内。

2.检查

ECCO声明3D

体格检查应包括脉率、血压、体温、体重及身高，是否有腹部膨隆或压痛，适当时应进行肛周探查及肛门指检，但轻－中度UC体格检查可能往往无阳性发现。

体格检查的结果取决于溃疡性结肠炎的病变范围和严重程度。轻度或中度活动患者的检查通常不显著，除了直肠检查可见出血。严重发作的患者可表现为发热、心动过速、体重减轻、腹部压痛、腹胀和肠鸣音减少。

3.诊断

ECCO声明3E

目前不存在诊断UC的"金标准"，诊断依靠临床表现、实验室检查、影像学检查、内镜以及组织学表现的综合分析。必须排除感染因素，如诊断存疑，应在一定时间后进行内镜及组织学复查。

UC的自然病史表现为发作和缓解的交替，仅有5%的患者可能有持续的活动期发作，或表现为一次急性发作，以及随后漫长的维持缓解的过程。IBSEN研究指出，60%的患者症状会随时间推移逐渐减轻。通常在发病前3年评估复发的频率，可分为持续（症状一直持续无缓解）、频繁（≥2次/年）、不频繁（1次/年）。在最近的Epicom，在随访期间，UC患者的缓解率从诊断时的11%上升至1年后的71%。迅速确立UC的诊断，包括明确病变范围和严重程度是非常重要的，因为这将直接关系到治疗方案的选择以及疾病进展的判断。仅依靠病理组织学检查来主导诊断是不恰当的，但黏膜活检正常可有效排除活动期UC。10%诊断为UC的患者可能在5年后诊断为CD或转变成其他诊断。

（三）推荐用于建立诊断的检查方法

1.初步检查

ECCO声明3F

初步检查应包括全血检查、电解质、肝肾功能、铁代谢指标、VitD水平、CRP、粪钙卫蛋白［EL5］。应检测患者的免疫指标［EL5］，需排除感染性腹泻包括艰难梭菌感染［EL2］，应进行内镜及组织学检查。

每位患者在诊断溃疡性结肠炎的时候，应进行全血细胞计数、炎症标记物（CRP）、电解质和肝功能检测，并进行粪便样本微生物分析。粪便钙卫蛋白是一种准确的结肠炎症标志物。轻度、中度UC患者的炎症指标可能是正常的。通过全血细胞分析，血小板增多提示慢性炎症反应，贫血提示严重的或者慢性活动性炎症，白细胞增多则提示伴发感染性并发症的可能。UC中除了直肠型，CRP与疾病的严重度密切相关。重症患者CRP的升高往往伴随ESR同时升高以及贫血及低蛋白血症的出现。这些指标有助于判断患者是否需进行紧急的结肠切除术。如果在一年的广泛性

病变基础上CRP>10mg/L提示需外科手术的风险增加。ESR、CRP鉴别UC和感染性肠病或其他原因导致肠道炎症的特异性不强。需对新鲜的粪便标本进行粪便病原学检查，包括艰难梭菌、寄生虫、阿米巴等。必须进行内镜及活检确立诊断，并需要确认疾病是否复发。

2.微生物检查

> #### ECCO声明3F
> 复发的溃疡性结肠炎患者应进行包括艰难梭菌和巨细胞病毒在内的微生物检测。

艰难梭菌院内感染是一个日益严重的问题，造成了高死亡率以及公共卫生资源的占用。ECCO指南建议，在每一次疾病复燃时均进行检查。此外，难治性溃疡性结肠炎以及结肠炎严重复发时应进行粪便微生物检查。

溃疡性结肠炎患者，特别（但不仅仅）是在接受免疫抑制剂治疗的重症结肠炎患者中，易出现巨细胞病毒的再活化。虽然巨细胞病毒的再活化不一定会造成溃疡性结肠炎的复发，但巨细胞病毒的感染却可导致难治性溃疡性结肠炎的发病或者溃疡性结肠炎的复发。接受免疫抑制剂的患者在复发时应排除巨细胞病毒感染。相较于血液中CMV的PCR检测，一般更推荐使用组织学或免疫组化的方法检测CMV。但偶尔少见的细胞核内包涵体并不一定有临床意义，多个核内包涵体才有助于诊断。更详细的信息，包括治疗的信息，可以在ECCO关于OIs的共识和最近的一篇综述中回顾。

3.生物标记物

研究最多的血清学标志物包括核周型抗中性粒细胞胞浆抗体（P-ANCA）和抗酿酒酵母抗体（ASCA）。pANCAs见于65%以上的UC患者，P-ANCA阳性的CD患者不足10%。由于目前这些标记物的敏感性有限，还不能应用于UC常规的临床诊断及治疗方案选择。

一些中性粒细胞衍生蛋白如钙卫蛋白、弹性蛋白酶、溶菌酶、乳铁蛋白已被定义为IBD肠道炎症标记物。其中粪钙卫蛋白最为敏感，多项临床研究证实了粪钙卫蛋白在特定患者群中的诊断价值，并可评估疾病的严重程度，与内镜表现符合度也较高，也可用于判断复发及评估疗效。虽然粪钙卫蛋白缺乏鉴别肠道炎症亚型的特异性，但其对UC患者，仍不失为一项有价值的可用于随访的非侵入诊断方法。简易的钙卫蛋白检测试剂可快速判断肠道炎症，可用于电子监测系统中患者的监护。

（四）病变范围、严重程度及活动性评估

1.UC的不连续炎症

（1）直肠赦免和盲肠红斑：已有报道内镜下和显微镜下的直肠赦免可见于未接受过治疗的儿童UC患者。而在成人中见到正常的直肠或直肠斑片状炎症，则很可能是接受过局部治疗。盲肠斑片状炎症称为盲肠"红斑"，可见于左半结肠炎的患者。对于初诊患者，如内镜下和显微镜下见直肠赦免或盲肠红斑，推荐除回结肠镜检查外还要行小肠检查。伴有右半结肠斑片状炎症的UC患者与左半结肠型UC患者自然病程相似。

（2）阑尾的跳跃性病变：据报道高达75%的UC患者阑尾有跳跃性病变。现已发现阑尾炎症与病程中出现较好的治疗反应相关，亦可引起肛管回肠储袋成形术后储袋炎发生率升高。虽然这两个报道的结果还需进一步证实，但最近的一项回顾性研究发现：不典型炎症分布与典型分布的UC患者，在缓解、复发、疾病范围、结肠切除术和病死率等方面表现出了相似的临床病程。

（3）倒灌性回肠炎：内镜下或组织病理学发现的从盲肠至末端回肠的连续性炎症，称为倒灌性回肠炎。可见于20%广泛型结肠炎的患者。极少数情况下，回肠糜烂可见于盲肠未受累的病例，这一现象对既往报道的倒灌性回肠炎发病机制提出了质疑，

先前研究认为倒灌性回肠炎仅仅是由盲肠内容物直接反流至回肠所引起的。伴有倒灌性回肠炎的UC更难治，可能包括在结肠直肠切除的标本，结肠瘤变的发生率增加。但是，并没有显示与更差的预后有关。内镜下见倒灌性回肠炎时，应考虑加做小肠的影像学检查，以鉴别UC和克罗恩病。

（4）小肠：小肠影像学检查包括全消化道钡餐、计算机断层扫描（CT）、小肠造影、核磁共振（MR）小肠造影、胶囊内镜等（包括克罗恩病诊断的ECCO共识和IBD小肠内镜检查共识），上述检查不推荐常规使用。对于有诊断困难者（直肠赦免、症状不典型、倒灌性回肠炎），应在回结肠镜检查基础上考虑加做小肠检查，以排除克罗恩病。

2.活动指数

ECCO声明3H

已有若干UC临床和（或）内镜下疾病活动性的评估系统，希望有一个简单的临床和（或）内镜联合评分系统，以提高对UC患者的监控并实现IBD标准化IT系统［EL5］。所有符合Truelove和Witts标准的重度结肠炎患者要及时入院，以防因延误治疗而增加围手术期发病率和死亡率［EL4］。

最早的重度UC分类标准是Truelove&Witts在1955年提出的。这一标准目前仍为迅速判断门诊患者是否需要立即入院并接受强化治疗的金标准。

3.急性重度结肠炎的入院检查

急性重度结肠炎患者入院时应进行全血细胞计数、炎症指标（CRP或血沉）、电解质、肝功能检查，以及大便培养和艰难梭菌毒素的检测。

拍摄腹部平片可排除结肠扩张（≥5.5cm），还能评估病变的范围以及寻找预测患者治疗反应的特征。病变累及近端肠道的范围通常与结肠远端残留的粪便分布情况相关；应用该规范来评估51例次重度结肠炎发作，结果显示有18%为过度评估，8%为低估。黏膜岛（溃疡围绕的残存黏膜表现为小圆形不透明影）或两个以上的小肠液气平面的形成，与治疗效果差相关。

软式乙状结肠镜检查可确诊重度结肠炎并有助于排除感染，特别是CMV感染。若高度怀疑CMV感染（例如在使用免疫抑制剂期间患者出现高热），可考虑行经验性治疗，完善急诊组织病理学检查，4小时内可出报告。在进行软式乙状结肠镜检查前行磷酸盐灌肠是安全的。不推荐急性重度结肠炎患者行全结肠镜检查，尤其是使用了皮质醇的患者。重度结肠炎的内镜标准包括黏膜出血伴深溃疡、溃疡边缘出现黏膜分离以及并样溃疡，这些均可通过软式乙状结肠镜检出。

4.病变范围及严重程度再评估

ECCO声明3l

内镜缓解是良好预后的预测指标［EL2］。对于复发、激素依赖或抵抗、考虑结肠切除术的UC患者进行内镜再评估是合适的［EL5］。

尽管病变部位对患者预后、癌变风险、治疗选择影响很大，但迄今为止还从未研究过首诊肠镜后定期复查肠镜的价值。挪威的一项基于人群的队列研究中，治疗1年后黏膜的愈合与患者远期结肠切除手术率相关（黏膜愈合组为1.6%，非愈合组为7%）。内镜下愈合（定义为内镜及直肠活检未发现明显的炎症）的患者中有40%在1年随访期内保持无症状，而这一比例在未达内镜下愈合组中仅为18%。一项基于医院的起始队列研究报道，在新确诊的UC患者中，使用激素治疗，并在第3个月和第6个月以及每6个月后使用临床［Powel-Tuck］指数和内镜［Baron］指数来评估疾病病程。第3个月（早期应答）的结果被用于辨别患者是否

为完全应答、部分应答或无应答。5年后，完全与部分应答的患者在住院率、免疫抑制剂治疗和结肠切除术方面出现了显著的差异。缺乏黏膜愈合是预后差和疾病更易恶化的唯一相关因素。一项多中心前瞻性研究中，轻-中度活动期UC患者均接受美沙拉嗪口服和肛门用药，与仅有临床症状消失的患者相比，临床症状消失且肠镜下炎症评分较低（定义为看起来正常的黏膜，仅有轻微发红或轻度脆性增加）的患者1年复发率更低。

（五）内镜、超声、结肠镜检查

1.内镜特征

> **ECCO声明 3J**
>
> 溃疡性结肠炎最常见的内镜表现为连续性、弥漫性的结肠受累，炎症与直肠受累界限清楚［EL2］。内镜下严重溃疡性结肠炎的定义是黏膜质脆、自发性出血和溃疡［EL2］。

UC的内镜下特征性改变是从肛管直肠缘开始向近端扩展的、连续性、融合性、向心性的病变。其炎症部位与正常黏膜之间的界限常常较为清晰，并且可能间隔仅数毫米。这一特点在远端结肠炎尤为明显。

众所周知，如何解释疾病活动性的内镜下所见存在很大差异。据以往报道，颗粒状改变，血管形态、溃疡、出血、脆性等作为整体评估内镜下严重程度的指标。出血和易脆性被确定为UC的Mayo评分内容，并广泛用于临床试验研究中（表4）。内镜下UC严重程度指数评估了血管形态、出血、溃疡，每一项各有3或4个严重程度等级。将乙状结肠镜可视肠管内病变最严重部位的上述3项观察指标相加，得出的评分总和即为UC内镜下严重程度评分。最初的UCEIS评分版本233将正常黏膜定义为1，目前的版本为正常黏膜定义为0，因而UCEIS评分范围为0~8。

表4　溃疡性结肠炎的Mayo评分

Mayo指数	0	1	2	3
排便频率	正常	每天比正常多1~2次	每天比正常多3~4次	每天比正常多5次以上
便血	无	血丝	明显	大部分是血
黏膜	正常	轻度易脆	中度易脆	自发性出血
医生整体评估	正常	轻度	中度	严重

　　轻度炎症的内镜特征为红斑，黏膜充血和血管纹理消失。中度活动期结肠炎的内镜特征为血管形态消失，出血黏附在黏膜表面、糜烂，常伴有粗糙呈颗粒状的外观及黏膜脆性增加（轻触即出血）。重度炎症则表现为黏膜自发性出血及溃疡。内镜评分标准的选择较为复杂，可参阅有关综述。与克罗恩病不同，重度UC的溃疡常位于炎症黏膜部位。深溃疡的存在是不良预后的征兆。在病程较长的患者中，黏膜萎缩可导致结肠袋形态消失、肠腔狭窄以及炎（假）性息肉。对于"黏膜愈合"在UC中的意义，许多文献中有详细讨论。

2.结肠胶囊内镜

　　有关结肠胶囊内镜的具体信息可以在ECCO–JCC在线附件信息获取。

3.腹部超声

　　有关腹部超声的具体信息可以在ECCO–JCC在线附件信息获取。

（六）溃疡性结肠炎的结肠狭窄

ECCO声明 3K

　　如果溃疡性结肠炎发生结肠狭窄，应进行多次内镜活检以排除癌，然后再进行多学科小组复查。如果没有活检或狭窄未穿越，则应进行计算机层析结肠镜检查［EL5］。

对于病程较长的UC，肠腔狭窄是结直肠癌高风险的信号之一，提示需要仔细的组织病理学检查。发现了异型增生，需要由第二位病理医生来确认（这是诊断异型增生最重要的方面），然后再由多学科小组组织讨论。如由于狭窄而无法完成结肠镜检查，需使用CT结肠成像可用于评价近段的肠黏膜以及排除肠外病变。

四、组织病理学

（一）概述

　　组织病理学检查用于UC的诊断、疾病活动度评估与上皮内瘤变（异型增生）和肿瘤的鉴别诊断。以下部分是摘录和更新的欧洲委员会关于组织病理学的指导意见。

（二）内镜下特点

　　UC是局限在黏膜的慢性炎症，镜下特征可以包括4个方面：黏膜结构改变、固有层细胞增多、中性粒细胞浸润和上皮异常的形态改变。

　　关于微观特征的额外详细信息，特别是关于四个主要类别的详细信息，可以在补充材料中找到。

> **ECCO声明4A**
>
> 　　要得到可靠的诊断，需要在结肠（包括直肠）至少5个位点以及回肠附近各取2个活检［EL2］。

> **ECCO声明4B**
>
> 　　标本送检时，应附有患者的临床信息，包括内镜下表现、病程和现有治疗。标本送出前，应立即固定于福尔马林缓冲液或其他类似溶剂中［EL5］。

（三）内镜下特征——诊断评价

1.疾病早期诊断

并不是所有在加州大学发现的显微镜特征都是在早期疾病中观察到的；只有20%患者的隐窝基底部在两周内显示出结肠炎的最初症状。这区别于感染性结肠炎（急性自限性结肠炎），它以隐窝结构和急性炎症为特征。

ECCO声明 4C

隐窝基底部浆细胞增多是最早的、诊断UC预测价值最高的镜下特征［EL3］。隐窝结构保存和无穿黏膜层炎细胞浸润在早期并不能排除UC。间隔一段时间后的再次活检，可能帮助进行鉴别诊断，并因发现更多的特征表现而明确诊断［EL5］。

局灶性或弥散性基底细胞增多症被认为是最早期的特征，对UC诊断具有最高的预测价值。38%的患者在症状出现后2周内即可发现基底浆细胞增多，其分布模式随病程进展，由局灶性最终转为弥散性。在这一时期，基底细胞增多症的分布模式是局灶性，但最终可能会在整个疾病过程中转变为弥散。大范围的黏膜或基地结构的扭曲，黏膜萎缩和不规则或绒毛的黏膜表面在疾病的进化过程中出现（至少在陈述后4周）。

2.明确诊断

ECCO声明 4D

UC的镜下诊断需基于以下几点，广泛的隐窝结构改变和黏膜萎缩，伴基底浆细胞增多的弥散性黏膜全层炎细胞浸润，急性炎症导致的隐窝炎和隐窝脓肿［EL2］。

尚未明确需要几项镜下特征才能诊断UC。以下4项镜下特征达到2项或3项，可正确诊断75%的UC患者：严重的隐窝结构破

坏；严重的隐窝密度降低；黏膜表面不规则；严重的弥散性全黏膜层炎症，并且无肉芽肿。

ECCO声明4E

肠道炎症程度从远端到近端的降低倾向于UC的诊断［EL5］。治疗可能改变炎症的典型分布。在评估已治疗患者的活检标本时，了解相关治疗所造成的影响，对于避免误诊非常重要［EL3］。

在未经治疗的患者中，UC表现为典型的连续性炎症，从直肠开始往近端发展，并且炎症的严重程度逐渐降低，受累的黏膜和整肠黏膜分界清晰。然而，也有例外。

在病程比较长的患者中，由于疾病的自然演变或者是接受了有效的治疗，肠道受累的程度会有所降低。组织学表现会变得不典型，例如从连续性炎症变成非连续性（斑块性）和（或）直肠黏膜复位（直肠不受累）。认识到这一点在避免误诊为CD时非常重要。

ECCO声明4F

在疾病缓解期，黏膜仍有与结构的破坏和恢复相关的特征，基底浆细胞增多的消失，跨黏膜层细胞增多。通常不会见到活动性炎症［EL3］。

疾病的静止期（或临床非活跃期）的特点是，无活动性炎症（如黏膜中性粒细胞浸润）。然而，黏膜仍然有一些持续性损伤的表现，例如，隐窝变形及萎缩，以及潘氏细胞化生。黏膜愈合的组织学特点是，隐窝结构变形以及炎症浸润的消失。但黏膜仍可表现出一些持续性损伤的特征，如隐窝密度降低，分支化，隐窝萎缩（缩短）。上皮再生的减少通常会减少黏蛋白的消耗，即恢复上皮细胞的黏蛋白含量。

（四）显微镜下特征——疾病活动度

ECCO 声明 4G

组织学愈合不同于内镜下愈合。在内镜下缓解的病例，其组织学炎症可能持续存在，并且与不良结局相关［EL2］。

黏膜炎症在治疗后消失，因此，黏膜组织活检能够区分疾病的活动期和静止期，并评估疾病活动度级别。特别是在临床试验中，运用了多种评分系统。目前并没有组织病理学的缓解或者"组织学黏膜愈合"的标准定义。病理缓解的定义范围从持续性结构扭曲的残留炎症到结肠黏膜正常化。

一些组织学特征与复发风险相关，例如，与中性粒细胞相关的上皮损伤，持续存在固有层细胞增多：基底浆细胞增多，和（或）基底淋巴细胞聚集或大量的嗜酸性粒细胞。组织病理学预测复发和充分评估炎症水平的潜在价值可能会影响治疗管理。

组织学黏膜愈合不同于内镜下黏膜愈合。有几项研究报告说，对组织学诊断的敏感性更高，显微镜分析的病情更严重。组织学和内镜下活动度评分在严重病例和缓解期病例中相关性好，但是在轻度活动性患者中存在相关性差。组织病理学作为评估疾病活动度的主要或次要终点的价值，在临床研究中经常容易被忽视。

（五）显微镜下特征——上消化道

诊断为 UC 的儿童和青少年患者可能出现轻微的非特异性和局部加重的胃部炎症。

五、消化系统表现

以下是 ECCO 关于 EIMs 和贫血的指南的摘录和更新。

（一）贫血

贫血在 UC 中很常见，占所有患者的 21%。

表5 总铁需要量的简单估计方案

血红蛋白	体重 <70kg	体重 ≥ 70kg
10~12［女］	1000mg	1500mg
10~13［男］	1500mg	2000mg
7~10	1500mg	2000mg

1.贫血诊断

ECCO声明5A

铁缺乏的诊断标准取决于炎症的程度。患者临床、内镜或生化指标没有疾病活动证据时，血清铁蛋白 < 30 μg /L是一个合适的诊断标准。但有炎症时，血清铁蛋白超过100μg /L仍有可能存在铁缺乏。

ECCO声明5B

当生化或临床证据提示炎症时，慢性病贫血的诊断标准是血清铁蛋白 > 100 μg/L和转铁蛋白饱和度小于20%。如果血清铁蛋白水平在30~100 μg/L之间时，可能存在真正的铁缺乏和慢性病贫血。

UC患者中最常见的贫血类型有缺铁性贫血、慢性病贫血或二者有之。维生素B$_{12}$、叶酸缺乏，溶血性贫血以及药物所致贫血不常见，但有时也应该考虑。世界卫生组织定义贫血的标准为女性Hb<120g/L，男性Hb<130g/L。所有UC患者应当进行贫血筛查，筛查应该包括完整的血细胞计数、血清铁蛋白和CRP水平检测。

贫血的检查包括红细胞分布宽度（RDW）、平均红细胞体积（MCV）、网织红细胞计数、全血细胞计数、铁蛋白、转铁蛋白饱和度和CRP水平。缺铁性贫血和炎症时都会出现转铁蛋白饱和度降低，但血浆转铁蛋白受体水平的增加与缺铁有关，而不受炎症影响。如果贫血的原因仍不清楚，进一步的实验室检查应该包括维生素B$_{12}$、叶酸、结合珠蛋白和乳酸脱氢酶。

2. 溃疡性结肠炎相关贫血的治疗

> **ECCO 声明 5C**
>
> 当存在缺铁性贫血时，建议所有溃疡性结肠炎患者补充铁［EL1］。

关于铁剂补充、叶酸、维生素B$_{12}$、输血治疗等详细内容可查阅 ECCO-JCC online 所提供的补充材料。

（二）关节炎

关节累及是UC患者第二位常见的肠外表现，大约20%的UC患者会出现关节累及。关节病可以分为中轴关节病和外周关节病。

1. 外周关节病

> **ECCO statement 5D**
>
> 溃疡性结肠炎相关的周围关节病和（或）UC相关性肌腱端炎的诊断是基于炎症症状和排除其他特定形式的关节炎［EL3］。

外周关节病分类标准已经被提议了，但是并未形成法规。Ⅰ型关节病是少关节病变型，通常情况下关节受累数少于5个，呈非对称性形式，这种关节炎表现为急性、自限性，与肠道疾病活动有关。Ⅱ型关节病是对称多关节病型，通常影响超过5个小关节，与UC活动性无关，可以持续几个月到几年。

2. 中轴关节病

> **ECCO statement 5E**
>
> 中轴关节病的诊断基于炎性腰背痛的临床特征和骶髂关节炎的磁共振或放射学特征。

中轴关节病包括骶髂关节炎和脊柱炎。强直性脊柱炎（AS）的诊断依据改良的罗马标准。由于MRI能够显示在骨损害之前出现的炎性病变，因此MRI是目前诊断AS的金标准。

3.UC相关关节病的治疗

UC相关关节炎的治疗目标是控制炎症，减轻痛苦和预防残疾。目前为止，还没有任何一个IBD相关关节病治疗的前瞻性对照研究。Ⅰ型关节炎，治疗的重点应该放在UC的治疗上，通常在数周内症状缓解。患者可能会进一步从柳氮磺吡啶、休息和理疗等治疗中受益。Ⅱ型关节炎患者通常需要非甾体抗炎药或系统性糖皮质激素控制症状。中轴关节病的治疗应与风湿病学家共同决定。目前认为，柳氮磺吡啶、氨甲蝶呤及硫唑嘌呤对AS的中轴关节症状无效。难治性活动性AS或不耐受非甾体类抗炎药AS患者，推荐使用anti-TNF制剂。英夫利昔单抗、阿达木和戈利木单抗治疗AS的有效性和安全性已被证实。美国风湿病学/脊柱炎协会不推荐特定的非甾体抗炎药治疗UC相关关节病，以减少其对炎症性肠病恶化的潜在风险。他们建议用anti-TNF单克隆抗体治疗，但不推荐使用依那西普。

（三）代谢性骨病

骨质疏松症的诊断基于骨密度检查（T值 < -2.5），而所有持续活动性UC患者应进行骨密度检测，尤其是反复使用糖皮质激素或疾病持续时间长的患者。建议对于骨密度T值 < -1.5的患者每天补充500~1000mg钙剂和800~1000IU维生素D。全身糖皮质激素治疗的患者应该预防性补充钙和维生素D。绝经后女性或有自发性骨折史患者应定期给予磷酸盐治疗或其他治疗，因为这些可以进一步防止骨质流失。

（四）皮肤表现

1.结节性红斑（EN）

ECCO 声明 5F

结节性红斑的诊断主要根据其特征性的临床表现，皮肤活检在非典型病例的诊断上有帮助。结节性红斑的治疗通常是基于 UC 的治疗，严重的患者需要全身使用糖皮质激素。复发和耐药的患者可给予免疫调节制剂或 anti-TNF 治疗。

结节性红斑通常出现在四肢伸肌的表面，特别是胫骨前区，呈对称分布。结节性红斑与 UC 活动度密切相关，治疗主要针对 UC，需要全身性使用糖皮质激素。难治性和反复复发的病例，可以用免疫抑制治疗或 anti-TNF 制剂治疗。

2.坏疽性皮肤病

ECCO statement 5G

坏疽性脓皮病首选全身应用糖皮质激素、英夫利昔单抗、阿达木单抗，局部或口服钙调神经磷酸酶抑制剂治疗。

病变常常出现在外伤部位，表现为过敏反应。最常见的部位是小腿和手术造瘘口附近。PG 与 UC 病情活动性之间的关系尚存在争议。糖皮质激素（局部和（或）系统）被认为是一线的治疗。英夫利昔单抗对本病治疗有效，阿达木单抗在一些病例报道中也被证实有较好疗效，因此，对糖皮质激素治疗无快速反应的患者应考虑使用 anti-TNF 治疗。外用或口服钙调磷酸酶抑制剂是一个选择，但是建议使用该药之前应咨询皮肤专科医师的意见。

关于 Sweet's 综合征、抗 TNF 药物诱发的皮肤炎等内容可查阅 ECCO-JCC online 所提供的补充材料。

（五）眼部表现

表层巩膜炎通常与UC的活动有关。表层巩膜炎呈自限性，除控制肠道炎症外，局部使用糖皮质激素和口服非甾体抗炎药对本病治疗通常有效。病情较轻的表层巩膜炎可能自愈而不需要推荐至眼科医生诊治。葡萄膜炎可能造成更严重的后果。UC相关的葡萄膜炎通常是双侧的，起病隐匿，并长久不愈。由于本病可能发展至失明，因此应紧急转诊眼科医生诊治。UC相关的葡萄膜炎的治疗通常包括局部或全身使用糖皮质激素或非甾体抗炎药。有报道免疫抑制剂和anti-TNF制剂在治疗耐药情况下有治疗价值。

（六）肝胆疾病

PSC是UC患者最常见的肝胆并发症。然而，胆管周围炎、肝脂肪变性、慢性肝炎、胆结石和肝硬化在UC患者中也高发。许多治疗UC的药物具有导致肝毒性潜在风险。PSC是胆管癌和结肠癌的主要危险因素。高质量胆管造影术（MRC）建议用于怀疑PSC患者的诊断检查。如果MRC是正常但仍怀疑小胆管PSC时应该考虑肝脏活组织检查。

熊去氧胆酸（UDCA）可以改善PSC患者肝酶、减少结直肠癌的发生；但是没有被证明能减少肝移植、胆管癌或死亡的发生。要避免使用高剂量UDCA（>20mg/kg）治疗PSC，因高剂量UDCA与不良结局相关。ERCP是治疗胆总管狭窄的首选治疗方法。对于伴有肝衰竭的晚期疾病中，唯一的选择是肝移植。当UC患者合并PSC诊断后推荐每1~2年行一次结肠镜检查。

关于胰腺炎、静脉血栓、心肺疾病等肠外表现相关内容可查阅ECCO-JCC online所提供的补充材料。

六、机会感染

（一）定义与危险因素

> **ECCO 声明 6A**
>
> 溃疡性结肠炎患者群体中容易遭受机会感染的患者主要是使用免疫抑制剂治疗者［EL1］，尤其是生物制剂联合免疫抑制剂治疗者［EL3］，以及营养不良患者［EL5］。此外，伴有合并症和具有严重感染病史的患者也容易遭受机会感染。当然，年龄也是机会感染独立的危险因素［EL3］。

造成机会感染的主要原因包括：①强有力的免疫抑制剂；②HIV感染；③免疫缺陷。机会感染被定义为正常免疫状态下致病性较低的病原体在机体免疫功能异常时使机体进行性地受到感染。造成机会感染的原因可以分为内源性因素（如药物、暴露）或外源性因素（如年龄、合并症、营养不良）。溃疡性结肠炎患者遭受机会感染并非是因为患者本身存在免疫缺陷，而是因为治疗原发病的药物造成患者免疫抑制。老龄是机会感染独立的危险因素，同时也是机会感染预后不良相关因素。当患者持续接受每日20mg泼尼松龙治疗2周以上即可增加机会感染风险。所有的免疫抑制剂均会造成机会感染增加，并且联合使用多种免疫抑制剂将显著增加机会感染风险。单独使用生物制剂也可以造成机会感染风险翻倍，尤其是结核菌感染风险增加。然而，在整合素抑制剂的临床使用中并未观察到患者机会感染风险增加。

（二）病毒因素

1.HCV、HBV和HIV

ECCO 声明 6B

所有溃疡性结肠炎患者在确诊时应检测HBV［HBsAg、抗-HBAbs、抗-HBcAb］。在HBsAg阳性的患者中，病毒血症［HBV-DNA］也应该进行定量［EL2］。

ECCO 声明 6C

对于抗HBcAb阴性的溃疡性结肠炎患者均应推荐予以HBV疫苗注射［EL5］。然而HBV疫苗注射的效果可能会欠佳，这主要是由于原发病本身或是因为使用了生物制剂的关系。因此在注射完HBV疫苗后应注重是否接种成功，也许对于部分患者需要提高HBV疫苗的注射剂量［EL4］。对于高危患者而言，需要时时监测HBV疫苗接种后保护性抗体是否持续存在［EL5］。

ECCO 声明 6D

无论血清中HBV-DNA载量程度，当HBsAg阳性的溃疡性结肠炎患者接受免疫抑制剂治疗前、中以及结束12个月内均应同时接受抗HBV药物治疗（具有高度抵抗耐药的核苷酸或核苷酸类似物治疗），这是预防HBV再激活的途径。

ECCO 声明 6E

免疫抑制剂极少引起溃疡性结肠炎患者潜在HBV感染再激活［EL2］，对于这类患者需要2~3个月监测HBV-DNA，若HBV-DNA持续阴性则不推荐使用抗病毒药物［EL5］。

由于使用免疫抑制剂可能造成溃疡性结肠炎患者机会感染风险增加，故患者应当提前接受HIV筛查，但HIV血清学检测阳性

并不是免疫抑制剂使用的绝对禁忌证。溃疡性结肠炎患者还应当接受HCV-Ab的检测，如果检测结果阳性还需要加测HCV-RNA。免疫抑制剂使用并不会加重HCV的感染，除非该患者同时合并HBV或HIV感染。但免疫抑制剂可能增加治疗HCV的药物的肝脏毒性作用。

关于CMV、HSV、VZV、EBV、HPV或流感病毒的感染将在补充材料中提及，补充材料将在ECCO-JCC online在线提供。

（三）寄生虫及真菌因素

关于寄生虫和真菌因素的内容将在补充材料中提及，补充材料将在ECCO-JCC online在线提供。

1.结核分枝杆菌

> ### ECCO 声明 6F
>
> 使用生物制剂会显著增加溃疡性结肠炎患者体内潜在结核的复发风险［EL2］。隐匿性结核的诊断需结合病史、胸片、PPD、γ干扰素释放试验，并且需要将患者所在地域的结核患病率和国家推荐指南纳入考虑。在溃疡性结肠炎初诊和生物制剂使用前均应行结核筛查［EL5］。γ干扰素释放试验可作为PPD的补充检测，尤其在BCG接种人群中更有检测优势［EL1］。

较普通人群，接受生物制剂治疗中的溃疡性结肠炎患者容易发生潜在结核再激活，且再激活后容易形成重症感染。对于具有潜在结核感染的患者如需使用生物制剂，则应在使用生物制剂前予以抗结核治疗。对于活动性溃疡性结肠炎患者如体内存在潜在结核感染，则需要在抗结核治疗3周后方可接受生物治疗。而对于体内存在活动性结核的患者必须在抗结核治疗2个月后才可以接受生物治疗。

2.细菌因素

在溃疡性结肠炎患者接受免疫抑制剂治疗前，推荐患者提前2周进行肺炎球菌疫苗注射。免疫抑制剂可能会影响患者机体对疫苗的免疫应答性。在使用免疫抑制剂治疗时如溃疡性结肠炎患者发生肺部感染，则需要考虑到肺炎球菌和军团菌感染的可能性。同时，接受免疫抑制剂治疗的患者更容易遭受沙门氏菌的感染。当发生急性细菌感染时，需要暂停免疫抑制剂使用，直至感染得到彻底控制。生物制剂和免疫抑制剂（尤其是生物制剂）使用会增加患者全身性或中枢性李斯特菌感染风险和全身性或皮肤的奴卡菌感染风险。在感染期间必须停用生物制剂，而感染后何时恢复免疫抑制剂使用需要与感染病学专家共同讨论。

ECCO 声明 6G

溃疡性结肠炎是艰难梭菌感染的独立危险因素［EL3］。

ECCO 声明 6H

甲硝唑和口服万古霉素治疗轻中度艰难梭菌感染有效性一致［EL1］。但对于溃疡性结肠炎患者感染艰难梭菌上述方法是否仍然有效有待进一步验证。一旦发生艰难梭菌感染，建议尽可能停用其他抗生素。对于重症艰难梭菌感染患者而言，万古霉素对于无合并溃疡性结肠炎的患者效果更佳［EL1］。在艰难梭菌感染相关性疾病中，是否能够应用免疫抑制剂需要临床医生谨慎评估利弊与风险。

免疫抑制剂使用是重症艰难梭菌感染的独立的危险因素粪菌移植对于溃疡性结肠炎患者是安全的。非达霉素与万古霉素具有同样的治疗有效性，且治疗后艰难梭菌复发率较低。炎症性肠病患者除容易遭受艰难梭菌感染外，其复发率也高达33%。

其他内容将在补充材料中提及，补充材料将在ECCO-JCC online在线提供。

七、生育能力

ECCO 声明 7A

目前无证据表明溃疡性结肠炎影响生育能力［EL3］。较高比例的育龄溃疡性结肠炎女性患者放弃生育提示需要在生育方面进行更好的患者教育［EL4］。

尽管UC患者与一般人群相比生育能力无明显差异，但女性患者如能了解怀孕相关问题则能更多受益，因为现实情况中她们往往选择不生育。女性患者的生育能力似乎并没有受到UC治疗药物的影响。柳氮磺吡啶会可逆地降低精子数量和活力（见vander Woude等人的声明 2B），而甲氨蝶呤（MTX）可导致可逆性少精液症，因此已被禁用于备孕的男性患者。目前关于抗TNF制剂对生育能力影响的文献数据尚有限且不一致。回肠-肛门储袋手术对男性患者可能导致勃起和射精功能障碍，但通过抗感染治疗，手术往往不会导致男性UC患者性功能障碍甚至能改善性功能（见vander Woude等人的声明 7A）。储袋手术后的UC女性患者体外受精的成功率可与非UC女性受试者相似（见vander Woude等人的声明 2D）。

（一）妊娠及分娩

1.母亲的结局

ECCO 声明 7B

如果患者在疾病的缓解期怀孕，疾病复发的风险与未怀孕的妇女一致［EL3］。疾病活动期时受孕增加了妊娠期间疾病持续活动的风险［EL3］。妊娠可影响溃疡性结肠炎的病程［EL3］。

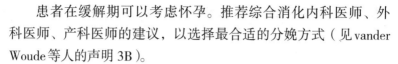

患者在缓解期可以考虑怀孕。推荐综合消化内科医师、外科医师、产科医师的建议，以选择最合适的分娩方式（见 vander Woude 等人的声明 3B）。

2.儿童的结局

> **ECCO 声明 7C**
>
> 受孕时及妊娠期的疾病活动状态与早产和出生体重低相关［EL3］。溃疡性结肠炎女性患者后代的先天性畸形率似乎并无增加［EL2］。除了甲氨蝶呤和沙利度胺外，胎儿暴露于大部分溃疡性结肠炎治疗药物被认为是低风险的［EL2］。

对孩子影响的相关补充资料见 ECCO-JCC online 的补充材料。

（二）妊娠和溃疡性结肠炎的管理

> **ECCO 声明 7D**
>
> 对于计划怀孕的患者，仍需持续对溃疡性结肠炎进行合理治疗以减少怀孕期间疾病发作的风险［EL5］。妊娠期间 UC 的急性发作会造成孕妇及胎儿不良结局的高度危险，因此需要最佳的治疗方案并及时预防并发症的发生［EL3］。

建议 UC 妊娠患者应继续服药以避免妊娠期间 UC 发作及可能发生的相关妊娠并发症（见 vander Woude 等人的声明 5F）。处于孕期用药安全性的考虑，5-氨基水杨酸（5-ASA）最好避免邻苯二甲酸二丁酯 DBP 作包膜的 5-ASA 制剂，因这种包膜成分会造成动物模型中先天性畸形胎儿的增加。糖皮质激素被认为是 UC 复发的第一线治疗药物。抗 TNF 制剂在特殊情况下可作为一种治疗选择（见声明 5C）。服用柳氮磺吡啶的孕妇需要同时补充大剂量叶酸（2mg/d）以预防叶酸缺乏。UC 患者妊娠期间行外科手术可能导致怀孕第一阶段（前三月）流产及怀孕第三阶段（最后三月）的早产，但疾病的持续活动性被认为对胎儿有更大的风险

（见 vander Woude 等人的声明 5E）。

哺乳、内镜及影像学检查的相关补充资料见 ECCO-JCC online 的补充材料。

八、溃疡性结肠炎的癌症监测问题

（一）溃疡性结肠炎患结直肠癌风险

虽然普遍认为长期 UC 与 CRC 风险增加有关，但报告的风险估计在研究之间差异很大。2001 年，EADEN 等人描述了包括 116 个研究的荟萃分析，并得出结论，在疾病持续 30 年后，累积风险为 18%。另一项荟萃分析显示，UC 患者 CRC 的 SIR（标准化发病率）为 2.4。然而，CRC 的风险可能随时间下降。澳大利亚的一项研究报告显示，CRC 在 10 年内累积发病率为 1%，20 年为 3%，30 年为 7%。这可能反映了监测策略的进一步实施，更有效地控制炎症药物的引入，或者维持治疗或结肠切除术方法的改变。

ECCO 声明 8A

UC 患者结直肠癌风险较普通人群增加。其危险因素包括病程、病变范围、程度以及严重持续的炎症活动。

尽管已经指出，当疾病持续时间低于 8 年时，CRC 很少发生，但到此时，仍有相当数量的肿瘤可能发展，特别是在结肠炎发病年龄较大的患者或 PSC 患者中。广泛性结肠炎患者发生 CRC 的风险最高，而左半结肠型患者则存在中等风险。UC 局限于直肠的患者 CRC 风险并没有增加。值得注意的是，组织学程度，即使没有内窥镜可见的异常，也可能是 CRC 风险的重要决定因素。

ECCO 声明 8B

伴有原发性硬化性胆管炎［EL2］和有结直肠癌家族史［EL3］的患者患结直肠癌的风险更高。

报告CRC最一致的危险因素是PSC（绝对风险增加到31%）和组织学疾病活动。炎症后息肉可能是先前炎性严重程度的标志物，也被认为是一个很强的危险因素。CRC家族史与风险增加相关，尽管研究的风险各不相同。杰斯等发现男性比女性有更大的风险发展CRC（SIR：2.6；95% CI：2.2~3.0）（SIR：1.9；95% CI：1.5~2.3）。在多元logistic回归分析中，CRC与男性性别、病程、广泛性结肠炎、伴发原发性硬化性胆管炎、中值白蛋白水平和CRP–白蛋白评分升高有关。

（二）监测要点

1.筛查和监测

ECCO 声明 8C

结肠镜检查可以更早发现结直肠癌并改善预后［EL3］。

鉴于CRC的风险增加与结肠黏膜发育不良改变有关，已经开发了结肠镜检查程序，以减少CRC相关的发病率和死亡率。这些监测项目不仅包括系统的结肠镜评估，而且包括回顾患者的症状、药物和实验室检测结果，以及更新个人和家庭医疗历史。在这些程序开始时，进行初筛结肠镜检查以重新评估疾病程度并确认没有发育不良病变。

2.有效性

监测结肠镜检查程序的效率还没有通过随机对照试验来评估。然而，大量的病例序列显示出积极的影响。虽然其他潜在的因素（包括更好的疾病控制）也可能相关，但最近研究报告的减少的CRC发病率可能是其效率的证明。一项系统回顾不能证明在UC中监测项目在预防CRC相关死亡方面的益处，而将分析局限于包括对照组在内的研究。两个大型病例系列显示，由于早期发现CRC，提高了监测患者的生存率。三个回顾性病例对照研究表明，监测结肠镜检查和降低CRC比值比之间的相关性。监测结肠镜检查的益处尚不明确。

3.初步筛查，结肠镜检查和监控计划

ECCO 声明 8D

所有患者出现症状后8年内应接受筛查性结肠镜检查，以重新评估疾病范围并排除异型增生［EL5］。

ECCO 声明 8E

如果疾病活动仅限于直肠，且没有既往或当前的内镜检查和（或）直肠近端显微镜下炎症的证据，则不需要纳入定期监测结肠镜检查计划［EL2］。

ECCO 声明 8F

对于并发原发性硬化性胆管炎的患者，在诊断为原发性硬化性胆管炎后，无论疾病的活动度、范围和持续时间如何，都应该每年进行结肠镜检查。

ECCO 声明 8G

除直肠炎外，所有患者都需采取监测策略。高风险人群需每年进行监测，包括在过去5年中发现狭窄和异型增生者，PSC，广泛、严重的活动性炎症。中度风险人群需2~3年进行一次肠镜检查。中度风险包括：广泛的轻、中度炎症，炎症后的息肉，肠癌家族史（其一级亲属在50岁或以上诊断肠癌）。其余人群每5年检查一次肠镜。

活检中有和没有异常增生的CRC的危险因素的支持信息可以在ECCO-JCC online的补充材料中找到。

（三）结肠镜检查

> **ECCO 声明 8H**
>
> 当溃疡性结肠炎缓解时最好进行结肠镜检查，因为在黏膜活检上很难区分发育不良和炎症［EL5］。

就像在其他健康人群中筛查结肠镜一样，UC患者的肠道准备质量显著影响病变检出率。良好的肠道准备是有效监视结肠镜检查的必要条件。当粪便残留过多时，应考虑重复结肠镜检查。

> **ECCO 声明 8H**
>
> 肠镜监测需结合当地实际情况。染色内镜结合靶向活检可以提高异型增生检出率。如果使用白光内镜，需采用随机活检（每10cm四象限活检）以及对肉眼可见病灶的靶向活检。条件允许可采用高清放大内镜。

近几年来，内镜设备、患者准备和诊断技术有了很大的进步。高分辨率设备提高了成像质量，因此可以改善异常增生的检出率。事实上，最近的一项结肠炎监测研究显示，与标准定义相比，高清晰度结肠镜可改善异型增生的检出率。靶向活检已被证明是不劣于随机活检肿瘤检出率在每一个结肠镜检查的RCT。

监视性结肠镜检查中的异型增生检测可以通过喷洒染料来改善，这些染料突出了结肠黏膜结构的细微变化。使用这种技术，对明显正常的黏膜进行随机活检附加价值可以忽略不计，尽管它们确实能够评估微观疾病的程度和活性。使用亚甲蓝或靛蓝胭脂红的诊断率是相似的。

一项包括6项研究（1277名患者）的荟萃分析显示，根据每位患者的分析（NNT 14.3），彩色内窥镜和白光内窥镜在异型增生检测方面的差异为7%（95%CI：3.2~11.3）。靶点活检检出病变的绝对差为44%（95% CI：28.6~59.1），扁平病变为27%（95%

CI 11.2~41.9），两者均有利于彩色内窥镜。另一项荟萃分析着重于彩色内窥镜与组织学的诊断准确性，并报告了彩色内窥镜检测上皮内瘤的敏感性为83.3%，特异性为91.3%。在临床试验之外的实际研究中，也显示了彩色内窥镜与白光内窥镜在异型增生检测方面的优势。这一发现不随操作人员熟悉或高分辨率内镜的可用性而变化。窄带成像以及显微内镜检查目前不能被推荐用于IBD的发育不良筛查。其他信息可在补充材料中找到。

（四）化学预防

1.美沙拉嗪和结直肠癌
其他信息可以在 ECCO–JCC online 的补充材料中找到。

2.5–ASA用于化学预防的患者选择

ECCO 声明 8J

美沙拉嗪可以减少UC患者肠癌发病率。硫唑嘌呤的证据不充分。

在一项调整了接受5–ASA倾向的CEAME队列的嵌套病例对照研究中，对有或没有长期（>10年）和广泛（>50%的结肠黏膜在任何时候）结肠炎的IBD患者进行了亚分析。长期的广泛性结肠炎患者（OR：0.5；95% CI：0.2~0.9）的保护优势比显著，在其余患者并不显著（OR：0.8；95% CI：0.3~1.7）。这表明5–ASA在已知的不典型增生或癌症危险因素的患者中具有化学预防作用。然而，关于5–ASA在UC中的化学预防作用的声明并不局限于高危人群，这表明除了孤立性直肠炎患者外，所有患者都应终身进行化学预防。更多信息可在ECCO-JCC online的补充材料中找到。

3.免疫抑制剂
IMs（例如硫，嘌呤和MTX）和生物制剂（抗TNF）理论上可以通过免疫抑制增加CRC的风险，或者通过减少慢性黏膜炎症起到化学预防的作用，目前没有关于MTX和抗TNF的数据，而硫代嘌呤类药物的数据是相互矛盾的。这些研究包括已经发表的专门针对硫嘌呤对IBD中CRC风险的化学预防作用的研究。总体而言，最近的荟萃分析没有显示硫嘌呤有显著的化学预防作用（OR：0.87；95% CI：0.71~1.06）。这在两项群体研究（OR：0.87；95%CI：0.71~1.06）、13项临床研究（OR：0.87；95%CI：0.59~1.09）、7项队列研究（OR：0.93；95%CI：0.67~1.28）或8项病例对照研究（OR：0.83；95%CI：0.65~1.08）的亚组分析中没有显著变化。然而，最近一项来自CESAME组的观察性队列研究显示，与未接受硫嘌呤治疗的患者相比，长期接受硫嘌呤治疗的广泛性结肠炎患者发生CRC的总体风险较低（HR：0.28；95%CI：0.1~0.9）。目前尚无足够的证据来推荐或反对使用硫嘌呤进行化学预防，然而硫嘌呤可能增加泌尿道癌症、急性髓系白血病、骨髓增生异常综合征、淋巴增生性疾病和非黑色素瘤皮肤癌的风险。

4.其他药物

关于其他化学预防药物的更多信息可在ECCO-JCC online的补充材料中找到。

（五）异型增生的管理

UC中不典型增生的治疗建议基于宏观模式（息肉、非息肉样或宏观不可见）和病变的显微特征（不确定、低度或高度）。

1.异型增生的显微镜下分型

> **ECCO 声明 8K**
>
> 低级别或高级别发育不良的存在应由独立的胃肠专科病理学家确认［EL5］。

目前广泛应用的异型增生的定义是1983年Riddell等提出的，是指明确的上皮瘤变，病变不超过基底膜，无固有肌浸润。异型增生是IBD患者恶性风险增加的最好且最可靠的标志。异型增生（上皮内瘤变）现在通常根据肿瘤改变的程度分为三个形态学类别："不确定"、"低级别"（LGD）或"高级别"（HGD）。然而，异型增生几乎肯定是沿着渐进的（连续的）尺度而不是离散的范畴发展的。这即使在经验丰富的胃肠道病理学家中，对异型增生等级的解释亦存在显著程度的差异。对于HGD类别和对于不典型增生认为是阴性的样本，一致性水平最高，对于不确定和LGD类别的样本，一致性水平较低。由于这些对异型增生评估的局限性，我们建议组织切片应该由第二位胃肠道病理专家审查。

2.异型增生的内镜下分型

关于UC异型增生的显微镜下分型尚存争议。原有的术语如"异型增生相关病变或肿物（DALM）、腺瘤样改变、非腺瘤样改变、平坦型病变"，由于经常被用在描述各种形状不同的病变而引起内窥镜医师的混淆，所以在"肠镜息肉检出监测与管理国际共识"（SCENIC国际共识）中已不再使用。建议异型增生分为三类：息肉样、非息肉样、内镜不可见病变。息肉样病变指有蒂（巴黎分型Ip——以蒂部与黏膜相连）或锯齿状（巴黎分型Is——无蒂、宽基病变）病变突出入肠腔，高度≥2.5mm。常规内镜方法可以切除。非息肉样病变指巴黎分型IIa（隆起高度≤2.5mm），IIb（平坦型，无隆起），IIc（凹陷型），不规则隆起，斑块样改变，疣状增厚，狭窄性病变，宽基隆起，通过内镜下息肉切除术可能难以完整切除。息肉和非息肉样异型增生是根据其大体（内窥镜）外观分化的。组织学特征可能是有帮助的，虽然两种类型的病变可能看起来相同。内镜下隐性异型增生是指在结肠镜下没有可见病变的组织学检查中发现的异型增生。

3.内镜下可见异常增生的处理

ECCO 声明 8L

息肉样异常增生可以通过息肉切除术得到充分治疗，前提是病变可以完全切除，并且结肠其他部位没有非息肉样或看不见的异常增生的证据［EL2］。

ECCO 声明 8M

部分非息肉样异型增生可通过内镜下处理。如果可以内镜下完整切除，且没有其他结肠肠段非息肉样病变及不可见的异型增生的证据，可继续进行肠镜监测。除此之外，非息肉样异型增生，无论任何级别程度，需行结肠切除术。

ECCO 声明 8M

息肉与异型增生发生在近端有肉眼或组织学受累者被认为是散发性腺瘤，应相应地治疗［EL2］。

目前或以前受结肠炎影响的结肠段出现的息肉样异型增生可以通过息肉切除和持续监测来适当治疗。有4项研究表明，UC伴息肉样异常增生患者、UC伴散发性腺瘤患者以及两组UC患者与非UC散发性腺瘤对照组的随访息肉检出率无显著差异。最近的文献继续支持这一战略。来自英国圣马克医院的172名低级别瘤变患者的数据显示，在首次发现息肉样异常增生5年后，HGD或CRC的累积发生率为6%。一项包含376例患者的10项研究的荟萃分析表明，内镜下息肉样增生术后合并CRC的发生率为每年5.3 / 1000例患者。因此，如果息肉样病变可以完全切除，在标本边缘显示没有异型增生，并且在结肠的其他地方没有非息肉样或不可见异型增生，那么结肠切除术就不是必要的。重要的是要从周围的扁平黏膜获得活检，以确保没有相邻的异常增生。接受内镜下息肉样病变切除术的患者发生进一步不典型增生的风险高出10倍。因此，建议在恢复到年度监测之前的3~6个月，最好用彩色内窥镜进行密切监测。部分结肠切除，如果异型增生是可见的，并且不能在内窥镜下切除，或者在低度异型增生的背景下进行未来监测也可能是一个潜在的选择。

非息肉样异常增生是一个更不祥的发现。最近对这些病变的自然病史进行了深入研究，作者调查了圣马克医院监测队列中诊断为LGD的172例UC患者。5年后HGD或CRC发展的累计发生率为息肉样异型增生的6.0%和非息肉样异型增生的65.2%。此外，与息肉样病变相比，非息肉样异型增生更可能是多灶性的，并且经常进展到同步CRC。这些数据支持早期研究的发现，其中异时或同步癌与非息肉样不典型增生有很强的关联，范围在38%至83%。因此，一般建议UC和内镜下无法切除的非息肉样异型增生的患者立即进行结肠切除术，而不管活检分析检测到的异型增生程度如何。目前，还没有专门的研究来调查非息肉样结构不良患者接受内镜切除术后的长期预后。对上述圣·马克研究的亚组分析表明，接受小非息肉样LGD（全部<1cm）内镜切除的八名患者之一（12.5%）发展为Dukes'A CRC，中位随访时间为44个月。鉴于病例数量较少，对此应谨慎解释，但这意味着，对于诊断为非息肉样异常增生的一组患者来说，结肠切除术并非总是必要的。此外，一项研究显示，如果患者被告知他们患有不典型增生，并且有20%的几率"现在"患CRC，他们很可能拒绝结肠切除术。在此基础上，尽管缺乏证据，如果非息肉状病变可以完全切除，如果结肠中其他部位没有隐匿性或非息肉状发育不良的证据，则继续监测可以被认为是合理的。在所有的情况下，应与患者进行充分的讨论，使他们意识到采取任何一种方法（即内镜切除术和结肠切除术）都有潜在的风险和效益。同样，密切监测，最好用彩色内窥镜，建议最初3~6个月监测1次，然后恢复到年度监测。最后，如果异型增生性息肉发生在接近炎症的显微水平的区域，在扁平黏膜中没有异型增生，则可以将其视为散发性腺瘤并进行相应地治疗。

4. 内镜下不可见异型增生的处理

宏观上不可见的异型增生是指在结肠镜检查期间没有明显病变的随机活组织检查中的异型增生。很难估计其真正的风险，因为先前研究中报道的许多"看不见的"异型增生病变是在视频前内窥镜时代进行的。这使得我们很难知道这些是否代表真正看不见的异型增生或仅仅是以前未检测到的微妙的非息肉样病变，但现在可以通过更新的技术进行观察。然而，有间接证据表明隐形发育不良正变得罕见。Bernstein等人回顾在录像前内窥镜时代（1994年出版）进行的10项前瞻性研究，大多数异型增生是不可见的（272/312=87%）。这与最近St Mark对诊断为LGD的UC患者的队列研究的数据形成对比，其中172名患者中只有16名（9%）患有隐性异型增生。

这些观察表明，在较早的研究中，报告的大多数隐形异型增生可能是未被老式内窥镜发现的细微病变。基于这种观察，当从随机活检中识别出异型增生时，患者应向具有IBD监测专业知识的内窥镜医师求助，以便进行重复检查，优选使用高清晰度内窥镜的彩色内窥镜进行重复检查，以确定是否存在轮廓清晰的病变并可切除，同时评估是否同步存在发育不良。值得注意的是，最近St Mark的一项研究报告指出，与标准白光结肠镜相比，彩色内窥镜对非息肉样病变的检出率显著更高。尽管考虑到这不是一项专门的研究，因此应该谨慎地解释这一点，但是它仍然支持用更先进的技术重新评估这些患者。

如果在结肠的同一区域发现可见病变，患者应适当治疗。如果没有发现明显的病变，其管理依赖于初始发育异常的等级。人们普遍认为，隐性HDG患者发生CRC的直接和后续风险足够高，因此有必要推荐结肠切除术（参见2012年ECCO指南3）。

由于文献中进展为更晚期肿瘤的危险性差异很大（在2012年ECCO指南3中回顾），因此关于内镜下不可见的LGD UC患者的最佳管理的建议更具争议性。这可能是低至3%后10年，高达53%，5年以来，从最初的检测日期，在最近的St.Mark系列中，5

年进展率为21.9%，高于息肉样病变（6.0%），但低于非息肉样病变（65.2%）。

因此，鉴于现有证据的相关性是值得怀疑的，并且报告是矛盾的，目前的证据不足以评估内镜下不可见的LGD结肠切除术的风险和益处的平衡。对于扁平LGD患者进行结肠切除术与继续监测的决定，应当在患者、胃肠病学家和结肠外科医生之间进行个体化和详细讨论。结肠切除术可消除CRC的风险，但如果患者不愿意接受结肠切除术，建议每年进行监测。2013年ECCO内镜检查指南建议，在黏膜内检测到确诊的LGD而无相关内窥镜可见病变的患者，应在3个月内进行重复的染色内镜结肠镜检查并进行额外的随机活检。

九、手术

（一）概述

本节总结ECCO共识指导UC患者手术。值得注意的是，这些手术指南的证据水平是相当有限的，因为文献中仍然缺乏来自随机研究的有力证据。

UC的外科手术已经得到改进，从而为需要接受结肠切除的患者带来更好的生活质量。直到20世纪80年代早期，手术的金标准仍是结直肠切除术和回肠造口术，少数情况下使用回直肠吻合术。20世纪60年代末期引入了Kock自制性回肠造口术，虽然与采用传统造口的结直肠切除术相比似乎更能改善患者的生活质量，但仍未得到广泛认可。在过去20年里，恢复性结直肠切除术并回肠储袋肛门吻合术（IPAA）成为新的金标准，该术式不改变身体外观，没有造口，而且保留了肛门排便。然而，由于肠功能并不能恢复，因此IPAA术后功能的恢复情况和生活质量仍需与回肠造口术进行比较。

（二）技术因素

1.急性严重结肠炎的外科手术

> **ECCO 声明 9A**
>
> 手术的延迟与手术相关并发症的增加相关（EL4）。对于每天服用超过20mg泼尼松龙长达6周以上，或者使用肿瘤坏死因子抗体治疗无效的重度结肠炎，推荐以结肠次全切为起始的分阶段手术治疗。（EL3）如果有良好的技术，腹腔镜手术是首选（EL3）。

资深外科医生与资深内科医生联合护理对于安全管理急性严重结肠炎仍然是必不可少的。虽然药物治疗对很多病例有效，但已有确凿的证据表明合理手术的延迟会对患者的预后有害。对于急性严重结肠炎的手术治疗，或者如果患者接受了延长的类固醇治疗（每天超过20mg泼尼松龙，持续6周以上），分期直肠结肠切除术（先行次全结肠切除术）被认为是明智的第一步。次全结肠切除术和回肠造口术将使患者从结肠炎的负担中解脱出来，重新获得全面的健康和正常的营养，并且有足够的时间去仔细考虑选择IPAA还是永久性的回肠造口术。初步的结肠次全切除术也可以澄清病理，明确排除克罗恩病。即使在危重患者中，结肠次全切除术也是一种相对安全的手术。在最近的一项对腹腔镜和开放结肠切除术治疗非毒性结肠炎的系统综述中，腹腔镜手术导致更少的伤口感染和腹腔内脓肿，住院时间更短。新的临床依据也支持上述结论在急诊结肠切除手术中亦同样适用。

2.直肠残端的处理

如何保留直肠残端是实施结肠次全切术中需要考虑的关键环节。不建议尽可能少的保留直肠（比如在骨盆内离断中段直肠），因为这会增加以后行直肠切除术的难度，并可能增加盆腔神经损伤的风险。可选择在骶岬水平（如直乙交界处）分离直肠，或者原位保留乙状结肠远端部分。这种处理可以使肠管固定于前腹壁，便于以后的辨认和分离，或者将肠管提拉至腹部筋膜处，要么闭合于皮下脂肪中，要么向前提出作为黏膜瘘管。后一种选择相对安全，但是，作为一个存在于腹部未闭合的肠管，黏膜瘘管会给患者带来一个额外不便管理的造口。闭合残端并置于皮下脂肪中也是一种安全的做法，尽管要等待皮肤的愈合以避免伤口感染。目前尚没有研究可提供有关于保留不同长度的直肠或者直肠乙状结肠后感染或者出血的相关数据。在腹腔内骶岬水平离断直肠时，建议经肛管引流数天，以避免直肠残端因黏液残留而爆裂。

3.恢复性直肠结肠切除术吻合口的位置

ECCO 声明 9B

行储袋手术时，齿状线与吻合口之间肛管直肠黏膜的最大长度不应超过2cm（EL4）。

使用吻合钉技术进行回直肠吻合术时，一个常见的并发症就是在齿状线上方残留了肛管直肠黏膜，这可以导致持续存在的炎症（袖口炎）、储袋功能障碍、不典型增生或者癌症（非常罕见）。良好操作的低位吻合似乎预后更好，特别是考虑到污染、粪漏和社交活动受限因素。

关于结肠炎并发肿瘤时吻合技术及吻合位置的选择，将在在线ECCO-JCC补充材料中另行说明。

4.恢复性直肠结肠切除术中覆盖性回肠造口术的作用

ECCO 声明 9C

当对溃疡性结肠炎进行恢复性直肠结肠切除术时，通常推荐使用覆盖环回肠造口术［EL3］。

IPAA手术的一个主要并发症是结肠袋或者吻合口的缝线漏，

这也是最可能损害手术的临床和功能预后的并发症。覆盖性回肠造口术能否改善这种并发症仍有争论。然而，有证据显示，远端吻合口的去功能化可能减少漏的发生率。然而，在储袋手术中，只要在构建吻合口时没有困难，造口相关的并发症并不能评价造口使用的正确性（比如腹壁增厚、肠系膜过短）。

5.维持功能所需的手术次数

ECCO 声明 9D

储袋手术应该在专业的上级医院进行。大型医疗中心拥有较低的并发症发生率，并且在出现并发症后储袋挽救率更高［EL4］。

有证据显示，拥有较多复杂外科手术的医疗中心要求更丰富的围手术期护理经验，这使得患者能有更好的预后，这一情况同样适用于储袋手术。而且大型医疗中心可以更好地处理不良事件，这使得在手术出现并发症时可以更好地挽救储袋。因此，如果可行，回肠肛管储袋术应在大型专科医疗机构进行。但关于"大型专科医疗机构"的具体界定还存在争议。

（三）随访

1.一般的储袋随访

ECCO 声明 9E

对于伴有储袋功能障碍的有症状患者，建议早期对储袋进行内窥镜检查，以区别储袋炎和其他情况［EL4］。

IPAA 的随访应该依据储袋炎相关的体征与症状来进行（术后 10 年的随访中，储袋炎发生率最高可达 50%），也存在其他一些情况（储袋易激综合征、储袋克罗恩病、储袋缺血、巨细胞病毒或者艰难梭菌感染）。临床随访的时间点是根据这些状况的发展情况而进行调整的，目前并没有标准的时间表可以借鉴。当患者出现与储袋炎相关的体征与症状时（水样便、排便紧迫感、坠

胀感、盆腔不适或者电解质紊乱），应该进行储袋内窥镜检查，以区分这些症状到底是储袋炎还是上述列举的其他状况所引起。内镜随访的时间点应根据每个患者自身的情况而调整。

2.对储袋的监测

ECCO 声明 9F

对于有肿瘤或者 PSC 等危险因素的患者，建议每年进行一次储袋内窥镜检查。对于无症状的患者并没有特别的储袋随访方案［EL3］。

一项系统性回顾研究报道了恢复性直肠结肠切除术后的异型增生发生率，其高级别异型增生、低级别异型增生、不确定性异型增生发生率分别为0.15（范围：0~4.49）、0.98（范围：0~15.62）、1.23（范围：0~25.28百分比）。异型增生在储袋、直肠袖口或者肛管过渡区中发生率是一样的。术前或术中已经存在的异型增生或是已经确认的癌症是术后储袋异型增生发展的有意义的预测因子。而这项研究中的数据也已经被其他研究证实，这提示即使手术指征是异型增生或者癌症，术后直肠袖口或者储袋发生异型增生的风险性也是非常低的。无危险因素的患者在行恢复性直肠结肠切除术后，并不推荐特别的随访方案。

（四）修复性直肠结肠切除术后患者的生育和分娩

1.盆腔手术对生殖力的影响

ECCO 声明 9G

对于有生育能力的女性患者，由于回肠－袋肛管吻合术后存在生育风险，应与患者讨论结肠次全切除术和回肠末端造口术或回肠直肠吻合术等替代手术选择［EL3］。腹腔镜手术可以更好地保留女性的生育能力，是首选［EL3］。

活动性UC与性功能不良有关。两项前瞻性研究表明，与术前水平相比，IPAA后12个月两性的性功能都有所改善。另一方面，在三项队列研究中令人信服地证明，在IPAA之后，女性生育能力下降，很可能与影响输卵管的粘连有关。这个问题的严重性正在争论中，一项研究表明，70%以上的生育力减少，而其他研究则约为30%。越来越多的证据表明，腹腔镜IPAA在技术上是可行的，并可能降低对女性生育能力的负面影响。

在男性患者中，射精退化和勃起功能障碍是IPAA后可能发生的主要但仍然罕见的性和生育相关并发症。选择IRA时可避免这两种并发症。在做出关于手术入路类型的决定时，应考虑对IRA的关注。

有关恢复性直肠结肠切除术患者的分娩方式的信息可以在补充材料中找到。

（五）IPAA之外的其他外科术式

1.年龄

ECCO 声明 9H

只要患者保持良好的肛门括约肌功能，行回肠–袋肛管吻合术没有年龄限制。

对于>65岁的患者，IPAA术可能造成更高的共病风险。尽管如此，此种术式在这个年龄组中显然是安全有效的，并且仍然是选择的手术技术。然而，据报道，在接受IPAA治疗的老年患者中，长期并发症（例如脓包皮炎、吻合口狭窄）的发生率增加。伴有大便失禁的小袋功能恶化伴随着年龄的增长而发生，这在老年人中可能更为明显。然而，接受IPAA治疗的65岁以上患者似乎保持了良好的生活质量。

2.自治性回肠造口术

对于不适合IPAA的患者（例如由于括约肌损伤）以及回肠

造口术后出现严重问题者（例如渗漏、皮肤问题等），Kock的Pouch手术是IPAA失败后传统的末端回肠造口术的替代方案等。由于大约一半的患者需要再次手术，许多外科医生对Kock的手术持怀疑态度，因为大约一半的患者需要再次手术，乳头瓣滑动是最常见的指征。然而，目前大多数系列的10年pouch手术的存活率约为90%。Kock的Pouch术后生活质量似乎优于末端回肠造口术。根据克利夫兰诊所的一项研究，患有末端回肠造口术的患者报告社交、工作和性别限制的可能性是接受Kock自制性回肠造口术患者的两倍多。

3.回肠直肠吻合术

ECCO 声明 9I

在理想情况下，回肠-直肠吻合术是回肠贮袋-肛管吻合术的替代手术方式［EL5］。在50%的病例中，需要权衡诸如低发病率和保留女性生育能力等优势与直肠监测和随后的保护措施的需要［EL3］。

许多外科医生不愿在UC患者中进行IRA治疗，其理由是相比较于在不顺应以及发炎的直肠中行IRA术后不可预测的功能结果以及担心随后的直肠癌来说，IPAA之后具有良好长期的功能结果。IRA是一个较不复杂的手术，具有较低的致残率，并且在高度选择的患者中具有合理的临床结果。适合IRA手术的是指那些直肠相对宽松（或在医疗治疗下愈合的直肠），直肠顺应性良好，括约肌张力正常的患者。在这些患者中，排便习惯几乎与IPAA手术后相同，尽管在IRA术后报道的紧急情况看起来较高（22%~33%）。紧急事件是IRA失败的最常见原因。据报道，IRA术后10年功能正常的概率为74%~84%，20年时为46%~69%。对残留的直肠进行监视是必要的。

4.非炎症性储袋功能障碍和储袋术失败

> **ECCO 声明 9J**
>
> 储袋功能障碍的非炎性原因包括袋－肛门狭窄、袋瘘、袋容量问题、传出肢体功能障碍［S－袋］、直肠残端残留和慢性骶骨前脓毒症。治疗策略的制定需基于多学科讨论［EL5］。

关于非炎症性储袋功能障碍的详细信息可以在ECCO–JCC online补充资料中找到。

（六）手术和药物治疗

1.围手术期的泼尼松龙治疗

未经控制和回顾性研究表明，服用超过20mg泼尼松龙超过6周的患者发生短期手术并发症的风险增加。这些研究显示，感染性并发症的风险增加了5倍，术后短期储袋特异性并发症的风险也增加了。因此，类固醇应该在手术前停用。如果停用是不可能的，那么造袋术应该推迟。所有关于急性重症结肠炎结肠切除术后类固醇减量率的建议是任意的，但应避免急性类固醇戒断（患阿狄森病的危机），其最严重的表现为低血压、低钠血症和低血糖。较轻的症状可被解释为比手术恢复慢。减量的速度取决于手术前类固醇的剂量和持续时间。对于服用类固醇的患者>6个月后，可能需要在几个月的时间内每周减少1mg的剂量。

2.围手术期硫嘌呤类/钙调神经磷酸酶抑制剂

> **ECCO 声明 9K**
>
> 术前使用硫唑嘌呤或环孢素不会增加术后并发症的风险［EL3］。

硫唑嘌呤和环孢素不会增加结肠切除术后发生并发症的风险。关于他克莫司的资料仍然非常缺乏。

3.围手术期英夫利昔单抗的使用

TNF-α 是免疫反应的关键组成部分，IFX 或其他药物的抑制作用理论上可导致严重的术后并发症。越来越多的研究调查了IFX 相关术后并发症的风险，结果相互矛盾。其中一项研究，对包括706名患者在内的5项研究进行了荟萃分析，报告术前IFX增加短期（30天）术后并发症的总数（OR：1.80；95％CI：1.12~2.87）。尽管该分析缺乏评估这些并发症性质所需的能力，但在手术前用IFX治疗的患者中确实显示出术后感染增加的趋势（OR：2.24；95% CI：0.63~7.95），但非感染性并发症（OR：0.85；95％ CI：0.50~1.45）。此后发表的研究未能报告直肠结肠切除术后IFX相关并发症的发生率增加。由于几乎所有关于该主题的数据都来自观察性研究而不是来自随机对照试验，因此可能存在影响结果的显著偏差。梅奥诊所的一项研究表明，术后吻合口渗漏、袋特异性和感染并发症在接受IFX治疗的患者中比未接受IFX治疗的患者更常见。在调整伴随治疗和结肠炎的严重程度后，IFX是与感染性并发症独立相关的唯一因素。同样，最近发表的一项研究表明，既往使用过抗肿瘤坏死因子治疗的患者在一期IPAA后盆腔败血症的发生率更高。相反，包括超过1200名UC患者的丹麦大型登记处接受了直肠结肠切除术，并未报告术前接受IFX治疗的患者手术后并发症的显著增加。

疾病的严重程度和环孢素的连续使用也可能影响术后IFX相关的风险。较轻类型的疾病和低CRP水平的患者似乎从IFX治疗中受益最多，特别值得关注的是，IFX治疗后几周内的紧急结肠切除术可能与更多的脓毒症并发症相关。

一些研究报告了环孢素和IFX作为顺序挽救疗法在类固醇难治性UC患者中的有效性和安全性。总体而言，近1/3的患者达到短期缓解，近2/3的患者避免短期结肠切除术。在环孢素失败后接受IFX的患者与IFX失败后接受环孢素的患者以上情况发生的比例似乎相似。然而，16%的患者出现严重不良事件，包括致命性脓毒症和疱疹性食管炎。没有明确的证据表明感染性并发症的风险是否依赖于药物序列，尽管理论上环孢素之后应用IFX应该更安全，因为环孢素的半衰期要短得多。尽管一些研究表明单独使用IFX或环孢素的并发症发生率相似，但仅在选定的患者中必须仔细考虑序贯挽救治疗的风险（效益比），并且不能常规推荐。如果在IFX失败后给予环孢素作为第二次挽救疗法，这似乎尤其正确。关于围手术期使用抗TNF药物的数据仍然存在矛盾，长期建议是不要在抗TNF治疗的患者中进行单阶段直肠结肠切除术和回肠–肛门袋改造。

十、储袋炎

（一）概述

> #### ECCO 声明 10A
>
> 储袋炎的诊断建立在临床表现和内镜及组织学异常表现的基础上［EL3］，广泛性结肠炎、原发性硬化性胆管炎、非吸烟者、血清学P-ANCA阳性以及NSAIDS药物的使用是储袋炎发生的危险因素［EL3］。

用IPAA进行直肠结肠切除术是需要结肠切除术的UC患者选择最多的术式。储袋炎是回肠储袋的非特异性炎症，是IPAA术后最常见的并发症，其发生率与随访时间长短有关，在IPAA术后10年的随访中储袋炎发生的比例约为50%。因家族性腺瘤性息肉病行IPAA术的患者发生储袋炎的概率非常低，为0~10%，UC术后发生储袋炎比例较高，但原因不明。此外，囊炎是在IPAA后的最初几年更常见，还是随着随访风险不断增加，目前仍不清楚。

1.症状

结直肠切除联合IPAA术后平均每日排便次数为4~8次，每天约可排出700ml半固体的粪便，正常人的每日排便量约为200ml。与储袋炎相关的症状包括大便次数增加、大便液性成分增加、腹部痉挛痛、便急、里急后重以及下腹部不适。同时还可能发生直肠出血、发热及肠外表现等情况，较之于储袋炎，直肠出血更多与直肠封套炎症改变有关。IPAA术后即使无储袋炎也可发生大便失禁，但这一情况在储袋炎患者中更多见。IPAA术后储袋功能异常的临床表现可能由储袋炎以外的其他因素造成，例如储袋克罗恩病、封套炎、储袋易激综合征或其他情况。因此临床表现结合内镜及组织学进行诊断十分重要。

2.内镜（储袋镜）

有储袋炎相关表现者应进行内镜及储袋黏膜活检以明确诊断。回肠-肛门储袋术后患者可能发生储袋-肛管吻合口的狭窄，因此建议使用胃镜而非常规肠镜进镜，并应尝试进入回肠输入袢探查。储袋炎的内镜表现包括与UC不同的黏膜片状充血，其他特征性表现还包括黏膜水肿、颗粒样表现、黏膜脆性增加、自发或接触性出血、血管纹理消失、渗出、出血、糜烂及溃疡形成。沿吻合处发生的糜烂伴（不伴）溃疡对储袋炎诊断并无价值。应从储袋黏膜及储袋上方输入段黏膜取活检，但勿沿吻合钉部位取活检。

3.储袋炎的组织病理学

关于储袋炎病理组织学表现的详述请参见ECCO-JCC online中的补充材料。

4.鉴别诊断

患者的临床表现及组织学检查结果有助于鉴别储袋炎、缺血和克罗恩病，也可鉴别有储袋炎相关表现的胶原性储袋炎、艰难梭菌感染或CMV感染造成的储袋炎，由盆腔感染导致的继发性储袋炎常导致局部炎症，也应加以注意。在储袋近侧段的回肠黏膜取检可发现易导致储袋功能失调的储袋前回肠炎，但有时其肉眼可见的溃疡病灶也容易和CD混淆，同时也应注意鉴别由NSAIDS药物引起的非特异性回肠炎。

5.储袋炎及储袋功能失调的危险因素

储袋炎的病因目前还不明确。危险因素、基因相关性、储袋炎的血清学标记物均提示宿主免疫应答和储袋微生态之间的相互作用与这种特发性的炎症状态密切相关。已报道的储袋炎危险因素包括广泛型UC、倒灌性回肠炎、肠外表现尤其是PSC、非吸烟者以及NSAID药物服用者。白介素1受体拮抗剂基因多样性和P-ANCA阳性与储袋炎相关，当然这些研究关于危险因素的分析也不尽一致。一组纳入240例患者的研究，包含正常储袋（n=49），储袋炎（n=61），CD（n=39），封套炎（n=41）和储袋易激综合征（n=50）。如患者行IPAA的指征为不典型增生、患者为非吸烟者、使用NSAIDs药物或从未使用过抗焦虑药则发生储袋炎的危险度上升。如患者为吸烟者，储袋克罗恩病诊断的危险度明显增加，而长期储袋术后则风险中度增加。直肠封套炎与年龄较轻及有关节痛症状有关。储袋易激综合征常被忽视，但它是储袋功能失调的常见原因，尤其是当其他因素，包括储袋容量过小、不完全排泄及储袋扭转等原因被排除后。其他重要的危险因素还包括抗抑郁及抗焦虑药物的使用，这提示患者在储袋手术前就有肠易激综合征的相关胃肠道症状。与肠易激综合征相似，在这些患者中也有内脏超敏反应。同样在这项研究中还发现一些围手术期的因素也会预示储袋炎的发生。通过多因素分析，发现肺部并发症、脾曲附近的病灶、肠外表现、S形储袋重建与储袋炎发生有关。这些危险因素并不能成为阻止储袋手术的原因，但应在术前和患者及其家属进行充分讨论。同样如患者合并PSC，也应充分告知可能会发生储袋炎的风险。这些术前讨论对调整手术的期望值非常重要，亦应清楚即使有这些危险因素，也不能成为储袋手术的明确禁忌证。

（二）储袋炎的类型

1.急性及慢性储袋炎

根据症状及内镜表现，储袋炎可分为缓解期（储袋排便次数正常）或活动期储袋炎（储袋排便次数增加，内镜及组织学表现吻合）。活动期储袋炎还可根据其临床表现的持续时间分为急性及慢性，一般认为临床症状持续4周以上为慢性病变。有10%以上的患者会进展为慢性储袋炎，需要长期治疗，其中还有一部分为药物难治性储袋炎。储袋炎还可根据不同标准分为原发性或继发性、缓解期或活动期、不频繁复发（每年发作少于3次）或频繁复发（每年发作多于3次），也可根据对抗生素治疗的反应分为抗生素敏感型、抗生素依赖型（需长期抗生素治疗以维持缓解）、抗生素无效型。

关于储袋炎评分的详细信息可参考补充材料，见ECCO-JCC online中的补充材料。

2.复发性储袋炎与并发症

超过50%的患者可有储袋炎的反复发作。复发型储袋炎可分为3种类型：偶发型（每年发作少于1次）、复发型（每年发作1~3次）以及病程持续型。储袋炎还可进一步根据对单一抗生素的治疗反应分为应答型或难治型，当然这些分型方法较为主观，但它们有助于医生及患者根据亚型选择治疗方案。储袋炎的并发症包括脓肿、瘘管、储袋-肛管吻合口狭窄和储袋腺癌，最后一种情况是一种特例，而且一般都发生在原先的结肠切除标本存在有不典型增生或有癌变时。

（三）药物治疗

1.急性储袋炎：抗生素

ECCO 声明 10B

虽然目前尚无最优治疗方案［EL2］，但大多数储袋炎患者对甲硝唑或环丙沙星治疗有应答，使用环丙沙星治疗不良反应发生率更低［EL2］。无论有无储袋炎，止泻药物均有助于减少储袋每日排出液性粪便［EL5］。

储袋炎的治疗常为经验用药，目前只有少数小样本的安慰剂

对照研究。抗生素是治疗的主要方法，一般以甲硝唑或环丙沙星作为初始治疗且应答迅速。然而，无论是针对甲硝唑或环丙沙星，其随机研究均很少，仅在小样本临床试验中有比较。7例患者使用环丙沙星1g/d，9例使用甲硝唑20mg/（kg·d），疗程为2周。两种抗生素均可明显降低肛周疾病的活动性指数（PDAI），但对总的PDAI（P=0.002）、症状指数（P=0.03）及内镜指数I（P=0.03）而言，环丙沙星治疗更有优势，并且不良反应发生率更低（甲硝唑组中33%的患者发生不良反应，而环丙沙星治疗组无不良反应发生）。针对急性储袋炎的治疗（4项随机对照研究，5种药物）中，环丙沙星较甲硝唑诱导缓解疗效更佳。利福昔明及植物乳杆菌效果均与安慰剂无差异，而布地奈德灌肠剂和甲硝唑诱导缓解的疗效相当。在一项非随机、非对照的开放性临床试验中，高浓度的益生菌制剂（VSL#3）对轻度活动期储袋炎治疗有效。

2. 慢性储袋炎

> #### ECCO 声明 10C
>
> 对慢性储袋炎两种抗生素联合使用有效［EL3］。口服布地奈德、口服二丙酸倍氯米松以及局部使用他克莫司也是可选方案。英夫利昔单抗治疗慢性储袋炎有效［EL4］。当英夫利昔单抗治疗无效时，可用阿达木单抗作为替换治疗。

如患者持续存在症状应考虑是否有其他诊断存在的可能。急性储袋炎中10%~15%的患者可发展为慢性储袋炎，此时可能存在对单种抗生素治疗有效或无效的情况。慢性、难治性储袋炎往往对传统治疗方法无应答并有症状的持续发展，这是储袋手术失败的常见原因。联合使用抗生素或使用口服布地奈德可能有效。近期研究发现二丙酸倍氯米松口服对慢性难治性储袋炎治疗有效，10例连续的活动期储袋炎患者对1个月的抗生素治疗无效，经二丙酸倍氯米松10mg/d治疗8周后，10例中的8例患者获得了缓解（80%）。

3.急性及慢性难治性储袋炎：其他药物

针对急性及慢性难治性储袋炎其他药物的详细信息，请参见ECCO-JCC online中的辅助材料。

4.缓解维持：益生菌

一旦慢性储袋炎获得临床缓解，以高浓度的益生菌混合制剂VSL#3治疗有助于维持缓解。两项双盲随机对照研究均提示高效价的VSL#3（8种菌株，4.5X1011菌量/克）可维持慢性储袋炎缓解。在Cochrane系统综述中，在以抗生素诱导缓解后，VSL#3较安慰剂更有利于慢性储袋炎缓解的维持治疗。

5.预防储袋炎：益生菌

在一项RCT研究中，同样的益生菌制剂（VSL#3）被证实可预防储袋手术第一年内储袋炎的发生。与安慰剂组相比，VSL#3治疗组急性囊炎的发生率明显降低10%（P < 0.05），且生活质量显著改善。一项Cochrane系统回顾也提示VSL#3较安慰剂预防储袋炎更有效。

（四）封套炎

封套炎常可导致储袋功能失调及与储袋炎相似的症状或储袋易激综合征，尤其是在双吻合器IPAA术后（见第九部分），与储袋易激综合征不同，封套炎的典型临床表现是出血，当然封套炎和储袋易激综合征可合并发生。

封套炎可经内镜确诊，但需注意检查齿状线和储袋肛管吻合口间封套部位的柱状上皮。在一项开放性研究中，连续14例封套炎患者接受5-ASA栓剂治疗，500mg，每日2次，其总的封套炎活动指数（由PDAI衍生而来）从11.9+3.17下降至6.21+3.19（P<0.001）。另外，症状评分也从3.24+1.28下降至1.79+1.31，而内镜评分从3.14+1.29下降至1.00+1.52，组织学评分从4.93+1.77下降至3.57+1.39，92%有血便的患者及70%有关节痛（封套炎的一项典型临床表现）的患者在治疗后症状缓解。研究未发现全身

及局部治疗的不良反应。

第二部分：日常管理

十一、活动期溃疡性结肠炎的药物治疗

（一）概述

溃疡性结肠炎的治疗策略主要基于疾病的严重程度、分布（直肠炎、左侧、广泛性）和模式等。后者包括复发频率、病程、对先前药物的反应、药物的副作用以及肠外表现。发病年龄和病程也是重要因素。区分需要住院的严重UC患者与可以作为门诊患者管理的轻度或中度活动性疾病患者是很重要的。确定严重UC的最佳有效和最广泛使用的指标仍然是Truelove和Witts，严重UC的判断标准：大便频率≥6/天、心动过速（>90次/分）、体温>37.8℃、贫血（血红蛋白<10.5g/dl）或红细胞沉降率升高（ESR>30mm/h）。除了血便频率≥6/天之外，仅需一个额外的标准来定义严重发作。在实际应用中，30mg/L的C反应蛋白（CRP）可以替代ESR（>30mm/h）。

（二）根据疾病部位和活动程度用药

1.直肠炎

ECCO 声明 11A

对于轻或重度活动期直肠炎首先推荐1g美沙拉嗪栓剂［EL1］。美沙拉嗪泡沫或灌肠液也可以选择［EL1］，但是栓剂对于直肠病变效果更好、耐受性更佳［EL3］。局部美沙拉嗪比局部激素治疗更有效［EL1］。美沙拉嗪口服联合局部美沙拉嗪应用，或美沙拉嗪口服联合局部激素的联合治疗方案优于单药治疗［EL2］。

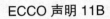

ECCO 声明 11B

顽固性直肠炎可能需要系统性激素、免疫抑制剂或者生物制剂治疗［EL4］。

局部美沙拉嗪（5-氨基水杨酸或5-ASA）是直肠炎的一线治疗方法。Cochrane 系统回顾38个治疗直肠炎和左侧结肠炎的临床试验，证实其在诱导症状、内镜、组织学反应和缓解方面优于安慰剂。合并优势比（OR）：8.3%症状缓解（8个试验，95%CI：4.28~16.12；P<0.00001）；5.3%内镜缓解（7个试验，95%CI：3.15~8.92；P<0.00001）；6.3%组织学缓解（5个试验，95%CI：2.74~14.40；P<0.0001）。在直肠炎中，栓剂比灌肠更合适，因为栓剂能更好地瞄准炎症部位，对病人也更容易接受。局部治疗超过每天1g也不会有更好的作用，每日一次的局部治疗与分次治疗一样有效。

荟萃分析发现，口服和局部5-ASA诱导缓解［局部5-ASA未缓解的风险比（RR）：0.82，95%CI：0.52~1.28］或缓解时间（分别为24.8和25.5天）之间没有差异，但荟萃分析中纳入的试验均为任何程度的UC患者，而非特别要求为直肠炎患者。在仅包括直肠炎患者的单一试验中，直肠5-ASA比口服5-ASA更有效。然而，如果单独使用口服5-ASA，3.6g的pH依赖性释放制剂似乎比低剂量更有效。此外，在直肠乙状结肠炎患者中，5-ASA颗粒比片剂更有可能获得临床（78% vs 55%，P<0.001）和内镜（67% vs 43%，P<0.001）缓解。

口服和局部5-ASA联合治疗从肛门边缘延伸<50cm的疾病比单独治疗更有效，尽管没有单独治疗直肠炎的试验。局部5-ASA和局部类固醇联合使用也有帮助：二丙酸倍氯米松（3mg）和5-ASA（2g）灌肠比单独使用两种药物产生明显更好的临床、内镜下和组织学改善。

两个荟萃分析显示不论是评估症状、内窥镜或组织学缓解方面，局部5-ASA比局部类固醇更有效。因此，局部类固醇应该被开给对局部5-ASA反应不充分或不耐受的患者。一项随机试验表明，在轻度至中度直肠乙状结肠炎患者中，单独使用2g布地奈德直肠泡沫比安慰剂在6周内缓解率更高（41.2% vs 24%，P<0.0001）。

口服加外用5-ASA和（或）外用类固醇未能改善的患者，应确认依从性和内镜活动。难治性直肠炎可能需要全身类固醇、免疫调节剂或生物制剂治疗。

2.左半结肠型溃疡性结肠炎

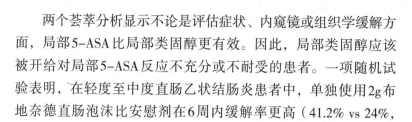

ECCO 声明 11C

轻-中度活动期左半溃疡性结肠炎可以先用≥1g/d美沙拉嗪灌肠液［EL1］联合≥2.4g/d美沙拉嗪口服［EL1］，联合治疗比单独口服或局部应用美沙拉嗪或局部使用激素更有效［EL1］。局部美沙拉嗪比局部激素治疗更有效［EL1］。顿服美沙拉嗪和分次服用等效［EL1］。

ECCO 声明 11D

中-重度活动期或者轻度对美沙拉嗪反应欠佳的患者可以考虑系统激素治疗［EL1］。对于轻中度活动期溃疡性结肠炎患者，口服二丙酸倍氯米松5mg/d与口服泼尼松等效［EL2］。不耐受或者抵抗氨基水杨酸的轻中度患者可以考虑9mg/d布地奈德［EL2］。严重的左半结肠溃疡性结肠炎患者需要住院治疗［EL1］。

口服和局部5-ASA联合使用是治疗轻度到中度活动性左侧结肠炎的第一线疗法，与单独口服5-ASA相比，缓解失败的RR为0.65（95%CI：0.47~0.91），其缓解时间更短（11.9 vs 25.5天；

P=0.002）。口服或局部5-ASA都比安慰剂更有效。局部治疗比口服治疗达到更高的直肠黏膜5-ASA浓度。泡沫和液体灌肠在诱导缓解或内窥镜愈合方面没有统计学差异，因此两者任意一种都是对左侧UC适当的治疗方法。小容量灌肠不亚于大容量灌肠，可能具有更好的耐受性。虽然多项荟萃分析证实直肠5-ASA优于直肠皮质类固醇，但三项试验的荟萃分析显示，苯丙酸倍氯米松与直肠5-ASA疗效相当。有证据表明，单独使用2g布地奈德直肠泡沫能够在6周内诱导轻度至中度的左侧UC缓解。口服和（或）直肠5-ASA和2g布地奈德泡沫或灌肠的联合试验是必要的。

口服5-ASA并不比口服磺胺嘧啶更有效（缓解失败的RR为0.90，95%CI：0.77~1.04），但耐受性更好（不良反应RR为0.48，95%CI：0.36~0.63）。每日一次剂量和分次剂量的5-ASA之间以及各种5-ASA制剂之间的疗效或依从性没有差异。众所周知，每日一次的剂量可能提高临床试验环境之外的依从性；≥2g/d口服5-ASA诱导缓解比低剂量更有效（4~8周未能实现缓解的RR为0.91，95%CI：0.85~0.98）。中度疾病患者可受益于较高剂量的4.8g/d。

轻-中度左侧UC患者口服类固醇的阈值取决于对5-ASA的反应和耐受性、患者的偏好以及医生的临床应用。在ASCEND Ⅱ试验中，接受5-ASA 4.8g/d的患者停止直肠出血的时间为9天，接受2.4g/d的患者为16天；接受4.8g/d的MMX 5-ASA的患者为7天，尽管在持续完全缓解之前需要37~45天的治疗。因此，如果患者的症状恶化，直肠出血持续超过10天，或在适当的5-ASA治疗40天后仍未实现所有症状的持续缓解，则应开始口服全身类固醇的额外治疗。然而，开放标签数据表明，对8周的口服5-ASA没有出现应答的患者中很大一部分可能在4.8g MMX 5-ASA的另外8周后进入临床缓解，而不管初始给药方案如何。

口服倍氯米松4周后，其耐受性并不优于泼尼松。口服非MXX布地奈德在UC治疗中似乎并不有效。两个三期随机对照试验（RCTs）（Core Ⅰ和Core Ⅱ）将口服布地奈德MMX 9mg/d与安慰剂在轻中度左侧和广泛性UC患者中进行比较。布地奈德MMX和安慰剂的8周临床和内镜联合缓解率分别为20.3%和3.2%（P=0.0018），内镜治愈率分别为27.6%和17.1%（P=0.009）。在Core Ⅰ试验中，将布地奈德MMX与2.4g/d的口服亚沙可（美沙拉嗪）的剂量进行比较，没有发现差异。在Core Ⅱ试验中，将布地奈德MMX与布地奈德非MMX进行比较，没有发现差异，尽管这项研究并没有充分的证据证明这一点。两项试验的亚组分析显示，布地奈德MMX的益处仅限于左侧疾病而非广泛性结肠炎。另一项随机试验将布地奈德MMX与口服5-ASA颗粒3g/d治疗343例轻度到中度活动性UC患者进行比较，其中大多数患者患有直肠乙状结肠炎或左侧结肠炎。美沙拉嗪缓解率优于布地奈德MMX，但无统计学差异（8周临床缓解率为54.8%对39.5%；P=0.052）。一项随机试验在口服5-ASA无效的轻-中度UC患者中对比口服布地奈德MMX与安慰剂进行了比较。布地奈德MMX 9mg/d诱导临床、内镜和组织学缓解在第8周比安慰剂比例更高，提供替代疗法升级到常规类固醇的证据。然而，布地奈德MMX与传统的类固醇药物之间没有直接的对比试验。

3.广泛型溃疡性结肠炎

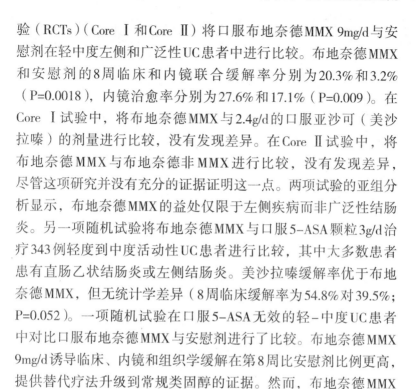

ECCO 声明 11E

轻-中度活动期广泛型溃疡性结肠炎可以先用 ≥ 1g/d美沙拉嗪灌肠液［EL1］联合 ≥ 2.4g/d美沙拉嗪口服［EL1］。顿服美沙拉嗪和分次服用等效［EL1］。中-重度活动期或者轻度对美沙拉嗪反应欠佳的患者可以考虑系统激素治疗［EL1］。重度广泛型溃疡性结肠炎患者需要住院接受系统治疗［EL1］。

由于轻-中度UC的临床试验中，大多数患者患有广泛性结肠炎和左侧结肠炎。

口服5-ASA显然是更有效的比缓解轻中度UC诱导广泛的安慰剂。结合口服和直肠5-ASA的益处在116患者随机分为口服5-ASA 4g/d与1g 5-ASA灌肠 vs 口服5-ASA与安慰剂灌肠；在8周，联合组中64%达到临床缓解，单独口服5-ASA有43%达到临床缓解（P=0.03）。广泛的UC与在左半结肠型UC，口服5-ASA口服柳氮磺胺吡啶具有相似的疗效，前者具有较好的安全性. 每日一次的5-ASA与分次剂量同样有效，与5-ASA的剂型无关，且依从性无差别。每天一次比每日三次给药可能有轻微的成本优势。至少2g/d口服5-ASA比低剂量诱导缓解更有效（在第4~8周未能达到缓解的RR为0.91, 95%CI：0.85~0.98），而初始剂量4.8g/d对中度活动性UC可能有益。对5-ASA没有应答是开始口服全身类固醇的指示。类似地，如果已经接受5-ASA ≥ 2g/d或IMs作为维持治疗的患者复发，可使用类固醇治疗。目前在临床缓解患者中的数据仍不足以推荐仅基于粪钙卫蛋白>50mg/kg增加5-ASA的剂量。

口服皮质类固醇优于5-ASA的证据来自于对活动期UC的两个早期研究，其中包括广泛性结肠炎患者。中度活动性疾病的适当治疗方案是泼尼松龙40mg/d，持续1周，每周将日剂量降低5 mg，疗程8周。较短的疗程（<3周）与早期复发有关，泼尼松龙的起始剂量 ≤ 15mg/d对活动性疾病无效。

在一个最近的8周的RCT实验中，第二代糖皮质激素［例如具有结肠释放机制和低系统生物利用度］是传统制剂的替代品。口服二丙酸倍氯米松（每天5mg，持续4周，然后每周交替一次，持续4周）与泼尼松相似（每天40mg，持续2周，然后每2周逐渐减少10mg）的安全性相似。一项对177例活动期的左半结肠型或广泛型UC患者的研究报道，口服二丙酸倍氯米松5mg/d的效果与2.4g 5-ASA相似。

口服、非结肠释放布地奈德治疗活动期UC的疗效是Cochrane数据库对三个试验的系统回顾的主题。布地奈德比口服5-ASA更不易诱发临床缓解（RR：0.72，95%CI：0.57~0.91），与安慰剂相比没有益处（RR：1.41，95%CI：0.59~3.39）。此项回顾已经更新，支持布地奈德MMX主要用于左半结肠型UC，并作为5-ASA的辅助治疗；需要改进研究来评估活动期UC中的标准制剂布地奈德。2项三期诱导试验也未能证明在轻中度广泛型UC中新型MMX 9mg布地奈德制剂优于安慰剂，反而在左侧结肠炎中疗效显著。

有证据表明，在标准疗法中加入益生菌可促进缓解，特别是VSL#3。然而，两个荟萃分析显示和三个试验分别评估了显著的异质性。早期的荟萃分析未能证明这种有益的影响。

3个小RCT报告活动期UC的粪菌移植。在一次试验中，更多的粪菌移植患者比水灌肠患者达到缓解。在另一个试验中，使用自体粪便的粪菌移植与通过鼻十二指肠管给药的健康捐赠者的粪菌移植之间没有差异。粪菌移植改变患者的微生物群，其多样性和捐赠者的相似性更高。三分之一的随机试验已被报告为摘要。总共81例患者接受安慰剂灌肠或粪菌移植治疗，每周5次，连续8周；27%例患者在8周内达到无类固醇的临床和内镜缓解，而安慰剂组为8%（P=0.02）。开放标签交叉试验证实了这些发现。这些结果是令人鼓舞的并支持了使用粪菌移植诱导活动期UC缓解的概念证明。为了确定最佳方案［例如给药途径、优选供体特征、治疗频率和持续时间］，需要进一步研究，以优化疗效并确保安全性。

目前仍缺乏足够的证据来证实UC蠕虫疗法的安全性和有效性。

磷脂酰胆碱是结肠黏液的重要组成部分。UC患者在结肠黏液中的磷脂酰胆碱含量较低，因此黏膜屏障功能有缺陷。随机试验评估了LT-02的安全性和有效性，LT-02是一种含有至少94%磷脂酰胆碱的药物化合物。这项试验包括175例5-ASA抵抗的UC患者（其中大部分为左半结肠或广泛性结肠炎），随机分成四个组：一个安慰剂和三个不同剂量的LT-02组。虽然安慰剂组和合并LT-02组的缓解率和内镜愈合率差异无统计学意义（P=0.089和0.098），但组织学缓解率分别为20%和40.5%（P=0.016）。

穿心莲是一种具有抑制肿瘤坏死因子（TNF）、白细胞介素（IL）1β和核因子–κ–B活性的中草药。一项评估224例轻度到中度活动性UC患者的安全性和有效性的RCT显示接受1800mg穿心莲与安慰剂相比，在第8周接受1800mg穿心莲治疗的患者的临床反应和内镜愈合得到改善（分别为P=0.0183和P=0.0404）。

另一个RCT研究了直肠内寡核苷酸TLR–9激动剂对131例活动性UC患者的疗效。随机分成实验组和安慰剂组的44.4%和46.5%的患者在12周时获得终点缓解。然而，接受TLR–9激动剂的患者在第4周达到症状缓解、黏膜和组织学愈合以及缓解的比例更高。

干扰素–γ诱导蛋白–10（IP-10）调节炎症结肠内免疫细胞的归巢，并降低肠上皮细胞的存活率。IP-10阻断增加了隐窝细胞的存活并减少了UC动物模型的炎症。一项RCT评估了252例UC患者抗–IP10单克隆抗体ELDLUMAB的安全性和有效性。实验组和安慰剂组的缓解率和缓解率无显著差异。然而，在随机接受eldelumab治疗的患者中观察到更高的缓解率和缓解率的趋势，特别是在抗肿瘤坏死前期的患者中。

现在建议在临床中使用粪菌移植、蠕虫、LT-02、穿心莲、TLR–9激动剂或老年单抗还为时过早。进一步的临床试验是必要的。

4.重症溃疡性结肠炎

ECCO 声明 11F

重度溃疡性结肠炎表现为血性腹泻≥6次/天且合并以下任一全身毒性症状（脉搏>90次/分，体温>37.8℃，血红蛋白<105g/L，红细胞沉降率（ESR）>30mm/h，C反应蛋白（CRP）>30mg/L），应该及时住院治疗［EL4］。出现并发症或年龄>60岁死亡风险更高［EL3］

（1）治疗方法：重症UC必须明确诊断并排除肠道感染性疾病。静脉激素治疗仍然是首选治疗。对于激素抵抗型UC患者

（激素应用后3天评估），应及早考虑转换治疗（环孢素、他克莫司、英夫利昔）以免延误病情。不恰当的延误将大大增加手术并发症的风险。因此，要能够早期识别出可能需要接受结肠切除术的患者，并及时开始抢救性药物治疗是至关重要的。这两者并不是相互排斥的，管理需要仔细的临床判断。

　　一项英国的研究证实二线药物治疗（英夫利昔或环孢素）并不增加死亡风险。但另一项研究中发现，存在合并症或年龄 >60岁患者死亡风险增加。

　　（2）常规治疗

ECCO 声明 11G

　　活动期重度UC的推荐治疗方案为静脉输注激素［EL1］治疗。静脉输注环孢素［EL2］单药疗法是重度UC尤其是激素副反应较大患者的替代方案。所有患者需接受足够的补液及低分子肝素以抗血栓形成，电解质紊乱和贫血需及时纠正［EL5］。消化内科医生需与结直肠外科医生协作配合来为患者制定最佳治疗方案［EL5］。

　　皮质激素通常静脉给药，采用甲泼尼龙60mg/d，或氢化可的松每次100mg，每日4次；增大剂量不会增加疗效，但降低剂量会使疗效减弱，大剂量推注和持续滴注疗效相当。治疗应限制在某个时间段内，延长治疗至超过7~10天无额外获益。一项系统评价纳入了1974—2006年32项激素治疗急性重度UC的试验，共涉及1991例患者。结果显示，激素（静脉氢化可的松、甲泼尼龙或倍他米松）的总有效率为67%（95% CI：0.65~0.69）；在1991名患者中，565例患者（29%，95% CI：0.28~0.31）行结肠切除术；死亡率为1%（22/1991，95% CI 0.7~1.6）；上述结局在1974—2006年均无变化（R2=0.07，P=0.8）。由于潜在的个体差异，难以区分激素治疗应答为完全应答还是部分应答。

一项小型的随机对照试验（RCT）表明，单独使用环孢素［环孢素4mg/（kg·d），静脉注射］治疗急性重度UC与静脉注射甲泼尼龙40mg/d疗效相当。在另一项比较低剂量和高剂量CsA治疗的研究中，半数患者接受CsA单药治疗，无需同时静脉输注类固醇。因此，当重度UC患者不宜接受激素治疗时，如对激素易感的精神病患者、合并骨质疏松的患者或者控制欠佳的糖尿病患者，CsA单药治疗［通常为2mg/（kg·d），此后基于血清浓度调整剂量］是一种有效选择。

其他可作为静脉激素治疗的补充措施包括以下几点。

静脉补液以及补充电解质预防脱水或电解质紊乱；每日至少需补钾约60mmol；低钾或低镁血症都可能诱发中毒性巨结肠。

及时行软式乙状结肠镜检查及活检以明确诊断并排除巨细胞病毒感染（巨细胞病毒感染常和激素抵抗有关），并给予合适的治疗。

粪便培养并检验是否合并存在艰难梭菌毒素，艰难梭菌在住院的重度UC患者中日益常见且与发病率和死亡率升高有关。若检测结果阳性，需给予口服万古霉素治疗，也可考虑粪菌移植。在可能的情况下应考虑停止使用免疫抑制剂，尽管这样做不一定总是正确。

皮下预防性注射低分子肝素以减少血栓形成的风险。已有证据显示IBD患者较正常对照组更容易形成血栓，尤其对于活动性疾病，且与其他血栓形成的风险因素无关。

对于营养不良的患者需进行营养支持治疗。急性结肠炎换这种，肠内营养是最合适的，与肠外营养比较可显著减少并发症（9% vs 35%）。通过静脉营养让肠道休息不会改变疾病结局。

停用抗胆碱能药、止泻药、非甾体抗炎药及阿片类药物等可能引起结肠扩张的药物。

如果患者可以耐受且药物可以在直肠滞留足够时间，建议继续局部治疗（糖皮质激素或美沙拉嗪），尽管这点还没有得到系统研究的支持。

抗生素仅在考虑合并感染（比如短期内首次发作、近期曾住院或前往阿米巴流行地区旅行）或手术前使用。急性UC患者口服或静脉使用甲硝唑、万古霉素、妥布霉素或者环丙沙星的对照研究所得的结果并不一致，因此还不能证实抗生素治疗较常规有额外获益。

输血维持血红蛋白在8~10g/dl以上。

消化内科和结直肠外科医生的多学科合作对患者的治疗很重要。

5.任何程度的激素抵抗型溃疡性结肠炎

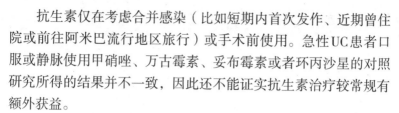

ECCO 声明 11H

静脉激素疗效的评价时间是3天［EL3］。对于静脉激素无应答的患者，可考虑选择环孢素［EL1］、英夫利昔单抗［EL1］、他克莫司［EL2］或者手术。如果挽救治疗4~7天内病情无改善，推荐行结肠切除术［EL4］。

在过去的一段时间里，针对静脉类固醇治疗难治性严重UC患者的不同抢救疗法的临床试验已经发表。然而，重要的是，医生不能默许患者通过不恰当或过度延长的疗程来推迟手术，因为这将增加后续手术的发病率和死亡率。因此，必须考虑并与患者讨论的重要问题包括以下几点。

我们能否预测哪些患者对Ⅳ型糖皮质激素没有应答，以便及时开始适当的抢救性治疗？

现有的各种挽救治疗（钙神经磷酸酶抑制剂或英夫利昔）是否等效？是否有某些亚组人群更适宜选择其中某一种方案？

应该在何时评估挽救治疗的疗效？如果某种挽救治疗方案无效，是否启动继之的挽救治疗方案？

制定治疗方案需要简单而客观的评价。对急性重症结肠炎是否需行结肠切除的预测因子，大致可分为临床、生化及放射学指标，临床实际中使用的评分系统常联合临床和生化指标（回顾参看）。如果患者对激素治疗无应答，则应根据这些预测指标与外科会诊，并请造口师评估病情。基因多态性对疾病结局的预测潜在价值有限，也不能对迫在眉睫的结肠切除术做出决定。预测标准如下。

临床指标：如果静脉激素治疗第2天排便次数 > 12次/天，55%的患者需行结肠切除术；治疗第3天排便 > 8次/天，或排便3~8次/天且CRP > 45mg/L，则85%的患者在本次住院期间需行结肠切除术（基于Oxford标准，Oxford标准较Sweden指数使用更为广泛）。英国的IBD统计数据显示结肠切除并不普遍，在Oxford标准评分高的患者中手术治疗只占1/3。

生化指标：一项纳入67例患者的前瞻性研究发现，住院时ESR > 75 mm/h或体温 > 38℃者，需行结肠切除术的几率就会增加5~9倍。该研究中，激素治疗无效的定义为5天内排便次数减少 < 40%。尽管如此，患者（及医生）更希望知道结肠切除可能性的绝对估计值，而非一个相对风险的推测。

放射学/内镜标准：结肠扩张 > 5.5 cm或腹部平片中见黏膜岛（两者与75%的结肠切除手术相关）。一项回顾性研究中，73%的患者中接受结肠切除与肠梗阻（3个或以上小肠襻积气）的出现与有关。缓慢空气灌肠检查时发现结肠深溃疡的患者接受结肠切除术的几率为42/49例，但该检查在临床实践中没有广泛应用。研究表明入院时的内镜表现也可能预测是否需要结肠切除。来自牛津大学的研究显示，内镜下严重度指数为7或8的14例急性重症UC患者中，有13例需要进行英夫利昔（IFX）、环孢素（CsA）、结肠切除的挽救治疗。结肠深溃疡是最严重的内镜下病变，常位于远端结肠，可通过乙状结肠镜发现。对重症UC患者而言，全结肠镜检查会增加穿孔风险，因而是不必要的。

联合临床、生化学和影像学/内镜标准：一项纳入85例患者

（其中30例接受了结肠切除术）的回顾性研究表明，乙状结肠镜检查和Truelove-Witts评分诊断为深溃疡的患者中，激素治疗失败的可能性为85%。在另一项纳入167例患者（40%的患者接受了结肠切除术）的回顾性研究中，研究者开发了一套定量评分系统，该系统综合3天平均排便次数、入院时是否存在结肠扩张和低蛋白血症（白蛋白<30g/l），符合这三项标准时需行结肠切除术的可能性高达85%。

（1）环孢素：两项随机对照试验研究已经证实了CsA治疗重症UC的有效性。Lichtiger等的研究只入选了静脉皮质激素治疗失败的患者，在11例激素无效的患者中，有9例在接受4mg/（kg·d）静脉CsA治疗后病情改善，而安慰剂组9例患者均无改善（RR 0.18，95% CI：0.05~0.64）。另一项更深入的研究中，73例患者随机接受2mg/kg或4mg/kg静脉CsA治疗，随后根据血药浓度进行剂量调整；第8天两组的应答率接近（分别为83%和82%），最终结肠切除率分别为9%和13%；虽然入组时并不是所有患者都对静脉皮质激素无应答，但是初始剂量2mg/（kg·d）已经成为临床使用CsA的标准治疗剂量。综合对照试验和非对照试验的结果，76%~85%的患者对静脉注射CsA可产生应答，能避免短期内结肠切除。在IFX和CsA治疗激素抵抗UC的临床随机对照试验研究中，135名激素抵抗UC患者接受初始剂量静脉2mg/kg/d的CsA治疗，结果显示住院时结肠切除术率为25%、3个月后为30%、12个月后为45%。从开始CsA挽救治疗至产生应答的中位间隔时间为4天，因此对CsA无应答者仍能及时实施结肠切除术。但是，CsA治疗窗窄、副作用多（包括3%~4%的死亡率），因此接受度有限，比如在2008年英国IBD会议报道中，激素抵抗的重症UC患者中仅有24%接受CsA治疗。另一项来自Cochrane的述评认为，由于对照试验过少，支持CsA治疗重症UC优于单用标准疗法的证据有限。

两项分别纳入76例和142例患者的系列研究中，接受CsA治疗后，分别有58%和88%的患者在7年间行结肠切除术。一项针对远期结局的单中心回顾性研究显示，71例重症UC患者经静脉注射CsA治疗，成功转换为口服嘌呤类药物是预防结肠切除术的重要因素（OR：0.01，95% CI：0.001~0.09；P < 0.0001）。成功转换为嘌呤类治疗药物以及基线时未曾使用嘌呤类药物，是降低该组患者远期结肠切除术风险的重要因素。如果UC患者对足量嘌呤类药物疗效不佳，可能就不再适合使用CsA作为挽救治疗。

（2）他克莫司：他克莫司是另一种钙调神经磷酸酶抑制剂类免疫抑制剂，与CsA作用机制相似。一项RCT研究显示，2种剂量的他克莫司组疗效均显著优于安慰剂。该研究包括了60例重度结肠炎患者，其中可评估患者为27例。两组患者均未达到完全缓解。就部分缓解而言，他克莫司血药谷浓度调节至10~15ng/ml的患者中这一比例为67%（4/6），血药谷浓度调节至5~10ng/ml的患者为50%（5/10），而接受安慰剂治疗的患者为18%（2/11）（P=NS）。但此项研究显然不具有足够效力检测出重症UC患者间的差异。一项为期两周、纳入了62例激素抵抗UC患者的RCT研究发现，在诱导症状缓解及内镜下黏膜愈合方面，口服他克莫司比安慰剂更为有效。最近一项系统评价综合分析这两项试验的数据，结果表明，在2周时，患者对他克莫司的临床应答显著优于安慰剂（RR=4.61，95% CI：2.09~10.17；P=0.15 × 10–3）。接受他克莫司治疗后第1、3、6、12月中无需行结肠切除术率分别为0.86，0.84，0.78以及0.69。有研究显示，接受他克莫司治疗的UC患者长期无结肠切除累计生存率在44个月时为57%，尽管该项研究入组的患者具有很大异质性。

（3）英夫利昔单抗：英夫利昔5mg/kg单次治疗也可作为静脉激素抵抗重症UC患者的有效挽救治疗方案。一项重要的RCT研究纳入了45例（24例接受英夫利昔，21例使用安慰剂）最初使用静脉倍他米松治疗的UC患者。英夫利昔组3个月时结肠切除率显著低于安慰剂组（7/24 vs 14/21；P=0.017；OR：4.9，95% CI：

1.4~17）。第3天时，与病情较重的患者相比，入组前使用过5~7天静脉激素且疾病活动性较低的患者使用英夫利昔获得的临床益处更大。但更早的一项初步研究和回顾性研究对英夫利昔治疗激素抵抗急性重症UC的效果得出了不一致的结果。尽管未对硫嘌呤类药物的使用进行分层和控制，但对该研究受试者的长期随访显示，3年后，英夫利昔组患者（不提供IFX维持治疗）结肠切除率为50%（12/24），而安慰剂组高达76%（16/21）（P=0.012）。另一项纳入211例激素抵抗UC患者的多中心回顾性研究发现，自英夫利昔治疗开始至1、3、5年后，患者的结肠切除率分别为36%、41%、47%。最近CONSTRUCT研究表明，135名激素抵抗UC患者开始接受英夫利昔治疗后，结肠切除率入院时为21%、3个月后为29%、12个月后为35%。一系列研究报道显示使用IFX治疗激素抵抗UC患者的结肠切除率为20%~75%。

数项研究评估了重症UC和（或）激素抵抗UC患者对IFX应答情况的预测因素。有研究显示，入院时，CRP增高、血清白蛋白降低、血清抗中性粒细胞核周抗体（P-ANCA）阳性以及内镜下病变严重这几项指标均与随后的结肠切除治疗和病情复发有关。如果患者短期内（即10~14周）对IFX产生完全应答，内镜下黏膜愈合以及在14周时IFX血药浓度大于2.5μg/ml，则患者可能无需结肠切除并且无复发。在第6周时，患者IFX血药浓度过低（平均2.9μg/ml）与原发性无应答有关。另一项研究表明，UC患者粪便中常有IFX丢失，第1天时粪便中英夫利昔浓度较高也与原发性无应答有关。尽管尚不能确定强化治疗是否可以改善临床结局，但研究发现在第2周时，急性重症UC患者的IFX血药浓度水平比中度重症UC患者要低。

治疗方案也影响患者对IFX的应答。一项纳入83例UC患者的回顾性研究表明，接受单次英夫利昔注射的患者在2个月内需要接受结肠切除的几率显著高于接受2次或以上英夫利昔注射的患者（9/26 vs 3/57；P=0.001，OR：9.53）。一项多中心研究认为三次给药的治疗方案可作为严重激素抵抗UC患者早期预防结肠切除术的首选治疗。另一项小型回顾性研究表明，在50例急性重症UC住院患者中，使用加速IFX诱导缓解方案（中位期为24天）降低了患者结肠切除的可能性。最后，对于接受IFX联合硫唑嘌呤治疗的激素依赖患者而言，从未使用过硫基嘌呤可减少结肠切除。

（4）钙调神经磷酸酶抑制剂和英夫利昔之间的选择：在开放设计的CYSIF研究中，111例未使用过硫嘌呤类药物的重度结肠炎患者（Lichtiger 评分> 10）经过5天静脉激素治疗后，随机分配至CsA组［2mg/（kg·d）×8d静脉注射，血药浓度150~250ng/ml，继之4mg/（kg·d）口服］或IFX组（5mg/kg静脉注射，0、2、6周使用），所有应答者均在第7天口服硫唑嘌呤（AZA），并于第8天逐渐减少激素剂量。该研究显示，CsA组在第7~98天的治疗失败率低于IFX组（包括第7天无应答、第7~98天复发，第98天未获得无激素缓解、第98天之前行结肠切除术和治疗中断）。两组均有约85%的患者在第7天时对治疗有应答。60%的CsA组患者和54%的IFX组患者在第98天时治疗失败（主要终点，组间差异6.4%，95%CI：12~24.8；P=0.49）。第98天时CsA组与IFX组的结肠切除率分别为18%和21%（P=0.66）。不良反应率在IFX组与CsA组之间的差异无统计学意义（17/56 vs 9/55）。一项CONSTRUCT研究中，270例激素抵抗急性重症UC患者接受CsA和IFX治疗后，生存质量、结肠切除率、死亡率以及重症感染发生率均无明显差异。一份纳入了6项回顾性研究的meta分析也表明激素抵抗重症UC患者接受CsA或IFX治疗后有相似的临床缓解率。相对于CsA，引入IFX作为救援治疗后，住院时间和住院费用减少，但总治疗费用增加。

因此，患者的个体情况应作为选择挽救方案的依据。鉴于CsA在合并低胆固醇血症及低镁血症的患者中更易引起神经系统的副作用，该类人群应避免使用静脉CsA。对于急性重度结肠炎，尽管目前已经有了恰当剂量和疗程的免疫调节药物，依然要考虑现有治疗是否对维持长期缓解有效，或许在未来的几年里，新的治疗可能出现。长期使用激素仍然是结肠切除术后并发症的主要危险因素。一项样本量较小的研究表明，使用CsA并不增加结肠切除术后并发症的风险。相反，一项纳入108例UC患者的研究并未发现IFX挽救治疗和术后并发症之间的联系，但是关于IFX是否会增加术后并发症的风险仍有较多的争论。

（5）三线药物治疗：一般来说，在转外科结肠切除治疗前，选择钙调神经磷酸酶抑制剂或IFX中的一种作为挽救方案就足够了。一项纳入10项研究以及314例参与者的系统性文献回顾对序贯性挽救治疗方案进行了评估。短期内患者对IFX的应答率以及症状缓解率分别为62.4%和38.9%；患者的结肠切除率第3周时为28.3%，第12周时为42.3%；23%的患者出现了不良反应，其中6.7%的患者严重感染，1%的患者死亡。这些结果表明序贯治疗的风险在激素抵抗的UC患者是可接受的。但是，证据仍然不充分。根据现有的数据，不推荐、也不反对序贯挽救疗法。在专科转诊中心，对某些谨慎选择后的病例，经消化科、外科医生以及患者一起仔细讨论后，可以考虑使用三线治疗方案。

此外，一项纳入30例UC患者的开放性研究对抗生素治疗进行了评估。激素抵抗UC患者接受阿莫西林、四环素和甲硝唑治疗2周后，病情似有改善。但是，一项更早的纳入39例急性重度结肠炎患者的双盲RCT研究表明阿莫西林和妥布霉素治疗无效。

6.重症溃疡性结肠炎中毒性巨结肠和并发症

（1）中毒性巨结肠：中毒性巨结肠指全部或部分结肠发生非梗阻性扩张，结肠肠腔直径 ≥ 5.5cm，并伴有全身毒性症状。中毒性巨结肠发病危险因素包括低钾血症、低镁血症、结肠术前的肠道准备以及使用止泻剂。重症UC的早期诊断、更为有效的药物治疗以及早期手术可以降低中毒性巨结肠的发生率和死亡率。在静脉注射氢化可的松治疗时，应考虑经验性口服万古霉素进行治疗直至粪便艰难梭菌毒素检测阴性。对中毒性巨结肠，药物治疗的时间窗非常有限，如果病情没有迅速改善，就必须及时行结肠切除术。

（2）穿孔、出血和血栓栓塞：穿孔是急性重症UC最严重的并发症，其发生与不恰当的全结肠镜检查和中毒性巨结肠延误手术治疗相关，死亡率高达50%。其他并发症包括大出血和血栓形成，包括脑静脉窦血栓。

（3）重度结肠炎的长期结局：住院期间获得完全临床缓解能改善长期预后，推迟结直肠切除时间。对于接受CsA的急性重症UC患者，如果从未使用过免疫调节剂并成功为转换巯基嘌呤维持治疗，在长期随访中发现结肠切除的风险可能降低。毋庸置疑，无论是使用CsA还是IFX转换治疗，临床表现重、生化指标差、内镜表现严重的患者更有可能需要结直肠切除。

7.难治性直肠炎和远端结肠炎

鉴别难治性疾病的病因学是很重要的。一种解释是，这种疾病对药物的使用是无效的。然而，可供选择的解释包括：①依从性差。②发炎黏膜处活性药物浓度不足。③未识别的并发症［如近端便秘或感染］。④不适当的诊断［例如肠易激综合征，Crohn病（CD），黏膜脱垂，癌症］。

因此，最初的步骤是回顾目前的症状，治疗历史，并坚持医疗治疗。其次应通过粪便培养、内镜检查和活组织检查来重新评估诊断。下一步是确保常规治疗已适当使用。注意力应集中在局部疗法的配方，以及它是否与足够剂量的口服疗法联合使用。腹部X光检查对诊断近端便秘很有帮助，因为远端结肠炎患者的肠动力异常会引起近端结肠淤滞，这可能会影响药物的输送。如果有可见的粪便负荷，应考虑泻药。

经内镜证实的活动性远端结肠炎或直肠炎患者在口服皮质类

固醇联合口服和直肠5-ASA治疗失败后有顽固性疾病。治疗选择包括接受静脉注射类固醇治疗，据报道，这种治疗可诱导高比例的患者缓解或者，有开放标签的证据，通常来自回顾性病例回顾，支持使用补救医疗疗法，如口服或直肠环孢素，口服或直肠他克莫司，或IFX。

如果疾病持续，手术很可能是结果。RCT已经提出短链脂肪酸灌肠的好处，尽管生产和供应上的困难限制了它们的使用。小型开放标签试验表明，利多卡因灌肠、砷栓、表皮生长因子灌肠、阿利卡福森灌肠和尼古丁透皮贴片等替代性局部治疗有益。回顾性队列研究表明阑尾切除术可以改善难治性直肠炎患者。179~182的患者中，高达10%的患者接受结肠切除术治疗难治性UC，只有远端结肠炎。结肠切除术和小袋成形术治疗远端UC的效果通常良好。

（三）根据病程或者行为进行治疗

1.糖皮质激素依赖的活动性UC

ECCO 声明 11I

糖皮质激素依赖的患者应给予硫嘌呤类药物［EL2］、抗TNF［EL1］（最好与硫嘌呤类联用，至少应用英夫利昔时要与硫嘌呤联用［EL2］）、维多利珠单抗［EL2］或甲氨蝶呤［EL2］。如治疗失败，应考虑二线治疗方案，使用另一种抗TNF药物［EL4］、维多利珠单抗［EL2］或结肠切除术［EL5］。

硫唑嘌呤治疗糖皮质激素依赖UC获得的临床和内镜缓解效果均明显优于5-ASA。在一项开放标签试验中，72名患者在泼尼松龙40mg/d的基础上随机接受硫唑嘌呤2mg/（kg·d）或口服5-ASA 3.2g/d；接受硫唑嘌呤治疗的患者中有53%在6个月后达到临床和内镜下缓解期，停用激素治疗，而5-ASA组的缓解率为21%（OR：4.78，95%CI：1.57~14.5）。此外，对42例类固醇依赖患者的开放标记观察性队列研究报告硫唑嘌呤在12、24和36个月时停工激素治疗的缓解率分别为55%、52%和45%。这些研究表明，硫嘌呤类药物对停用激素治疗后病情反弹的患者有效。

无类固醇缓解是抗TNF治疗UC的关键临床试验次要观察终点。对于IFX，ACT-1和ACT-2试验分别包括364例内镜下确诊的中度/重度活动性结肠炎患者，尽管他们使用了皮质类固醇和（或）硫嘌呤（ACT-1），或使用了皮质类固醇和（或）硫嘌呤和（或）5-ASA［ACT-2］。受试者均为初次抗TNF治疗，56%的患者同时联合激素治疗，且其中38%的患者服用相当于≥20mg/d的泼尼松龙。对于基线时接受激素治疗的患者，IFX治疗组在第30周达到无激素缓解率为21.5%，而安慰剂组为7.2%（P=0.007）。另外，队列研究也报道了IFX在激素依赖患者中的有效性。

观察阿达木单抗对于UC治疗作用的关键性RCT研究ULTRA 2试验纳入了494例中、重度UC，使用皮质类固醇和/或硫嘌呤治疗的患者，受试者被随机分配到0周接受160mg阿达木单抗，2周接受80mg，从第4周开始每隔一周40mg。其中59%的受试者进入研究时同时接受激素治疗，40%患者既往抗TNF治疗失败。结果显示，接受阿达木单抗的患者在第16周时无激素缓解率为31%，安慰剂组为16%［P<0.05］。在第52周，基线时接受激素治疗的阿达木单抗治疗组中13.3%达到无激素缓解，安慰剂组为5.7%［P=0.035］。

PURSUIT试验建立了戈利木单抗在激素和（或）5-ASA和（或）硫嘌呤类药物无效、经内镜确诊的中、重度活动性UC患者中的疗效。参与者均为首次接受抗-TNF治疗。在这些研究中，诱导和维持的评估是不耦合的，在不同的戈利木单抗给药方案中进行了安慰剂对照随机系列诱导试验。在PURSUIT-M试验中，464例患者在第6周对诱导治疗有反应，然后重新随机分配到接受安慰剂或戈利木单抗维持治疗；51.5%的患者接受了皮质类固醇治疗，其中36%接受了 ≥ 20mg /d的泼尼松龙治疗。特别是那些进入了接受皮质类固醇治疗的患者，34.4%接受戈利木单抗治疗的患者和20.7%接受安慰剂治疗的患者在第54周达到了无激素缓解［P=0.024］。

上述抗TNF药物对于治疗基线时接受激素治疗的患者获得和维持无激素缓解比安慰剂更加有效。重要的思考是联合抗TNF和免疫抑制剂（IM）治疗的实用性。UC-SUCCESS试验表明，IFX联合硫唑嘌呤比单独使用IFX更有效。这是一项为期16周的随机、双盲、对照试验，研究对象为初次使用生物制剂的中至重度UC患者，大多数患者初次使用免疫抑制剂。第16周，接受IFX/硫唑嘌呤治疗的患者中有39.7%（78例中有31例）达到无糖皮质激素缓解，而单独接受IFX治疗的患者中有22.1%（77例中有17例），单独接受硫唑嘌呤治疗的患者中有23.7%（76例中有18例）达到无糖皮质激素缓解。对于使用阿达木单抗或戈利木单抗或IM的患者，联合治疗尚未在RCTs中被评估。

另一个重要的问题是第一次抗TNF失败后第二次抗TNF的效果。在ULTRA-2中，肿瘤坏死因子失败人群在第8周的临床缓解的共同主要终点未达到。在该人群中，另一共同主要终点第52周临床缓解得以实现（阿达木单抗10.2％，安慰剂组为3.0％，P=0.039）。但是，抗TNF-失败群体与初次抗TNF人群比较，和安慰剂组的差距更小；这在其他次要终点方面的结果也类似。抗TNF失败人群中，基线时接受激素治疗的患者在第52周的无激素缓解作为次要终点并未达到。最近的一个荟萃分析已经探讨了在首次抗肿瘤坏死因子治疗失败后，暴露于（或不暴露于）类固醇的患者中第二次抗肿瘤坏死因子治疗的临床成功率。共纳入八个UC研究，全部将IFX转换为阿达木单抗。

有效率从23%到92%不等，而缓解率在0%到50%不等。然而，由于研究设计的异质性，不可能通过正式的荟萃分析来评估汇集效果。

GEMINI-1研究维多利珠单抗治疗内镜确诊的中、重度活动性UC的次要终点也是无激素缓解。与已经讨论的PURSUIT试验类似，GEMINI-1包括374名患者的诱导试验，在第6周应答者随后在维持阶段重新随机分配到维多利珠单抗或安慰剂。随机维持阶段的其他诱导应答者是从接受开放标记维多利珠单抗诱导治疗的第二组中抽取的。GEMINI-1受试者为激素和/或硫嘌呤和/或抗TNF治疗抵抗。试验中共有53.7%的患者在基线接受激素治疗，48%的患者曾抗TNF治疗失败。在那些在基线时接受糖皮质激素、对诱导治疗有反应并重新随机分配给维多利珠单抗的患者中，维多利珠单抗治疗第52周的无激素缓解率为38.5%，安慰剂组为13.9%（P<0.001）。无论是当前的激素、免疫抑制剂还是先前的抗TNF治疗并不影响维多利珠单抗在诱导或维持期的疗效，表明其对于治疗激素依赖性疾病或先前抗TNF失败的患者仍具有相似的疗效。一项德国队列研究报告，25%的UC和CD患者在临床缓解期为14周。关于维多利珠单抗治疗失败后应用抗TNF的数据尚无报道。

一项关于甲氨蝶呤治疗激素依赖性UC的多中心研究包含111例患者。研究的主要终点是第16周无激素缓解（定义为梅奥评分≤2且无亚项分数>1，且激素完全减停），甲氨蝶呤（MTX）治疗组31.7%达到主要终点，安慰剂组为19.6%（P=0.15）。MTX的第16周无激素临床缓解（定义为Mayo评分≤2，且无亚项分数>1）率为41.7%，安慰剂为23.5%（P=0.04）。该试验未能证明MTX胃肠外给药有利于诱导UC无激素缓解。但是，MTX在第16周与安慰剂比较可诱导更多患者无激素临床缓解，并且能更好地控制疾病相关症状。

2.口服类固醇难治性活动性溃疡性结肠炎

ECCO 声明 11J

口服激素抵抗的中度UC患者应给予静脉激素治疗［EL4］（或抗TNF［EL1］，至少应用英夫利昔单抗时优先考虑与硫嘌呤联合治疗［EL2］，或维多利珠单抗［EL2］，或他克莫司［EL2］治疗）。二线治疗可考虑另一种抗TNF［EL4］或维多利珠单抗［EL2］，还应考虑结肠切除手术。

对于激素抵抗活动期UC患者，需考虑其他病因引起的持续症状，如巨细胞病毒、艰难梭菌感染或癌变。对于确诊的、活动期类固醇难治性UC患者，静脉注射类固醇仍是一种选择，即使中度活动期UC患者最好不住院治疗。在一项包括口服类固醇难治性疾病110次的回顾性研究中，静脉类固醇被认为是更有效的。然而，几乎一半的患者在本研究中出现了早期激素依赖性。

如前所述，抗TNF治疗和维多利珠单抗对激素治疗的患者可实现无激素缓解，明确显示出对激素依赖患者有效。所有的关键试验包括作为潜在纳入标准的皮质类固醇难治性疾病，并证明生物疗法的有效性跨越一系列终点。然而，尽管报道了基线和某些剂量阈值的皮质类固醇使用率，但在纳入前使用的类固醇剂量可能并不理想，并且对于所有试验组，并不总是可能区分所有类固醇依赖或类固醇难治性患者并分别评估试验结果。

他克莫司的效果已经在两项随机双盲对照试验中进行了研究。在第一个试验中，60名皮质类固醇难治性UC患者被随机分配在口服高血清浓度他克莫司组（10~15ng/ml；n=19）和低血清浓度他克莫司组（5~10ng/ml；n=21）以及安慰剂组（n=20）。治疗后两周，高浓度组和低浓度组的临床缓解率分别为68.4%和38.1%，安慰剂组为10%。一项包括62例激素难治性中度至重度UC患者的RCT研究评估口服他克莫司，其血清谷水平固定在10~15ng/ml；获得了与第一个研究相似的结果，治疗2周后他克莫司组的临床有效率为50.0%，安慰剂组的临床有效率为13.3%（P=0.003）。已经报道了一些回顾性队列研究。一项近期的系统性回顾和meta分析报道，他克莫司治疗2周的临床有效率明显高于安慰剂（RR：4.61，95% CI：2.09~10.17；P=0.15×10–3），第1、3、6和12个月的结肠切除率分别为0.86、0.84、0.78、0.69。100例中–重度UC患者的开放性研究，比较他克莫司和抗TNF，具有相近的疗效和安全性。

两项3期试验研究了活动期中–重度UC患者口服托法替尼（Janus激酶抑制剂10mg，每日2次）作为诱导治疗的疗效。纳入的1139患者为激素、硫唑嘌呤或抗TNF失败（53%~58%的患者曾暴露过）。在第8周，托法替尼组的缓解率分别为18.5%和16.6%，安慰剂组分别为8.2%和3.6%；均有统计学差异。用托法替尼观察到血清胆固醇和肌酸激酶水平升高。该药目前尚未在欧洲获得使用许可。

另一项近期的随机2期临床试验显示，使用ozanimod（鞘氨醇–1–磷酸受体亚型1/5的调节剂）1mg/d的患者在第8周的临床缓解为16%，接受安慰剂的患者为6%（P=0.048）。尚需要更大规模的研究来验证ozanimod治疗中–重度UC的疗效和安全性。

3.免疫抑制剂治疗无效的UC

ECCO 声明 11K

对硫嘌呤类治疗无效的中度结肠炎患者应予抗TNF［EL1］（至少应用英夫利昔或维多利珠单抗时要与硫嘌呤类联合治疗［EL2］）。在治疗失败的情况下，应考虑使用不同的抗TNF制剂［EL4］或维多利珠单抗［EL2］。如果进一步的药物治疗没有达到明确的临床效果，则推荐结肠切除手术治疗［EL5］。

免疫抑制剂难治性疾病最好通过内镜检查和组织活检来确认诊断并排除并发症。对于硫嘌呤类难治性的活动性UC，其他持

续症状的原因包括巨细胞病毒或艰难梭菌感染。应与患者讨论诱导和维持无激素缓解的治疗策略。在没有禁忌证的情况下，应考虑生物制剂治疗。英夫利昔单抗、阿达木单抗、戈利木单抗和维多利珠单抗均已被评估用于治疗硫嘌呤类难治性UC。托法替尼也被证明在该患者群体中是有效的。

ACT 1和ACT 2试验纳入患者中46%为应用IM同时仍疾病活动的患者。英夫利昔单抗（5mg/d或10mg/kg）在第8周达到临床缓解的比例显著高于安慰剂，但未报道对IM难治性患者的亚组分析结果。一个Cochrane数据库系统评论，7个IFX治疗中-重度UC皮质类固醇和（或）IMs患者的试验，得出结论：在8周内IFX（三静脉输注0、2、6周）诱导临床缓解比安慰剂更有效（RR：3.22，95% CI：2.18~4.76）。本次审查没有报告对IM治疗难治的患者亚组的益处。

在ULTRA-1试验中显示阿达木单抗在诱导UC缓解方面优于安慰剂（见陈述11G和11H），390患者中有154人（39%）在基线时同时接受免疫抑制。在没有皮质类固醇的同时接受IM的患者中，阿达木单抗在第8周诱导了8/53（15.1%）患者的临床缓解，而安慰剂临床缓解的患者为0/18（0%）；对于服用皮质类固醇的同时接受IM的患者，阿达莫单抗在第8周的缓解率为6/49*（12.2%）。B与安慰剂相比，2/34（5.9%）在ULTRA-2试验中，494名患者中有173例（35%）同时进行免疫抑制。没有报告对这些患者的单独亚组分析。

阿达木单抗160mg/80mg/40mg每周交替使用的患者有8/53（15.1%）在第8周诱导缓解，而安慰剂为2/52（3.8%）。一项前瞻性队列研究显示，53例接受IFX或阿达木单抗治疗中度活动期UC的患者中，有88.7%的患者有短期临床反应，两种药物的反应率无显著差异。所有被招募的患者都失败或不耐受IM治疗，尽管只有5/25接受阿达木单抗治疗的患者和15/28接受IFX治疗的患者在基线时同时接受IM治疗。

戈利木单抗的追踪试验包括31.2%的中-重度活动性疾病患者，服用硫嘌呤。与IMs同时治疗不影响疗效。

一个常见的问题是，在非难治性结肠炎患者开始抗-TNF治疗时，是否继续IM治疗。UC-SUCCESS试验只包括类固醇难治性疾病的患者，患者被要求是首次接受IM治疗（90%的病例）或者病例在或在纳入前3个月内没有接受IM治疗。因此，该队列很大程度上代表了初次接受IM治疗的人群，从这些人群中无法得出直接的推断来指导治疗IM抵抗的患者。因此，对于IFX和硫嘌呤类联合应用于难治性患者的建议是基于间接数据，这些数据表明，同时使用免疫抑制可能会减少抗体产生和（或）降低IFX的血药浓度和治疗效果。临床试验的亚组分析和药代动力学样本的回顾性分析似乎都不支持阿达木单抗或戈利木单抗的类似结论。

GEMINI 实验包括17.8%接受IMs治疗的患者和16.6%的接受糖皮质激素和IMs治疗的患者。诱导治疗反应的亚组分析没有报告之前期IM治疗失败的总队列，但只有那些有IM治疗失败且无抗-TNF失败史的患者，他们观察到维多利珠单抗与安慰剂相比有获益趋势，但没有达到统计学意义（49%vs34.5%；P=0.08）。亚组分析在维持缓解的研究中，前期IM治疗失败但没有anti-TNF失败的患者，显示在那些诱导应答者，并被重新随机分配到维多利珠单抗维持治疗的患者中，1年的缓解率明显更高（每8周接受一次维多利珠单抗治疗的患者为44.6%，每4周接受一次维多利珠单抗治疗的患者为50%，安慰剂组患者为18%）（P<0.01）。正在进行的IM伴随治疗对维多利珠单抗的疗效没有实质上的影响。

如前节所述，在初始抗TNF失败后，使用第二种抗TNF的二线治疗数据有限（见声明11G）。对于维多利珠单抗，GEMINI-1中，48%的患者曾接受过抗肿瘤坏死因子治疗；在探索性亚分析中，这组患者的结果没有显著差异，提示有抗TNF失败史的患者可能与初次接受抗TNF治疗的患者结果相当。

托法替尼的OCTAVE 1和2试验包括了硫唑嘌呤治疗无效的

患者。因此，一旦它被欧洲药品管理局批准，托法替尼可能是硫嘌呤类难治性的中度至重度UC患者的一个选择。

有一系列证据支持他克莫司的使用，但没有对照临床试验，包括这个治疗组。需要与患者仔细讨论相比于结肠切除术的免疫抑制治疗的相对风险和益处，对于某些患者来说，免疫抑制治疗可能是更合适的选择。

（四）生物仿制药

目前可用的英夫利昔单抗生物类似物的分子结构非常接近于参考产品。生物仿制药和参考产品（IFX）具有相似的物理和化学性质、生物活性、药代动力学和动物和健康志愿者的毒性。2个二期试验表明，IFX生物模拟物和IFX在类风湿关节炎和强直性脊柱关节炎中具有相似的疗效、毒性和免疫原性。开放标签研究表明IFX生物仿制药在UC中是有效的。比较期3试验正在进行中。根据临床前和临床数据，欧洲药品管理局已经允许IFX生物仿制药在类风湿关节炎、脊椎关节炎、UC和CD中销售。关于生物仿制药的ECCO立场声明最近被更新。

十二、维持缓解

（一）维持缓解的内容

1. 维持治疗的目标

ECCO 声明 12A

溃疡性结肠炎维持治疗的目标是维持无激素缓解，包含临床症状缓解［EL1］与内镜下缓解［EL2］。

对患者而言，最重要的治疗终点是激素撤除后维持临床症状缓解。临床复发，由大便频率增加和直肠出血的复发所界定，并且通过内窥镜证实，不是评估维持疗法的唯一方法，并且几个关

键试验已经解决了其他终点。特别是，最近的试验设计倾向于在同一研究中同时评估诱导和随后的维持缓解。使用这种方法，对诱导疗法的临床应答被定义为一个主要终点，维持治疗的疗效作为次要终点或共同初级终点，在那些对诱导缓解产生应答，之后再次随机分组接受治疗的患者，维持治疗的效果可作为评估的终点。然而，由于对缓解的定义不同，使得在不同试验之间进行有意义的比较变得复杂。

2.缓解对长期预后的影响

ECCO 声明 12B

推荐所有患者接受长期地维持治疗［EL1］。对部分病灶局限于直肠的患者，可接受间歇治疗［EL3］。

研究显示，患者的长期缓解率不足50%。采用5-ASA、AZA、生物制剂等进行维持治疗可提高长期缓解率。同时实现临床症状与内镜表现缓解，与维持较长的缓解期有关。例如，内窥镜评分为0（定义为黏膜完全愈合）应用于ACT 1和2试验的事后分析，显示在第8周愈合的患者在接受IFX治疗第30周缓解的可能性增加了4倍。实现黏膜愈合与患者临床结局改善有关，但以黏膜愈合为终点的治疗方案与患者临床结局改善之间的关联性有待进一步阐明。这些研究中，出现黏膜愈合的患者往往病情较轻。

3.复发的危险因素

ECCO 声明 12C

维持治疗方案的选择由以下因素决定：疾病范围［EL1］、疾病过程（发作频率与强度）［EL5］、以前维持治疗方案的失败情况与副作用［EL5］、最近复作的严重程度［EL5］、最近复发时的诱导缓解方案［EL5］、维持治疗方案的安全性［EL1］及预防肿瘤发生［EL2］。

对非活动期UC患者的复发危险因素进行评估的前瞻性研究很少。在一项对92名患者的研究中，较短的缓解期和更高的复发频率可预测进一步的复发。在一项对64名患者的研究中，先前复发的频率、肠外表现和低纤维饮食是与复发风险较高的独立变量。一项包含74名患者的研究发现生物标志物和临床指标，年轻、多次复发（对女性而言）、直肠标本黏膜基底层浆细胞浸润是复发的独立预测因素。但该项研究并不支持早前两项病理研究提出的有持续炎症活动的患者复发率增加2倍的结论。对处于临床缓解期的患者，组织学分级与复发风险具有很强的关联性。坚持药物治疗似乎仍然是复发的一个控制因素，因为在收集的99名低于80%的维持5-ASA处方的患者中，复发的风险高出5倍以上（OR：5.5，95%CI：2.3~13.0）。

与整体的UC患者相比，需要采用激素治疗的患者，结局可能有所不同。在一项以人群为基础的研究中，对在1970年至1993年间确诊的183例UC患者在第一疗程类固醇治疗后1年的结果进行了分析。在其中63例皮质类固醇患者中，49%例有长期应答，22%例激素依赖，29%例接受结肠切除术，但仅用硫代嘌呤治疗只有3例。

黏膜愈合情况以及既往是否发作急性重度结肠炎对结肠切除术的结果有着重要影响。在挪威东南部的一项基于人群的研究中，423/519例UC患者在10年内可进行分析（53例死亡，43例失访）。在10年后发现累计结肠切除率为9.8%，而初始具有广泛结肠炎或急性重度结肠炎的患者具有3倍的结肠切除风险。但诊断时年纪≥50岁可将风险降低3倍。83%的患者出现复发，但其中约有一半的患者在持续5年中处于缓解期。在确诊后12个月内实现黏膜愈合的患者结肠切除率较低。Meta分析显示，男性、广泛性病变、需采用激素治疗、无吸烟以及需住院治疗与行结肠切除术的风险明显相关。最近的系统性回顾证实，黏膜愈合与避免结肠切除、维持激素撤除缓解及临床缓解之间具有关联性。

（二）维持缓解的药物

> ### ECCO 声明 12D
> 逐步增加维持治疗的选择包括口服或直肠氨基水杨酸酯［EL1］的剂量增加、添加硫嘌呤［EL2］以及抗TNF治疗或维多利珠单抗［EL1］。

1.氨基水杨酸制剂

> ### ECCO 声明 12E
> 对美沙拉嗪或激素有应答的患者，美沙拉嗪化合物（口服或塞肛）是一线维持治疗方案［EL1］。美沙拉嗪直肠栓剂是直肠炎维持治疗的一线疗法，也是左半结肠炎的可选方案［EL1］。美沙拉嗪口服制剂和栓剂联合使用可作为二线维持治疗方案［EL1］。

（1）口服5-ASA：一项Cochrane荟萃分析结果表明，口服5-ASA与安慰剂相比，维持临床或内镜缓解失败（定义停药或服药期间复发）的相对风险值为0.69（95% CI：0.62~0.77）。已经设计开展了多项旨在评估口服5-ASA（包括柳氮磺吡啶、各种美沙拉嗪制剂、奥沙拉嗪、巴柳氮）维持缓解疗效的RCT。

（2）直肠给药的5-ASA：数项RCT比较了多种剂型及用法的5-ASA和安慰剂用于维持远端UC缓解的疗效。在第12个月中，维持临床或内镜缓解的失败率在治疗组为20%~48%，安慰剂组为47%~89%。除一项研究以外，所有的RCT结果都显示，维持临床或内镜缓解的失败率在治疗组和安慰剂组的差异有统计学意义。一项包括四项安慰剂对照试验的荟萃分析显示，直肠给予5-ASA在1年缓解维持率方面优于安慰剂（RR：2.22；95% CI：1.26~3.90）。

（3）口服和局部用5-ASA治疗：两项RCT比较了口服5-ASA

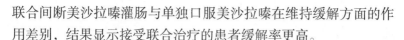

联合间断美沙拉嗪灌肠与单独口服美沙拉嗪在维持缓解方面的作用差别，结果显示接受联合治疗的患者缓解率更高。

　　口服或直肠给予5-ASA维持UC缓解均优于安慰剂。对于远端UC，直肠局部给药与口服给药效果相当甚至稍优于口服给药。联合口服与间断直肠给予5-ASA似乎可带来进一步的收益。加用直肠治疗是单纯口服5-ASA治疗后复发患者的一种选择，但患者对长期直肠给药的耐受及接受程度不一，应注意患者对治疗的依从性。远端UC的有效治疗依赖于远端结肠维持高药物浓度，而新型5-ASA颗粒制剂及美沙拉嗪多基质系统（MMX）的疗效已被证实优于传统的回肠释放型5-ASA。

ECCO 声明 12F

　　口服美沙拉嗪的维持缓解有效剂量为2g/d［EL1］。对于直肠局部治疗来说，3g/w的剂量分次使用足以维持缓解。每天顿服美沙拉嗪是推荐的给药方案［EL2］。虽然柳氮磺吡啶与其他美沙拉嗪制剂疗效相当或略微更有效［EL1］，口服美沙拉嗪因药物毒性较少而更受到推荐，且所有的口服美沙拉嗪方案均有效［EL1］。

　　（4）剂量依赖效应：5-ASA用于UC维持治疗的剂量依赖效应尚未被明确证实。1.2g/d和2.4g/d的5-ASA用量在一年内复发率方面并无明显差异。但使用较高剂量的患者比较低剂量的维持缓解时间更长（中位缓解时间为175天 vs 129天，P<0.001）。然而对于广泛性UC患者来说，较大剂量的维持治疗有更显著的获益（143天 vs 47天，p<0.001）。对12个月时达到缓解的患者根据复发频繁程度（每年复发是否>3次）进行分层研究，2.4g/d比1.2 g/d效果更佳（75% vs 33%）。一篇纳入7项RCT的荟萃分析证实了至少2g/d的高剂量维持治疗（包括美沙拉嗪、奥沙拉嗪、柳氮磺吡啶、巴柳氮）的获益显著大于低剂量。高剂量（≥2g/d）

的5-ASA并没有增加副作用的发生率。新近加拿大的指南推荐2g/d的5-ASA用于UC患者缓解期的维持治疗。某些患者可能需要较高的口服5-ASA维持剂量，比如那些需要口服较高剂量来诱导缓解或者那些经常复发的患者，但是目前仍缺乏确凿的证据支持这一点。对于远端UC来说，目前尚无数据支持直肠5-ASA与维持缓解有效剂量的效应关系，1g/d或以下的剂量用于维持缓解已足够。

多项研究比较了不同5-ASA制剂、不同给药方案的效果。无一例外，这些研究的结论都是每天每次顿服与每天2~3次服用5-ASA的效果相当。不管哪种制剂，每天1次与分次服用效果相当，说明该效应是5-ASA类药物共有的，而非某种化合物所特有的。有趣的是，在这些研究中，每天1次顿服5-ASA并未伴随副作用的增加。综上所述，为了增加患者对治疗的依从性以及用药的便利性，在UC患者的维持治疗中应首选每天1次顿服5-ASA类药物。

（5）口服5-ASA的比较：一项Cochrane荟萃分析总结了多项试验中柳氮磺吡啶和不同5-ASA制剂的效果。OR值为1.14（95% CI：1.03~1.27），提示柳氮磺吡啶总体上具有更好的疗效。但若以12个月为研究终点（RR：1.10；95% CI：0.98~1.23）或因药物副作用剔除奥沙拉嗪（RR：1.08；95% CI：0.92~1.26），柳氮磺吡啶与其余5-ASA制剂治疗效果无差异。柳氮磺吡啶与其他5-ASA制剂的不良事件特征相似（RR：1.07，95% CI：0.82-1.40）。然而，大部分的实验选择了耐受柳氮磺吡啶的患者为研究对象，从而减少了柳氮磺吡啶相关不良事件。汇总研究提示不同剂型5-ASA之间无疗效及不良事件差异。

（6）对5-ASA治疗的依从性：对5-ASA治疗的依从性对于UC患者预后的改善至关重要。94例临床静止期门诊患者中有40%的患者坚持使用5-ASA治疗至少6个月，每例患者获取的中位药量为处方量的71%（8%~130%）。Logistic回归分析显示，曾开具4份或以上的处方或者性别为男性，会增加不依从的风险。一项初步研究中，UC患者随机分组后接受每天1次或常规（每天2~3次）5-ASA维持治疗。6个月以后，与常规组相比，每天1次组的患者对其治疗方案的满意度更高，使用的药物更多（90% vs 76%，P=0.07）。笔者总结认为，每天1次口服5-ASA可能是更好的方案，有着相似的治疗效应以及更高的依从性。一项纳入360例患者、对研究者设盲的研究中，患者被随机分配至颇得斯安每次2g，1次/天组或者每次1g，2次/天组，结果显示每天1次顿服患者具有12%的1年缓解率优势（73.8% vs 63.6%）。患者问卷调查显示，每天1次顿服组依从性更好（P<0.05），接受度更高（P<0.001）。鉴于不同美沙拉嗪制剂每天1次与分次给药用于活动期UC维持治疗的疗效相当，说明该效应是5-ASA类药物共有的，而非某种化合物所特有的。

2.硫嘌呤类药物

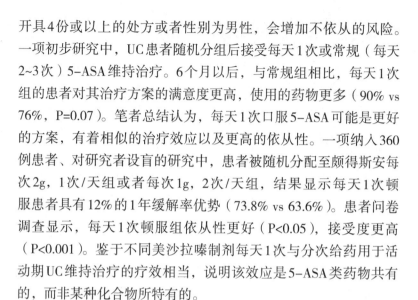

ECCO 声明 12G

硫嘌呤类药物推荐用于：使用推荐剂量美沙拉嗪后出现早期或频繁复发，或不能耐受美沙拉嗪的轻中度患者［EL5］；激素依赖型患者［EL2］；环孢素或他克莫司有效的患者［EL3］。

（1）硫嘌呤类药物维持缓解的疗效：已有多项RCT评估了AZA以及MP作为UC维持缓解治疗的效果。一项Cochrane荟萃分析纳入了其中7项研究共302例患者。这些研究的质量较差，对于UC使用硫嘌呤类药物的证据较克罗恩病薄弱。AZA在4项临床试验中被认为优于安慰剂（维持缓解失败的RR为0.68，95%CI：0.54~0.86）。当分析对象仅限于已成功诱导缓解的患者时，可得出相似结果（数据来源于2项研究）。对于AZA，目前还没有剂量依赖效应的明确证据，联合使用5-AZA时也缺乏剂量依赖的相关数据。115例接受AZA治疗的患者中有9例患者出现药物副作用，包括急性胰腺炎（3例）、骨髓移植（5例）。

支持硫嘌呤类药物治疗UC的证据也来源于一系列回顾性研究。在牛津队列中，346例接受AZA治疗的UC患者的总缓解率为58%，当治疗长达6个月以上时总缓解率增至87%。如果采用严格的复发定义，5年时缓解率为62%，如果允许在发生短暂复发时使用短疗程激素，则缓解率为81%。停用AZA后至复发的中位时间为18个月。一项近期回顾性研究报道，维持缓解期患者停用硫嘌呤类药物3年后复发率为36%，特别是广泛UC患者中，有证据表明，疾病活动度在停用或仅短期使用硫嘌呤类药物后有明显变化。

（2）钙调神经磷酸酶抑制剂后使用硫嘌呤类药物诱导缓解：钙调神经磷酸酶抑制剂是激素难治型UC挽救治疗的备选药物。钙调神经磷酸酶抑制剂因副作用影响不宜连续使用超过6个月，通常将该药用于诱导治疗，直至起效较慢的免疫抑制剂起效。在患者使用环孢素、他克莫司并且将激素减量的同时，可加用AZA或MP。在此情况下使用硫嘌呤类药物（即使患者没使用过5-ASA）的理由是引入环孢素后12个月内结肠切除率仍较高（36%~69%）。回顾性研究提示，硫嘌呤类药物可减少环孢素诱导期之后的结肠切除率。

静脉使用环孢素产生临床应答后应尽快改为口服治疗，将其作为AZA起效前的过渡"桥梁"。

3.抗-TNF治疗

ECCO 声明 12H

对于对抗-TNF有应答的患者，继续使用抗TNF药物维持缓解，合用或不合用硫嘌呤类药物都是可行的［EL1］。硫嘌呤类药物是维持缓解的备选方案［EL3］。

ECCO 声明 12I

抗-TNF 或维多利珠单抗可用于一线生物治疗。对于既往使用抗-TNF 药物治疗失败的患者，维多利珠单抗是有效的〔EL2〕。对维多利珠单抗有应答的患者，可以使用维多利珠单抗维持缓解治疗〔EL2〕。

ECCO 声明 12J

对于既往未使用过硫嘌呤类药物，但对激素、环孢素或他克莫司有应答的重度结肠炎患者，可用硫嘌呤类药物维持缓解〔EL2〕。对英夫利昔有应答的患者应继续使用英夫利昔（合用或不合用硫嘌呤类药物）〔EL2〕；硫嘌呤类药物缓解治疗是备选方案〔EL4〕。

（1）抗-TNF 维持缓解：在一项 ACT 研究中，有较高比例的患者在 IFX 治疗第8周及第30周达到临床应答或缓解（ACT1 试验中第54周）。在 ACT1 试验中，第54周的缓解率为35%（5mg/kg）、34%（10mg/kg）以及17%（安慰剂）。在 ACT2 试验中，第30周的缓解率为26%（5mg/kg）、36%（10mg/kg）以及11%（安慰剂）。在 ACT1 试验中，54周后在所有时间点均获得持续临床缓解的患者比例为7%（安慰剂）和20%（5mg/kg）。在 ACT2 试验中，30周后在所有时间点均获得持续临床缓解的患者比例为2%（安慰剂）和15%（5mg/kg）。74例基线时接受皮质激素治疗的患者中仅部分获得无激素缓解，尽管与安慰剂组相比依然有统计学意义。ACT1 试验中，第54周的无激素缓解率为24%（5mg/kg）、19%（10mg/kg）以及10%（安慰剂）。ACT2 试验中，第30周（7个月）相应的数值为18%、27%以及3%。"激素难治性（例如那些基线时接受皮质激素治疗的患者）"患者与"非激素难治性"患者的临床应答及缓解率相似。

　　在长期的随访过程中，研究者对121例接受IFX治疗的难治性UC门诊患者进行了无结肠切除术生存率评估，次要指标为持续临床应答以及严重不良事件。在最初对IFX有临床反应的81例患者（67%）中，68%有持续的临床反应。目前还未发现持续性临床应答的独立预测因子。经过中位时间（IQR）33个月（17.0~49.8个月）的随访，21例患者（17%）接受了结肠切除术。结肠切除术的独立预测因子包括无短期内临床应答（HR：10.8，95 CI：3.5~32.8，P<0.001）、基础CRP水平 ≥ 5mg/L（HR：14.5，95% CI：2.0~108.6，P=0.006）以及曾静脉使用皮质激素和/或环孢素（HR：2.4，95% CI：1.1~5.9，P=0.033）。完全黏膜愈合与低结肠切除率独立相关（95%在第54周免于结肠切除，相比之下，这一比例在内镜Mayo评分为3分的患者中为80%，P=0.0004）。

　　在ULTRA 2研究中，阿达木单抗组在第8周的临床缓解率明显高于安慰剂组（16.5% vs 9.3%，P=0.019；第52周：17.3% vs 8.5%，P=0.004；总缓解率8.5% vs 4.1%，P=0.047）。ADA组患者在各时间点达到临床应答以及黏膜愈合的比例明显更高。正如已经讨论的部分，与ACT和PURSUIT研究相反，已接受抗-TNF治疗的患者也被允许纳入此项研究（占最终研究人群的比例为40%）。阿达木单抗组第8周缓解率并不高于安慰组，第52周缓解率也仅为10.2%（vs 安慰组 3%，P=0.039），因此阿达木单抗对尚未接受过抗-TNF治疗的患者疗效最优。此研究仍然仅是针对阿达木单抗的替代疗效（先前抗-TNF治疗失败）。但也有一项研究表明，对IFX治疗失败而转向阿达木单抗治疗的UC患者，1年维持缓解率为10%~50%。

　　在ULTRA1和ULTRA2共同队列研究中，阿达木单抗组患者较安慰组在52周住院治疗后的全因素风险（0.18 vs 0.26，P=0.03）、UC相关风险（0.12 vs 0.22，P=0.02）以及UC或药物相关风险（0.14 vs 0.24，P=0.005）均显著降低。ULTRA1和ULTRA2的4年随访，以及ULTRA3长期的扩展研究已被报道。其中199例患

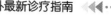

者208周后的缓解率为24.7%。

皮下注射戈利木单抗用以维持缓解中-重度UC的研究由PURSUIT-M试验来评估。未接受过抗-TNF治疗且在诱导研究中有应答的患者（n=464）被重新随机分配至安慰剂组及戈利木单抗组（每隔4周50mg或100mg戈利木单抗至第52周）。在诱导研究进行至第6周即有应答的患者，第54周临床应答及缓解率分别为47.0%（50mg戈利木单抗组）、49.7%（100mg戈利木单抗组）和31.2%（安慰剂组）（P=0.010以及P<0.001）。100mg戈利木单抗组在第30周和第54周的临床缓解率及黏膜愈合率（分别为27.8%和42.4%）均明显高于安慰剂组（分别为15.6%，P=0.004和26.6%，P=0.002）。有关戈利木单抗长达2年的持续临床效应已有报道。

（2）治疗药物监测：所有抗-TNF制剂的血清药物浓度与临床结局均有关于剂量反应关系的报道。治疗药物检测正在快速地被采用以利于优化治疗结局，尤其是在维持治疗期间。TAXIT试验中263例IBD患者（85例为UC患者）缓解治疗期间被随机接受根据药物浓度给予IFX的优化量或根据临床判断调整的剂量。两组间临床缓解率无差异，但基于药物浓度给予IFX治疗量组1年后复发率明显下降；药物经济学评估模型表明浓度控制剂量可总体节约费用。一项有关247例患者（42例为UC患者）的回顾性综述显示，大于2/3的患者在治疗过程中根据IFX或阿达木单抗的谷浓度或抗抗体浓度指导治疗决策。一篇近期包含13项有关抗药物抗体和IFX谷浓度的文献表明，抗药物抗体浓度与IBD患者的临床失应答有关，但是这种关系在UC患者中不明显。

（3）IFX及免疫调节剂联合治疗：正如上述讨论，UC-SUCCESS试验证实了联合IFX及AZA对从未使用过生物制剂以及免疫调节剂（IM）的激素抵抗型患者的卓越治疗效果。虽然缺乏类似于IM治疗无效的数据（例如CD患者），联合IFX及一种硫嘌呤类似物很可能减少免疫原性，从而减少输注反应及失应答率。在一项来自意大利的研究中，联合IFX及硫嘌呤类药物可作为维持临床应答的独立预测指标（P<0.0001，HR：3.98，95% CI：1.73~9.14）。虽然一项单中心开放性随机撤药试验结果显示，IM使用6个月后停药不会降低2年内IFX治疗的应答率，但仍不清楚治疗过程中停用IM是否不利于UC患者。

虽然目前仍缺乏RCT数据，但已有的临床试验分层分析及药代动力学回顾性分析均不支持IM合用阿达木单抗或戈利木单抗具有类似的治疗效果。

（4）维多利珠单抗在维持缓解治疗中的作用：GEMINI 1研究评估了维多利珠单抗对诱导治疗有效的临床缓解期患者的维持治疗效果。52周后，初始治疗有效并每隔8周接受维多利珠单抗治疗的患者以及每隔4周接受维多利珠单抗治疗的患者获得临床缓解率分别为41.8%及44.8%（Mayo评分 ≤2且无分项分数 >1），与此同时安慰剂组缓解率为15.9%（维多利珠单抗两组 vs 安慰剂组均P<0.001）。维多利珠单抗组患者的持续临床应答（定义为第6周与第52周均有临床应答）、持续临床缓解（第6周与第52周均临床缓解）、黏膜愈合以及无激素缓解比率均显著提高。有报道指出，原先每隔8周剂量失应答后，改用每隔4周强化治疗剂量可重新产生临床应答，但两种维多利珠单抗方案在疗效上无明显差别。同时使用糖皮质激素或IM不影响维多利珠单抗疗效，重要的是，不论先前抗-TNF治疗失败与否，维多利珠单抗治疗获益似乎是一致的。维多利珠单抗与安慰剂的不良事件发生率相近。一项长期、开放的GERMINI-1扩展研究指出，维多利珠单抗治疗在长达3年的时间里对相当数量的初始应答患者有效。就抗-TNF制剂而言，维多利珠单抗的剂量效应与临床结局相关，这提供了根据药物水平调整剂量的新思路。

目前还没有可靠的证据来指导UC维持治疗生物制剂的选择。没有面对面，有前瞻性的试验。在最近的网络元分析中，IFX、阿达木单抗、戈利木单抗和维多利珠单抗在维持缓解和反应方面均优于安慰剂；然而这些生物制剂孰优孰劣尚无定论，需要进一步的研究。

4.益生菌

三项RCT研究比较了大肠埃希菌Nissle（EcN）与5-ASA对于UC维持缓解的效果。在一项多中心双盲研究中，120例门诊患者接受了1.5g/d 5-ASA治疗，或100mg/d大肠埃希菌Nissle株治疗4天（相当于25×109活性大肠埃希菌），继之200mg/d。试验期间不允许使用其他药物。12周后，11%接受5-ASA的患者复发，16%接受益生菌的患者复发。在随后的另一项研究中，116例活动期UC患者随机接受5-ASA 2.4g/d，缓解后减少至1.2g/d，或者200mg/d大肠埃希菌Nissle株。所有患者还在最初7天口服庆大霉素、直肠局部使用或者口服不同剂量的激素。激素+5-ASA治疗组的缓解率为75%，激素+大肠埃希菌组的缓解率为68%（差异无统计学意义）。在一年的随访期内，撤掉激素之后，5-ASA组复发率为73%，大肠埃希菌组为67%（差异无统计学意义）。最后一项等效性研究中，327例缓解不足12个月的UC患者接受5-ASA 1.5g/d或者大肠埃希菌Nissle治疗1年。大肠埃希菌组复发率为45%，5-ASA组为36%（差异无统计学意义）。以上研究的结论是，大肠埃希菌Nissle在UC维持缓解方面并不比现行标准5-ASA差。

除了这些RCT研究外，一项开放标签的初步研究评估了大肠埃希菌Nissle对于年轻UC患者维持治疗的效果，34例年龄11~18岁的缓解期UC患者被分配到大肠埃希菌Nissle组（每天2粒胶囊，n=24）或者5-ASA组（中位1.5g/d，n=10），观察超过1年。这项小型试验虽然尚不足以显示两种治疗方法的差异性或等效性，但结果表明大肠埃希菌Nissle组的复发率为6/24，5-ASA组则为3/10。入组患者的总体健康和发育状态良好，并未出现严重不良事件。由于大肠埃希菌Nissle在市场上不易获得，限制了该药的实际使用。

没有证据表明任何其他的益生菌有助于UC患者维持缓解，详见

ECCO-JCC online提供的补充材料。

5.其他治疗方法

（1）抗生素：一项随机安慰剂对照双盲试验中，83例活动性难治性UC患者分别接受6个月环丙沙星（1~1.5g/d）或者安慰剂治疗。所有患者均接受起始高剂量，随后剂量递减的激素治疗以及5-ASA治疗。环丙沙星组治疗失败率为21%，对照组为44%（P=0.02）。这项研究的设计的纳入标准、对临床应答的定义、伴随的混杂影响、非最优的基线治疗以及组间失衡等均受到质疑。因此，在进一步的试验得到支持之前，环丙沙星不应该被认为对维持UC缓解有效。另一项双盲随机试验比较了甲硝唑（0.6g/d）和柳氮磺吡啶（2g/d）在40例缓解时间少于12个月的UC患者中的维持缓解效果。1年后，甲硝唑的疗效略优于磺胺嘧啶。共识认为这些数据尚不足以支持推荐抗生素作为UC的维持缓解药物。

（2）甲氨蝶呤：关于MTX用于UC维持治疗的数据很少。唯一的随机对照试验最初旨在评估活动期难治性UC的诱导缓解的效果，用量为12.5mg口服，但这个用量很可能不足以产生治疗效果。第一次缓解后MTX组的复发率为64%，安慰剂组为44%，差异无统计学意义。另一项开放性研究比较了MP、MTX以及5-ASA在72例激素依赖性IBD患者中的作用，包括34例UC患者。使用泼尼松的患者按2∶2∶1的比例随机接受MP 1mg/kg、MTX 15mg/w口服或者5-ASA 3g/d。所有在30周达到缓解的患者随后被纳入76周维持治疗的研究中，MP组的缓解率（79%）显著高于5-ASA组（25%），但与MTX组（58%）相比差异无统计学意义。对于缓解的维持，MP组维持缓解率较高（64%），MTX次之（14%），5-ASA最差（0%）。

已有多项回顾性研究发表，这些研究多数纳入了AZA治疗失败或不耐受并接受不同剂量以及不同给药途径的MTX治疗的患者。20~25mg MTX非肠道途径给药时，应答或缓解率介于30%~80%，提示部分UC患者可能对MTX产生应答。之前不能耐受AZA的患者27/31（87%）可耐受20mg/w中位口服剂量的MTX。AZA治疗失败后口服MTX治疗的患者中，5/11接受了结肠切除术，而不耐受AZA的患者中5/31需要接受手术治疗。另一项研究在既往对硫嘌呤类药物不耐受或治疗失败的患者中分别诱导出65%（15/23）和78%（7/9）的应答率。以上各项研究结果的异质性很大，MTX的剂量可能是决定疗效的一个关键因素，但共识认为目前证据不足以推荐MTX用于UC的治疗。一篇Cochrane的系统评价也得出了同样的结论。

（三）维持治疗持续时间

ECCO 声明 12K

美沙拉嗪维持治疗应长期持续［EL3］，这可能会降低结肠癌的风险［EL3］。

1.氨基水杨酸

多个研究评估了柳氮磺吡啶在已获长期缓解的溃疡性结肠炎患者中预防复发的作用。其中一项研究提出，对已用柳氮磺胺吡啶维持治疗一年以上且无任何临床症状的患者，继续使用柳氮磺胺吡啶并无统计学效益；然而该研究样本量小，随访时间仅为6个月，并且选择患者的标准是据其临床症状，而非内镜下或组织学的标准，故其统计学效能较低。而在另一研究中，患者入组时就采用了乙状结肠镜检查和直肠活检的评估标准，研究者发现柳氮磺胺吡啶（2g/d）的维持治疗可减少疾病复发的几率，即使在已使用柳氮磺胺吡啶3年以上的亚组患者中也能观察此作用。时隔26年以后的一项撤药双盲随机对照试验纳入了112名患者［这些患者已用柳氮磺胺吡啶或5-氨基水杨酸（5-ASA）至少一年以上，并已获得临床、内镜及组织学缓解］。将这些患者随机分为口服5-ASA组（1.2g/d）及对照组，治疗随访至少一年。尽管该实验的样本量不大，但研究者仍在随机分组前按疾病缓解的持续时间对患者进行了分层。结果显示，在疾病缓解的持续时间为1~2年的患者中，治疗12个月时5-ASA组（23%）比安慰剂组（49%）在预防复发方面更有效；对缓解长达2年以上的患者，两组之间的复发率差异无统计学意义（结果分别为5/28 vs 6/23，或18% vs 26%）。但由于入组分析的病例数较少，该项研究的结果需要谨慎对待，因为其统计学效能较低，而且本组试验5-ASA的维持剂量低于目前的推荐剂量。

ECCO 声明 12L

由于证据有限，不能推荐使用硫唑嘌呤、抗-TNF或维多利珠单抗治疗，尽管可能需要延长这些药物的使用时间［EL4］。

2.硫嘌呤类药物

有关硫唑嘌呤（AZA）应答预测因素的研究数据较少，故AZA维持治疗的合适持续时间尚不确定。一项纳入622名CD或UC患者的回顾性分析中，AZA治疗半年患者的缓解率分别为64%（CD）和87%（UC），第1、3、5年的维持缓解的患者比例分别为0.95、0.69和0.55，CD和UC之间的复发率没有差异。停用AZA后，第1、3、5年仍维持缓解的患者比例分别为0.63、0.44和0.35（共222例患者）。AZA治疗的疗程不会影响停药后的复发（P=0.68）。最近一篇系统综述支持已获得缓解的患者应使用AZA做维持治疗。

3.抗-TNF及维多利珠单抗治疗

多个研究（其中大部分不是前瞻性随机研究）报道了抗-TNF长期维持治疗在溃疡性结肠炎中的疗效。临床试验的扩展研究发现，英夫利昔单抗、阿达木单抗、戈利木单抗和维多利珠单抗的使用可使初始应答的患者持续受益。但是因为这些研究实验设计的不同导致对结果的解释很是复杂，因此不可能将这些研究直接进行比较。既往没有关于溃疡性结肠炎抗–TNF治疗停药的研究，不过有一个国际回顾性队列研究报道了英夫利昔单抗撤药会增加溃疡性结肠炎复发的风险，重新启用英夫利昔单抗仍会获得77%的应答率和51%的缓解率。最新的系统综述已经提到了这些研究，文献报道停用抗–TNF12个月后28%的溃疡性结肠炎患者出现复发。

（四）维持缓解患者儿童期到成人期的转换治疗

ECCO 声明 12M

儿童到成人的转换治疗应该由儿科和成人团队合作进行。转换治疗通常从青少年中期开始，取决于患者的发育情况，以及是否有合格的儿童及成人胃肠病学专家提供帮助［EL5］。

ECCO 声明 12N

当患者获得自我管理的能力，可单独去拜访医生并与医生沟通交流，了解疾病管理，包括风险和益处，并坚持治疗［EL4］。

溃疡性结肠炎患者从儿童到成人转换治疗的最佳时机应该个体化，由儿科及成人胃肠病学专家团队共同来决定。过渡时期常常开始于16~18岁，取决于患者的发育情况以及能否得到合格的儿童及成人胃肠病学专家的医治。这部分的内容已在ECCO专题评审中提及。

附录三 中药新药指导原则（讨论稿）

一、概述

溃疡性结肠炎（UC）是一种以结直肠黏膜连续性、弥漫性炎症改变为特点的慢性非特异性肠道炎症性疾病，其病变主要限于结直肠黏膜和黏膜下层，属于炎症性肠病（IBD）范畴。临床以持续或反复发作的腹泻、黏液脓血便伴腹痛、里急后重为主要表现，其病程多在4~6周以上，并可伴有皮肤、黏膜、关节、眼和肝胆等肠外表现[1]。近10年来，我国UC的就诊人数呈逐步增加趋势，患病率约为11.6/10万/年[2]。UC发病的高峰人群年龄为20~49岁的青壮年，男女的患病比例为1.0~1.3：1，性别差异不明显[2-4]。UC的病因及发病机制尚未完全明确，目前认为与遗传易感性、免疫调节紊乱、感染及环境等多种因素有关。临床上根据UC的发作类型可分为初发型和慢性复发型，根据严重程度可分为轻度、中度和重度，按具体病情可分为活动期和缓解期，按照病变范围的不同又可分为直肠型、左半结肠型和广泛结肠型。

溃疡性结肠炎属于中医学"休息痢""久痢""泄泻"等范畴[5]。通常对于活动期与缓解期交替发生为主的UC，属中医"休息痢"的范畴；慢性持续性UC，属"久痢"的范畴；缓解期，仅表现为大便溏薄、次数增多时，则可归属"泄泻"的范畴[5]。本病多以素体脾胃虚弱为基础，以外感时邪、饮食不节、情志内伤为诱因，基本病理因素为：本虚主要包括脾气虚弱，脾阳不足，肾阳亏虚；标实主要包括湿热、气滞、血瘀、瘀热、热毒、痰浊等[6]。

溃疡性结肠炎的治疗目标是诱导并维持临床缓解以及黏膜愈合，防治并发症，改善患者生命质量。治疗需根据分级、分期、分段的不同而制定。分级指按疾病的严重程度，采用不同的药物和不同的治疗方法。分期指疾病分为活动期和缓解期，活动期以诱导缓解临床症状、促进黏膜愈合为主要目标，缓解期应继续维持缓解，预防复发。分段治疗指确定病变范围以选择不同给药方法，远端结肠炎可采用单独局部用药或口服和局部联合用药，广泛型结肠炎以全身用药为主，可联合局部用药。

本指导原则用于指导中药治疗UC的临床研究的试验设计，不能完全代替研究者的临床试验。由于UC的分级、分期、分段、临床表现与中医证候类型的不同，具体治疗方法有所区别，应分别设计临床试验观察。在具体实施过程中，研究者须依照相关规范和技术指导原则，结合中药新药的组方特点和用法用量，在临床前研究结果的基础上，合理进行临床试验设计，客观评价中药新药治疗溃疡性结肠炎的安全性和有效性，同时进行风险（受益）评估，控制研发风险。

二、临床研究要点

临床试验的目的在于明确中药新药治疗UC的有效性和安全性。临床试验前应结合中药组方特点、临床应用、前期研究结果及中医证候分型等情况，确定临床定位，根据试验目的，设计科学、规范、合理与可行的临床试验方案。临床试验设计应注重药物的有效性与安全性，还应注意观察试验药品与同类上市药物的区别，观察药物的作用特点，体现药物的上市价值。

（一）临床定位

中药新药治疗UC的临床定位重点在于缓解临床症状，诱导和维持缓解，提高患者的生存质量，应根据疾病的不同分期、分级、分段等确定其相应的研究定位。

1.定位于活动期UC临床症状的缓解

着重观察试验药物对活动期UC腹泻、黏液脓血便的治疗情况，同时兼顾腹痛、里急后重的症状。改善临床症状能明显提升患者生存质量，为进一步治疗创造条件。

2.定位于活动期UC的诱导缓解

包括口服给药和局部给药两种途径，着重观察试验药物治疗活动期UC的临床有效率和缓解率。

3.定位于缓解期UC的维持缓解

缓解期着重观察试验药物的维持治疗效应，预防复发及持续改善患者的生存质量，重点评价药物的远期疗效。其中对于激素依赖型UC的无激素缓解。通过科学合理的设计，观察试验药物单用或与公认有效的西药（如：免疫抑制剂）联合使用是否能达到使激素逐渐减量以至达到无激素缓解。

（二）诊断标准

1.西医诊断标准

现阶段可参照中华医学会消化病学分会炎症性肠病学组制定的"炎症性肠病诊断与治疗的共识意见（2018年·北京）的诊断标准"[8]。临床试验中可根据指南及共识意见的更新情况，采用制定临床试验方案时的最新标准。

2.中医证候诊断标准

中医证候可参照中华中医药学会脾胃病分会、中国中西医结合学会消化系统疾病专业委员会等相关行业近期制定的最新指南或共识意见。也可根据药物的特点、目标适应证特点，依据中医理论自行制定，但应提供科学性、合理性依据，并具有临床实际可操作性。以下是常见中医证型诊断标准[1]，供参考。

（1）大肠湿热证

主症：①腹泻黏液脓血便；②腹痛；③里急后重。

次症：①肛门灼热；②身热不扬；③口干口苦；④小便

短赤。

舌脉：舌质红苔黄腻；脉滑数。

证型确定：具备主症2项和次症1~2项，参考舌脉，即可诊断。

（2）寒热错杂证

主症：①腹泻黏液脓血便；②腹部冷痛，喜温喜按；③口干口苦。

次症：①肛门灼热；②腹部有灼热感。③四肢不温；④口腔溃疡。

舌脉：舌质红苔薄黄，脉沉细。

证型确定：具备主症2项和次症1~2项，参考舌脉，即可诊断。

（3）脾虚湿阻证

主症：①大便稀溏，有少量黏液或脓血；②腹部隐痛；③食少纳差。

次症：①腹胀肠鸣；②肢体倦怠；③神疲懒言；④面色萎黄。

舌脉：舌质淡胖或有齿痕，苔白腻；脉细弱或濡缓。

证型确定：具备主症2项和次症1~2项，参考舌脉，即可诊断。

（4）脾肾阳虚证

主症：①久病不愈，大便清稀或伴有完谷不化；②腹痛绵绵，喜温喜按；③腰膝酸软；④形寒肢冷。

次症：①五更泄或黎明前泻；②食少纳差；③少气懒言；④面色㿠白。

舌脉：舌质淡胖或有齿痕，苔白润；脉沉细或尺脉弱。

证型确定：具备主症2项和次症1~2项，参考舌脉，即可诊断。

（5）肝郁脾虚证

主症：①腹痛则泻，泻后痛减，②大便稀溏，或有少许黏液便；情绪紧张或抑郁恼怒等诱因可致上述症状加重。

次症：①胸闷喜叹息；②嗳气频频；③胸胁胀痛。

舌脉：舌质淡红，苔薄白；脉弦细。

证型确定：具备主症2项和次症1~2项，参考舌脉，即可诊断。

（6）瘀阻肠络证

主症：①腹痛难忍，痛有定处；②泻下不爽；③下利脓血，血色暗红或夹有血块。

次症：①面色晦暗；②腹部有痞块；③胸胁胀痛；④肌肤甲错。

舌脉：舌质暗红，有瘀点瘀斑；脉涩或弦。

证型确定：具备主症2项和次症1~2项，参考舌脉，即可诊断。

（7）热毒炽盛证

主症：①发病急骤，暴下脓血或血便；②腹痛拒按；③发热。

次症：①口渴；②腹胀；③小便黄赤。

舌脉：舌质红绛，苔黄腻；脉滑数。

证型确定：具备主症2项和次症1~2项，参考舌脉，即可诊断。

（三）受试者选择

1.纳入标准

中药新药治疗UC在剂型上应不局限于口服制剂，局部用药（包括灌肠剂、栓剂等）亦占有非常重要的地位。因此在明确UC的分级、分期、分段的同时，应根据药物的剂型、给药途径、作用机制和中医证候特点及其临床定位等，合理确定纳入病例的具体要求。

入组的受试者年龄一般限定在18~65岁，性别不限；若有必要，也可根据处方的适应人群扩大年龄范围，确定特定的性别要求，同时应说明理由和目的。

入组患者必须行结肠镜检查，必要时结合病理活检，结肠镜

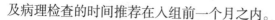

及病理检查的时间推荐在入组前一个月之内。

受试者应在知晓试验的目的、药物的主要作用、可能的风险及获益的基础上签署知情同意书，志愿受试，知情同意过程符合GCP的相关规定。

2.排除标准

应注意排除：①有严重的并发症，如局部狭窄、肠梗阻、肠穿孔、下消化道大出血、有肠道癌变或癌变倾向、中毒性巨结肠及肛门疾病者；②有胃肠道手术史，有出血倾向者；③合并心、脑、肝、肾、肺、造血系统、内分泌系统等严重原发性疾病及精神病患者；④过敏体质，对研究药物已知成分、任何辅料过敏者；⑤有结肠镜检查禁忌证者；⑥妊娠或计划妊娠的女性，哺乳期妇女；⑦怀疑或确有酒精、药物滥用病史者；⑧三个月内参加过其他临床试验者；⑨根据研究者的判断，不适宜参加临床试验者；具有降低入组可能性或使入组复杂化的其他病变，如工作环境经常变动等易造成失访的情况。

（四）中止/退出标准

根据溃疡性结肠炎的临床特点，在中药新药临床试验中，考虑受试者的依从性、临床反应等具体情况制定严格的中止/退出标准。用药时间超过2周，患者腹泻、黏液脓血便和腹痛等主要症状仍未见明显改善；治疗期间出现腹泻、黏液脓血便和腹痛等主要症状加重且不能缓解，或出现严重的并发症，或出现与试验药物无关的新发疾病，影响药物疗效评价，根据研究者判断应该停止临床研究；治疗期间发生不良事件或严重不良事件，根据研究者判断应该停止临床研究；临床研究方案实施中发生了重要偏差，如错误纳入病例、患者依从性差等，难以评价药物疗效；受试者在临床研究过程中不愿意继续进行临床研究，提出退出临床研究；受试者在临床研究过程中意外妊娠等。

（五）对照组设置

溃疡性结肠炎临床研究可设置的对照药包括安慰剂对照、阳性药对照等。对照药的设置应综合考虑研究类型、研究目的、研究对象、研究条件和伦理等各方面因素。

安慰剂的使用应符合伦理学要求，对于轻度UC患者可在伦理允许下设立安慰剂对照。在探索联合用药疗效时可在疗效公认药物的基础上加用安慰剂，确保研究不延误对疾病的治疗。阳性对照药应采用公认可比的药品，可考虑根据最新的共识意见或指南推荐的用药方案选择阳性对照药，目前可参考《中国炎症性肠病诊断与治疗的共识意见（2018年）》。

（六）导入期、疗程与观察时点设计

应针对不同的定位合理设立导入期，如单独使用中药治疗，建议筛选入组前2周内未使用过治疗溃疡性结肠炎的中药、5–氨基水杨酸制剂和皮质类固醇类等药物的患者。

如研究者根据研究目的选择活动期UC中属于激素无效型UC和激素依赖型UC停药后3个月内复发的患者以及缓解期UC中属激素依赖型UC的患者作为受试对象。采用加载试验，前期应有药物间相互作用的研究，对于加载试验患者，可以不设置导入期，保持入组前一段时间内中药拟加载治疗的治疗方案稳定即可。

此外，应考虑UC属反复发作性疾病，临床试验设计时可对初始治疗有效的患者，采用随机撤药试验，增加试验的可行性；长疗程用药应合理设置退出标准，必要时制定风险控制计划，以保证受试者的安全。

应根据研究目的、临床定位、对象所处疾病分期分级分段、处方特点和给药途径、主要疗效指标的变化特点等，设定合理的疗程和观察时点。疗程结束后1周内必须进行肠镜检查。

1.定位于活动期UC临床主要症状的缓解

建议其疗程为4~8周，疗程中应每周对患者进行访视。

2.定位于活动期UC的诱导缓解

建议其疗程不少于8周，疗程中应每2周对患者进行访视。激素无效型UC和激素依赖型UC停药后3个月内复发的疗程设计可照此执行。

3.定位于缓解期UC的维持缓解

为了更好地评估长期疗效和安全性，要综合选择恰当的试验设计方案和持续时间。维持缓解的研究周期至少1年[9]。疗程中应每4周对患者进行访视，随着疗程延长，访视时间可适当延长。其中对于激素依赖型UC的无激素缓解患者，考虑到激素的规范撤药疗程加上单用中药维持缓解不复发的治疗时限为3个月，疗程建议不少于36周，疗程中应每2周对患者进行访视。

（七）有效性研究与评价

有效性评价方法、观察指标和疗效判定标准应根据临床定位合理确定。在对中药的疗效观察中必须充分考虑中药的作用特点和规律。

临床试验方案中必须明确主要疗效指标、次要疗效指标及疗效判定标准。应依据溃疡性结肠炎临床研究领域公认的方法和标准，对主要疗效指标和次要疗效指标进行科学、规范的评估，使其能准确可信地反映受试药物的临床疗效。

1.疗效评估方法

（1）定位于活动期UC临床症状缓解：可采用腹泻、黏液脓血便的消失率作为主要疗效指标，腹痛和里急后重有效率、内镜应答率、中医证候、生化指标（血沉、C反应蛋白和粪便钙卫蛋白）和生存质量量表作为次要疗效指标。

（2）定位于活动期UC的诱导缓解：将临床缓解率和（或）临床有效率（采用改良Mayo评分标准）作为主要疗效指标；内镜应答率、黏膜愈合率、主要症状疗效、单项症状疗效、中医证候、生化指标（血沉、C反应蛋白和粪便钙卫蛋白）和生存质量量表等作为次要疗效指标。有条件的研究者亦可选择将组织学愈合率[8]作为次要疗效指标之一。

（3）定位于缓解期UC的维持缓解：将维持临床缓解率（采用改良Mayo评分标准）作为主要疗效指标，中医证候、生化指标（血沉、C反应蛋白和粪便钙卫蛋白）和生存质量量表等作为次要疗效指标。其中对于激素依赖型UC的无激素缓解，可选择无激素临床缓解率作为主要疗效指标（采用改良Mayo评分标准），中医证候、生化指标（血沉、C反应蛋白和粪便钙卫蛋白）、黏膜愈合率和生存质量量表等作为次要疗效指标。

2.疗效评价标准

（1）症状疗效评价：包括主要临床症状如腹泻、黏液脓血便、腹痛、里急后重的评分（表1）。

表1 UC主要症状评价标准

症状积分	0级（0分）	1级（1分）	2级（2分）	3级（3分）
腹泻	正常	超过正常1~2次/天	超过正常3~4次/天	超过正常5次/天或以上
黏液脓血便	无黏液脓血便	不到一半时间内出现黏液脓血便	大部分时间内为黏液脓血便	一直存在黏液脓血便
腹痛	无症状	症状轻微，不影响日常生活和工作	症状尚能忍受，不需要服用止痛药物，部分影响日常生活和工作	症状明显，难以忍受，需要服用止痛药物才能缓解，明显影响日常生活和工作
里急后重	无症状	症状轻微，不影响日常生活和工作	症状尚能忍受，部分影响日常生活和工作	症状明显，难以忍受，明显影响日常生活和工作

说明：腹泻包括单纯排便、排出血液和（或）排出黏液；黏液脓血便主要评价的是大便中带血的情况，通常选择一天中最严

重的便血情况进行打分。

1）单项症状疗效评价：患者每日进行评分，每周的单项症状平均评分与基线时比较下降30%认为是每周应答，应答周数大于整个观察期周数的50%，认为有效。同时组间可进行单项症状评分变化的比较。

2）单项症状消失率评价：治疗结束时 UC 单项临床症状消除的患者比率。

3）主要症状疗效评价：对包括腹泻、黏液脓血便、腹痛、里急后重的评分之和进行评价。患者每日通过日记卡进行评分，每周的平均积分与基线时比较下降50%认为是每周应答，应答周数大于整个观察期周数的50%认为有效。同时组间可进行积分变化比较。

（2）疾病疗效评价：包含对疾病疗效（有效、缓解）和肠镜疗效（内镜应答、黏膜愈合）的评估，主要采用改良 Mayo 评分系统（表2）[9]和修正的黏膜 Baron 分级标准。

表2　改良 Mayo 评分系统

项目	计分			
	0分	1分	2分	3分
排便次数	正常	超过正常1~2次/天	超过正常3~4次/天	超过正常5次/天或以上
便血	未见出血	不到一半时间内出现便中混血	大部分时间内为便中混血	一直存在出血
内镜发现	正常或无活动性病变	轻度病变（红斑、血管纹理减少、轻度易脆）	中度病变（明显红斑、血管纹理缺乏、易脆、糜烂）	重度病变（自发性出血、溃疡形成）
医师评估病情	正常	轻度病变	中度病变	重度病变

注：排便的定义包括解大便、单独排出血液、排出血液和黏液，以及单独排出黏液。排便次数的正常情况应参考缓解期的排便次数或未出现 UC 症状（体征）之前的排便次数而定。

修正的黏膜 Baron 分级标准[10]：0=0级：正常黏膜；1=Ⅰ级：黏膜充血、血管模糊；2=Ⅱ级：黏膜接触性出血；3=Ⅲ级：黏膜自发性出血；4=Ⅳ级：黏膜可见大小不等的溃疡。

1）疾病疗效

临床有效：总 Mayo 评分从基线水平降低 ≥ 30% 和 ≥ 3分，同时伴有便血亚评分降低 ≥ 1分或便血亚评分的绝对分为0分或1分。

临床缓解：总 Mayo 评分 ≤ 2分且无单个分项评分 >1分。

2）肠镜疗效

内镜应答：采用 Mayo 评分系统内镜亚评分相对于基线下降至少1分；或采用黏膜 Baron 分级标准为0~Ⅰ级或虽为Ⅱ级以上但较治疗前下降1级。

黏膜愈合：采用 Mayo 评分系统内镜亚评分的绝对分为0分或1分；或采用黏膜 Baron 分级标为0~Ⅰ级。

（3）中医证候疗效评价：中医证候疗效评价需考虑到不同证型的主症、次症、肠道症状和非肠道症状特点及变化情况，制定合理的证候评价标准。

（4）生存质量和精神心理疗效评价：UC 常会影响患者的生存质量及精神心理状态。中药新药可选用公认的评价工具进行相关疗效研究。

生存质量评定建议采用炎症性肠病量表（IBDQ）[11]。精神心理状态评价量表建议采用汉密尔顿焦虑量表（HAM-A）[12]和汉密尔顿抑郁量表（HAM-D）[13]等。

（八）安全性研究与评价

研究者应本着对受试者负责的态度，结合所研究药物的特性和前期研究结果，有目的地进行安全性研究。在试验中应该密切观察受试者的反应情况，进行安全性的评价。

除一般状况、生命体征（体温、脉搏、呼吸、血压），血、尿、便常规，肝、肾功能和心电图等安全性指标外，应对用药处方进行分析，针对可能发生的不良反应进行重点观察。

除症状、体征、实验室检查、影像学异常等药物安全性监测指标以外，UC疾病本身可能出现多种危及生命的并发症，比如中毒性巨结肠、消化道穿孔、下消化道大出血和血栓栓塞性疾病等，用药期间需严密监测是否发生并发症，包括用药期间急诊手术率。目前已经证实UC可增加结肠癌变风险，在用药期间需要规范进行结直肠癌的筛查工作。UC同时可累及多个系统，比如皮肤黏膜表现、眼部病变、关节炎、肝胆疾病，用药期间尤其需要重点观察。

由于UC药物治疗存在不同给药途径，如口服或直肠给药，故在UC安全性评价中还应结合给药途径和给药部位进行考虑。在加载试验中出现的不良事件需考虑是否存在药物相互作用而导致用药风险增加的可能。

（九）基础治疗与合并用药

临床试验期间，需对受试者药物使用情况进行规范指导。对于可能对试验药物疗效评价和安全性产生影响的药物均应避免使用。受试者如同时服用与本病无关的药物（如治疗高血压、糖尿病等药物），在试验中要如实记录服药情况。如遇特殊情况（如出现临床症状加重），在临床试验中伴随使用了某些止泻、止血、止痛作用的药物和其他作用于肠黏膜、肠道功能、肠道菌群的药物，则应在病例报告表中记录每天的给药量、给药时间、给药原因等。

如果需要对试验药物的不良反应进行治疗，则应由试验负责人员决定如何给药，如果药物是影响临床试验评估的药物，则受试者必须退出试验。

如需进行加载试验，则应在试验前对药物的相互间作用进行研究，并对后续制定给药方案予以指导。加载试验前，应确保受试者的基础治疗药物已维持在稳定剂量并持续一段时间。对于激素依赖型UC的无激素缓解，激素的减量撤药应符合用药规范。

（十）临床试验的质量控制

在临床试验中质量控制尤为重要，在进行试验前，应对各中心研究者进行统一培训，并进行一致性检测。研究者和参与研究的其他工作人员应履行职责，并严格遵循临床试验方案，采用标准操作规程，以保证试验的质量控制和质量保证系统的实施。临床试验中所有观察结果和发现都应加以核实，在数据处理的每一阶段必须进行质量控制，以保证数据完整、准确、真实、可靠。其中治疗前后结肠镜检查是关键，入组前1个月内和出组后1周内必须进行肠镜检查。有条件的研究者建议建立UC内镜质控中心对肠镜检查的结果进行中心阅片，同时推荐对操作过程进行录像。对于症状疗效的评定，则应选择一种方式（如每周日记卡）以便于评价患者每周的症状和体征，在患者入组时就应先对其进行培训。

UC与患者的饮食、情绪、季节、劳累密切相关。因此，在临床试验前，应注意对受试者进行统一的健康宣教，尽量保持患者发病前后饮食习惯相对一致，避免摄入刺激性食物，保持情绪平稳，避免过冷过热和过度劳累，以免因饮食、情绪、季节、劳累的变化而影响药物的疗效评价。

除了受试者的一些标准的基线特征，如年龄、性别、体重、身高、体重指数、青春期、吸烟状况等以外，还应记录UC的病程、病变范围和严重程度等内容，以便于开展多亚组人群进一步分析。此外，采取了合并治疗的受试者和受试者以前接受的治疗方案也应被加以详细的记载。

（十一）统计方法

应符合统计学相关指导原则要求，样本量应根据统计学和相关法规要求制定。

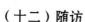

（十二）随访

根据试验药物目的和定位的不同，决定随访的方式、时点、内容等。一般情况下，针对活动期UC临床症状的缓解和活动期UC诱导缓解的临床定位，因其尚需进一步治疗，不强制要求进行随访。针对维持缓解的临床定位，建议设计无治疗随访12周，推荐同时进行随机撤药试验。

三、名词解释

激素无效型UC：经相当于泼尼松剂量达0.75~1mg/（kg·d）治疗超过4周，疾病仍处于活动期的溃疡性结肠炎。

激素依赖型UC：使用激素治疗虽能维持缓解，但激素治疗3个月后泼尼松仍不能减量至10mg/d或在停用激素后3个月内复发的溃疡性结肠炎。

参考文献

［1］李军祥，陈誩.溃疡性结肠炎中西医结合诊疗共识意见（2017年）［J］.中国中西医结合消化杂志，2018，26（02）：105–111，120.

［2］Wang Y，Ouyang Q，APDW 2004 Chinese IBD workinggroup. Ulcerative colitis in China：retrospective analysis of 3100 hospitalized patients［J］. J Gastroenterol Hepatol. 2007，22（9）：1450–1455.

［3］APDW 2004 Chinese IBD Working Group. Retrospectiveanalysis of 515 cases of Crohn's disease hospitalization in China：nationwide study from 1990 to 2003［J］. JGastroenterol Hepatol. 2006，21（6）：1009–1015.

［4］Chow DK，Leong RW，Tsoi KK，et al. Long–term follow up of ulcerative colitis in the Chinese population［J］. Am J Gastroenterol. 2009，104（3）：647–654.

［5］崔世超，柳越冬.溃疡性结肠炎的中医治疗思路［J］.辽宁中医杂志，2017，44（7）：1381–1384.

［6］张声生，沈洪.溃疡性结肠炎中医诊疗专家共识意见（2017）［J］.中华中医药杂志，2017，32（8）：3585-3589.

［7］唐健元，马莉，张磊.浅谈溃疡性结肠炎中药新药临床设计的几个关键问题［J］.中药新药与临床药理杂志，2008，19（4）：321-324.

［8］吴开春，梁洁，冉志华，等.炎症性肠病诊断与治疗的共识意见（2018年·北京）［J］.中国实用内科杂志，2018，38（09）：796-813.

［9］D'Haens G, Sandborn WJ, Feagan BG, et al. A review of activity indices and efficacy end points for clinical trials of medical therapy in adults with ulcerative colitis［J］. Gastroenterology, 2007, 132（2）: 763-786.

［10］Ang YS, Mahmud N, White B, et al.Randomized comparison of unfractionated heparin with corticosteroids in severe active inflammatory bowel disease. Aliment Pharmacol Ther, 2000, 14: 10l5-1022.

［11］Guyatt G, Mitchell A, Irvine E J, et al. A new measure of health status for clinical trials in inflammatory bowel disease. Gastroenterology, 1989, 96（3）: 804-810.

［12］Hamilton M. The assessment of anxiety states by rating［J］. British Journal of Medical Psychology, 1959: 50-55.

［13］Hamilton M. A rating scale for depression［J］. J Neurol Neurosurg Psychiatry, 1960, 23: 56-62.

附：诊断标准与评价量表

（一）UC诊断标准（2018年炎症性肠病诊断与治疗的共识意见）

UC缺乏诊断的金标准，主要结合临床表现、实验室检查、影像学检查、内镜检查和组织病理学表现进行综合分析，在排除感染性和其他非感染性结肠炎的基础上进行诊断。若诊断存疑，应在一定时间（一般是6个月）后进行内镜及病理组织学复查。

1.临床表现

UC最常发生于青壮年期，根据我国资料统计，发病高峰年龄为20~49岁，性别差异不明显（男女比为1.0~1.3 : 1）。临床表现为持续或反复发作的腹泻、黏液脓血便伴腹痛、里急后重和不同程度的全身症状，病程多在4~6周以上。可有皮肤、黏膜、关节、眼、肝胆等肠外表现。黏液脓血便是UC最常见的症状。不超过6周病程的腹泻需要与多数感染性肠炎相鉴别。

2.结肠镜检查

结肠镜检查并黏膜活组织检查（以下简称活检）是UC诊断的主要依据。结肠镜下UC病变多从直肠开始，呈连续性、弥漫性分布。轻度炎症的内镜特征为红斑，黏膜充血和血管纹理消失；中度炎症的内镜特征为血管形态消失，出血黏附在黏膜表面、糜烂，常伴有粗糙呈颗粒状的外观及黏膜脆性增加（接触性出血）；重度炎症内镜下则表现为黏膜自发性出血及溃疡。缓解期可见正常黏膜表现，部分患者可有假性息肉形成，或瘢痕样改变。对于病程较长的患者，黏膜萎缩可导致结肠袋形态消失、肠腔狭窄，以及炎（假）性息肉。伴巨细胞病毒（CMV）感染的UC患者内镜下可见不规则、深凿样或纵行溃疡，部分伴大片状黏膜缺失。

内镜下黏膜染色技术能提高内镜对黏膜病变的识别能力，结合放大内镜技术通过对黏膜微细结构的观察和病变特征的判别，有助于UC诊断，有条件者还可以选用共聚焦内镜检查。如出现了肠道狭窄，结肠镜检查时建议行多部位活检以排除结直肠癌。不能获得活检标本或内镜不能通过狭窄段时，应完善CT结肠成像检查。

3.黏膜活检

建议多段、多点取材。组织学上可见以下主要改变。活动期：

①固有膜内有弥漫性、急性、慢性炎症细胞浸润，包括中性粒细胞、淋巴细胞、浆细胞、嗜酸性粒细胞等，尤其是上皮细胞间有中性粒细胞浸润（即隐窝炎），乃至形成隐窝脓肿；②隐窝结构改变，隐窝大小、形态不规则，分支、出芽，排列紊乱，杯状细胞减少等；③可见黏膜表面糜烂、浅溃疡形成和肉芽组织。缓解期：①黏膜糜烂或溃疡愈合；②固有膜内中性粒细胞浸润减少或消失，慢性炎症细胞浸润减少；③隐窝结构改变可保留，如隐窝分支、减少或萎缩，可见帕内特细胞（Paneth cell）化生（结肠脾曲以远）。

UC活检标本的病理诊断：活检病变符合上述活动期或缓解期改变，结合临床，可报告符合UC病理改变，宜注明为活动期或缓解期。如有隐窝上皮异型增生（上皮内瘤变）或癌变，应予注明。隐窝基底部浆细胞增多被认为是UC最早的光学显微镜下特征，且预测价值高。

组织学愈合不同于内镜下愈合。在内镜下缓解的病例，其组织学炎症可能持续存在，并且与不良结局相关，故临床中尚需关注组织学愈合。

4.其他检查

无条件行结肠镜检查的单位可行钡剂灌肠检查。检查所见的主要改变：①黏膜粗乱和（或）颗粒样改变；②肠管边缘呈锯齿状或毛刺样改变，肠壁有多发性小充盈缺损；③肠管短缩，袋囊消失呈铅管样。

肠腔狭窄时如结肠镜无法通过，可应用钡剂灌肠检查、CT结肠成像检查显示结肠镜检查未及部位。

5.手术切除标本病理检查

大体和组织学改变见上述UC的特点。手术标本见病变局限于黏膜及黏膜下层，肌层及浆膜侧一般不受累。

诊断要点：在排除其他疾病的基础上，可按下列要点诊断。①具有上述典型临床表现者为临床疑诊，安排进一步检查；②同时具备上述结肠镜和（或）放射影像学特征者，可临床拟诊；③如

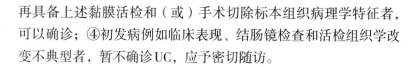

再具备上述黏膜活检和（或）手术切除标本组织病理学特征者，可以确诊；④初发病例如临床表现、结肠镜检查和活检组织学改变不典型者，暂不确诊UC，应予密切随访。

（二）诊断步骤

1.病史和体格检查

详细的病史询问应包括从首发症状开始的各项细节，特别注意腹泻和便血的病程；近期旅游史、用药史（特别是NSAID和抗菌药物）、阑尾手术切除史、吸烟、家族史；口、皮肤、关节、眼等肠外表现和肛周情况。体格检查应特别注意患者一般状况和营养状态，并进行细致的腹部、肛周、会阴检查和直肠指检。

2.常规实验室检查

强调粪便常规检查和培养应不少于3次。根据流行病学特点，进行排除阿米巴肠病、血吸虫病等的相关检查。常规检查包括血常规、血清白蛋白、电解质、ESR、CRP等。有条件的单位可行粪便钙卫蛋白和血清乳铁蛋白等检查作为辅助指标。

3.结肠镜检查（应进入末端回肠）并活检

结肠镜检查并活检是建立诊断的关键。结肠镜检查遇肠腔狭窄镜端无法通过时，可应用钡剂灌肠检查、肠道超声检查、CT结肠成像检查显示结肠镜检查未及部位。

4.下列情况考虑行小肠检查

病变不累及直肠（未经药物治疗者）、倒灌性回肠炎（盲肠至回肠末端的连续性炎症），以及其他难以与CD鉴别的情况。小肠检查方法详见CD诊断部分。左半结肠炎伴阑尾开口炎症改变或盲肠红斑改变在UC中常见，部分患者无需进一步行小肠检查。小肠影像学检查包括全消化道钡餐、计算机断层扫描小肠成像（CTE）、磁共振小肠成像（MRE）、胶囊内镜、肠道超声检查等，上述检查不推荐常规使用。对于诊断困难者（直肠赦免、症状不典型、倒灌性回肠炎），应在回结肠镜检查的基础上考虑加做小肠检查。

5.重度活动期UC患者检查的特殊性

以常规腹部X线平片了解结肠情况。缓行全结肠镜检查，以策安全。但为诊断和鉴别诊断，可行不做常规肠道准备的直肠、乙状结肠有限检查和活检，操作应轻柔，少注气。为了解有无合并C.diff和（或）CMV感染，应行有关检查。

（三）评价量表

1.炎症性肠病量表（IBDQ）

尊敬的患者您好：

本量表是用来调查您最近2周的感觉，询问您肠病的症状，您的总体感觉和心情。共有32个问题，每个问题均设有从1到7不同程度的答案。1分表示程度最重，7分表示程度最轻。请仔细阅读每个问题，并选择最能反映您过去2周感受的答案上打"√"。

评分	内容描述
1.过去2周，您的大便次数有多频繁？	
□1分	大便次数比过去任何时候频繁，或者和过去最严重时一样
□2分	极度频繁
□3分	非常频繁
□4分	大便次数频率中度增加
□5分	大便次数频率轻度增加
□6分	大便次数频率轻微增加
□7分	正常，大便次数频率没有增加
2.过去2周，您有多少时间受到疲劳、乏力或筋疲力尽的影响？	

续表

评分	内容描述
□1分	所有时间
□2分	大部分时间
□3分	很多时间
□4分	有些时间
□5分	少部分时间
□6分	很少时间
□7分	完全没有

3. 过去2周，您有多少时间感到挫折、不耐烦或烦躁不安？

□1分	所有时间
□2分	大部分时间
□3分	很多时间
□4分	有些时间
□5分	少部分时间
□6分	很少时间
□7分	完全没有

4. 过去2周，您有多少时间因肠道问题而不能上学或工作？

□1分	所有时间
□2分	大部分时间
□3分	很多时间
□4分	有些时间
□5分	少部分时间
□6分	很少时间

续表

评分	内容描述
□7分	完全没有

5. 过去2周，您有多少时间有解稀便的现象？

□1分	所有时间
□2分	大部分时间
□3分	很多时间
□4分	有些时间
□5分	少部分时间
□6分	很少时间
□7分	完全没有

6. 过去2周，您精力如何？

□1分	完全没有精力
□2分	精力很少
□3分	少许精力
□4分	有些精力
□5分	中等量精力
□6分	精力很多
□7分	精力旺盛

7. 过去2周，您有多少时间担心您的肠道问题可能需要手术治疗？

□1分	所有时间
□2分	大部分时间
□3分	很多时间
□4分	有些时间

续表

评分	内容描述
□5分	少部分时间
□6分	很少时间
□7分	完全没有

8. 过去2周，您有多少时间因为肠道问题而不得不推迟或取消社交活动？

评分	内容描述
□1分	所有时间
□2分	大部分时间
□3分	很多时间
□4分	有些时间
□5分	少部分时间
□6分	很少时间
□7分	完全没有

9. 过去2周，您有多少时间因腹部绞痛而烦恼？

评分	内容描述
□1分	所有时间
□2分	大部分时间
□3分	很多时间
□4分	有些时间
□5分	少部分时间
□6分	很少时间
□7分	完全没有

10. 过去2周，您有多少时间感到身体不适？

评分	内容描述
□1分	所有时间

续表

评分	内容描述
□2分	大部分时间
□3分	很多时间
□4分	有些时间
□5分	少部分时间
□6分	很少时间
□7分	完全没有

11. 过去2周，您有多少时间因担心找不到厕所而烦恼？

□1分	所有时间
□2分	大部分时间
□3分	很多时间
□4分	有些时间
□5分	少部分时间
□6分	很少时间
□7分	完全没有

12. 过去2周，肠道问题给您原本想参加的休闲或体育运动带来多大困难？

□1分	很大困难，无法进行活动
□2分	很多困难
□3分	中等困难
□4分	有些困难
□5分	很少困难
□6分	极少困难

续表

评分	内容描述
□7分	没有困难，肠道问题没有限制体育或休闲活动

13. 过去2周，您有多少时间因腹痛而烦恼？

□1分	所有时间
□2分	大部分时间
□3分	很多时间
□4分	有些时间
□5分	少部分时间
□6分	很少时间
□7分	完全没有

14. 过去2周，您有多少时间因夜间不能睡眠或夜间醒来而烦恼？

□1分	所有时间
□2分	大部分时间
□3分	很多时间
□4分	有些时间
□5分	少部分时间
□6分	很少时间
□7分	完全没有

15. 过去2周，您有多少时间感到抑郁或沮丧？

□1分	所有时间
□2分	大部分时间
□3分	很多时间
□4分	有些时间

评分	内容描述
□5 分	少部分时间
□6 分	很少时间
□7 分	完全没有

16. 过去 2 周，您有多少时间因您想要去的场所附近没有厕所而去不了？

□1 分	所有时间
□2 分	大部分时间
□3 分	很多时间
□4 分	有些时间
□5 分	少部分时间
□6 分	很少时间
□7 分	完全没有

17. 总的来说，过去 2 周，大量放屁对您来说是一多大问题？

□1 分	是一严重问题
□2 分	是一重大问题
□3 分	是一明显问题
□4 分	有些麻烦
□5 分	很少麻烦
□6 分	绝少麻烦
□7 分	没有麻烦

18. 总的来说，过去 2 周，保持或达到您想要的理想体重对您来说是一多大问题？

□1 分	是一严重问题

续表

评分	内容描述
□2分	是一重大问题
□3分	是一明显问题
□4分	有些麻烦
□5分	很少麻烦
□6分	绝少麻烦
□7分	没有麻烦

19. 许多肠病病人经常会因疾病而担心、忧虑。包括担心并发癌症、担心病情不会好转、病情复发。总的来说，过去2周，您有多少时间感到这方面的担心、忧虑？

□1分	所有时间
□2分	大部分时间
□3分	很多时间
□4分	有些时间
□5分	少部分时间
□6分	很少时间
□7分	完全没有

20. 过去2周，您有多少时间因腹胀而烦恼？

□1分	所有时间
□2分	大部分时间
□3分	很多时间
□4分	有些时间
□5分	少部分时间
□6分	很少时间

续表

评分	内容描述
□7 分	完全没有

21. 过去 2 周，您有多少时间感到放松、没有压力？

□1 分	完全没有
□2 分	少部分时间
□3 分	有些时间
□4 分	很多时间
□5 分	大部分时间
□6 分	几乎所有时间
□7 分	所有时间

22. 过去 2 周，您有多少时间有便血的问题？

□1 分	所有时间
□2 分	大部分时间
□3 分	很多时间
□4 分	有些时间
□5 分	少部分时间
□6 分	很少时间
□7 分	完全没有

23. 过去 2 周，您有多少时间因您的肠道问题而感到尴尬？

□1 分	所有时间
□2 分	大部分时间
□3 分	很多时间
□4 分	有些时间

评分	内容描述
□5 分	少部分时间
□6 分	很少时间
□7 分	完全没有

24. 尽管肠道是空的，但仍感觉要上厕所，过去 2 周，您有多少时间为此而烦恼？

□1 分	所有时间
□2 分	大部分时间
□3 分	很多时间
□4 分	有些时间
□5 分	少部分时间
□6 分	很少时间
□7 分	完全没有

25. 过去 2 周，您有多少时间感到伤心流泪或心理难过？

□1 分	所有时间
□2 分	大部分时间
□3 分	很多时间
□4 分	有些时间
□5 分	少部分时间
□6 分	很少时间
□7 分	完全没有

26. 过去 2 周，您有多少时间因意外弄脏内裤而烦恼？

□1 分	所有时间

续表

评分	内容描述
□2 分	大部分时间
□3 分	很多时间
□4 分	有些时间
□5 分	少部分时间
□6 分	很少时间
□7 分	完全没有

27. 过去 2 周，您有多少时间因肠道问题而感到愤怒？

□1 分	所有时间
□2 分	大部分时间
□3 分	很多时间
□4 分	有些时间
□5 分	少部分时间
□6 分	很少时间
□7 分	完全没有

28. 过去 2 周，您的肠道问题在多大程度上限制了您的性生活？

□1 分	因肠病之故没有性生活
□2 分	因肠病之故严重受限
□3 分	因肠病之故中度受限
□4 分	因肠病之故有一些限制
□5 分	因肠病之故稍有限制
□6 分	极少因肠病之故受限制
□7 分	并未因肠病而受限制

评分	内容描述
29. 过去 2 周，您有多少时间因恶心、胃部不适而烦恼？	
□1 分	所有时间
□2 分	大部分时间
□3 分	很多时间
□4 分	有些时间
□5 分	少部分时间
□6 分	很少时间
□7 分	完全没有
30. 过去 2 周，您有多少时间感到急躁易怒？	
□1 分	所有时间
□2 分	大部分时间
□3 分	很多时间
□4 分	有些时间
□5 分	少部分时间
□6 分	很少时间
□7 分	完全没有
31. 过去 2 周，您有多少时间感到缺乏他人的理解？	
□1 分	所有时间
□2 分	大部分时间
□3 分	很多时间
□4 分	有些时间

续表

评分	内容描述
□5分	少部分时间
□6分	很少时间
□7分	完全没有

32. 过去2周，您对个人生活感到有多满意、幸福或开心？

□1分	大部分时间感到非常不满意、不幸福
□2分	总体来说不满意、不幸福
□3分	有些不满意、不幸福
□4分	总体来说满意、幸福
□5分	大部分时间感到满意、幸福
□6分	大部分时间感到非常满意、幸福
□7分	特别满意，没有比现在更幸福、开心了

说明：本量表采用包括32个定性和半定量问题，用于测量IBD患者生活肠道症状（10个问题）、全身症状（5个问题）、情感能力（12个问题）、社会能力（5个问题）4个方面，每个问题的答案均分7个等级，计1~7分，总分在32~224之间，分值越高，生存质量越好。

计分方法：

肠道症状：1+5+9+13+17+20+22+24+26+29

全身症状：2+6+10+14+18

情感功能：3+7+11+15+19+21+23+25+27+30+31+32

社会功能：4+8+12+16+28

2.汉密尔顿焦虑量表（HAMA）

所有项目采用0~4分的5级评分法，各级的标准为：0分——无症状；1分——轻；2分——中等；3分——重；4分——极重。总分≤7

分，没有焦虑；8~14分，可能焦虑；15~21分：肯定焦虑；22~29分，明显焦虑；>29分，严重焦虑。

（1）焦虑心境：担心、担忧，感到有最坏的事情将要发生，容易被激惹。

（2）紧张：紧张感、易疲劳、不能放松，情绪反应，易哭、颤抖、感到不安。

（3）害怕：害怕黑暗、陌生人、一人独处、动物、乘车或旅行及人多的场合。

（4）失眠：难以入睡、易醒、睡得不深、多梦、梦魇、夜惊、睡醒后感到疲倦。

（5）认知功能：或称记忆力、注意力障碍。注意力不能集中，记忆力差。

（6）抑郁心境：丧失兴趣、对以往爱好的事务缺乏快感、忧郁、早醒、昼重夜轻。

（7）躯体性焦虑（肌肉系统症状）：肌肉酸痛、活动不灵活、肌肉经常抽动、肢体抽动、牙齿打颤、声音发抖。

（8）感觉系统症状：视物模糊、发冷发热、软弱无力感、浑身刺痛。

（9）心血管系统症状：心动过速、心悸、胸痛、血管跳动感、昏倒感、心博脱漏。

（10）呼吸系统症状：时常感到胸闷、窒息感、叹息、呼吸困难。

（11）胃肠消化道症状：吞咽困难、嗳气、食欲不佳、消化不良（进食后腹痛、胃部烧灼痛、腹胀、恶心、胃部饱胀感）、肠鸣、腹泻、体重减轻、便秘。

（12）生殖、泌尿系统症状：尿意频繁、尿急、停经、性冷淡、过早射精、勃起不能、阳痿。

（13）自主神经系统症状：口干、潮红、苍白、易出汗、易起"鸡皮疙瘩"、紧张性头痛、毛发竖起。

（14）与人谈话时的行为表现

①一般表现：紧张、不能松弛、忐忑不安、咬手指、紧握拳、摸弄手帕、面肌抽动、不停顿足、手发抖、皱眉、表情僵硬、肌张力高、叹息样呼吸、面色苍白。

②生理表现：吞咽、打呃、安静时心率快、呼吸加快（20次/分钟以上）、腱反射亢进、震颤、瞳孔放大、眼睑跳动、易出汗、眼球突出。

3.汉密尔顿抑郁量表（HAMD）

本量表有17项、21项和24项3种版本，以下为24项版本。

<8分，正常；8~20分，可能有抑郁；20~35分，肯定有抑郁；>35分，严重抑郁症。

（1）抑郁情绪

□0 未出现

□1 只在问到时才诉述

□2 在访谈中自发地描述

□3 不用言语也可以从表情、姿势、声音或欲哭中流露出这种情绪

□4 病人的自发言语和非语言表达（表情，动作）几乎完全表现为这种情绪

（2）有罪感

□0 未出现

□1 责备自己，感到自己已连累他人

□2 认为自己犯了罪，或反复思考以往的过失和错误

□3 认为疾病是对自己错误的惩罚，或有罪恶妄想

□4 罪恶妄想伴有指责或威胁性幻觉

（3）自杀

□0 未出现

□1 觉得活着没有意义

□2 希望自己已经死去，或常想与死亡有关的事

□3 消极观念（自杀念头）

□4 有严重自杀行为

（4）入睡困难

□0 未出现

□1 主诉入睡困难，上床半小时后仍不能入睡（要注意平时病人入睡的时间）

□2 主诉每晚均有入睡困难

（5）睡眠不深

□0 未出现

□1 睡眠浅多噩梦

□2 半夜（晚12点钟以前）曾醒来（不包括上厕所）

（6）早醒

□0 未出现

□1 有早醒，比平时早醒1小时，但能重新入睡

□2 早醒后无法重新入睡

（7）工作和兴趣

□0 未出现异常

□1 提问时才诉说

□2 自发地直接或间接表达对活动、工作或学习失去兴趣，如感到没精打采，犹豫不决，不能坚持或需强迫自己去工作或劳动

□3 病室劳动或娱乐不满3小时

□4 因疾病而停止工作，住院病者不参加任何活动或者没有他人帮助便不能完成病室日常事务

（8）迟缓

指思维和语言缓慢，注意力难以集中，主动性减退

□0 未出现

□1 精神检查中发现轻度迟缓

□2 精神检查中发现明显迟缓

□3 精神检查进行困难

□4 完全不能回答问题（木僵）

（9）激越

□0 未出现

□1 检查时有些心神不定

□2 明显心神不定或小动作多

□3 不能静坐，检查中曾起立

□4 搓手、咬手指、扯头发、咬嘴唇

（10）精神性焦虑

□0 未出现

□1 问及时诉说

□2 自发地表达

□3 表情和言谈流露出明显忧虑

□4 明显惊恐

（11）躯体性焦虑

指焦虑的生理症状，包括口干、腹胀、腹泻、打呃、腹绞痛、心悸、头痛、过度换气和叹息以及尿频和出汗等

□0 未出现

□1 轻度

□2 中度，有肯定的上述症状

□3 重度，上述症状严重，影响生活或需要处理

□4 严重影响生活和活动

（12）胃肠道症状

□0 未出现

□1 食欲减退，但不需他人鼓励便自行进食

□2 进食需他人催促或请求和需要应用泻药或助消化药

（13）全身症状

□0 未出现

□1 四肢，背部或颈部沉重感，背痛、头痛、肌肉疼痛、全

身乏力或疲倦

□2 症状明显

（14）性症状

指性欲减退、月经紊乱等

□0 未出现

□1 轻度

□2 重度

不能肯定，或该项对被评者不适合（不计入总分）

（15）疑病

□0 未出现

□1 对身体过分关注

□2 反复考虑健康问题

□3 有疑病妄想，并常因疑病而去就诊

□4 伴幻觉的疑病妄想

（16）体重减轻

□0 一周内体重减轻0.5kg以内

□1 一周内体重减轻超过0.5kg

□2 一周内体重减轻超过1kg

（17）自知力

□0 知道自己有病，表现为忧郁

□1 知道自己有病，但归咎伙食太差、环境问题、工作过忙、病毒感染或需要休息

□2 完全否认有病

（18）日夜变化

如果症状在早晨或傍晚加重，先指出哪一种，然后按其变化程度评分

□0 未出现

□1 轻度变化

□2 重度变化

（19）人格解体或现实解体

指非真实感或虚无妄想

□0 未出现

□1 问及时才诉述

□2 自发诉述

□3 有虚无妄想

□4 伴幻觉的虚无妄想

（20）偏执症状

□0 未出现

□1 有猜疑

□2 有关系观念

□3 有关系妄想或被害妄想

□4 伴有幻觉的关系妄想或被害妄想

（21）强迫症状

指强迫思维和强迫行为

□0 未出现

□1 问及时才诉述

□2 自发诉述

（22）能力减退感

□0 未出现

□1 仅于提问时方引出主观体验

□2 病人主动表示能力减退感

□3 需鼓励、指导和安慰才能完成病室日常事务或个人卫生

□4 穿衣、梳洗、进食、铺床或个人卫生均需他人协助

（23）绝望感

□0 未出现

□1 有时怀疑"情况是否会好转"，但解释后能接受

□2 持续感到"没有希望"，但解释后能接受

□3 对未来感到灰心、悲观和绝望，解释后不能排除

□4 自动反复诉述"我的病不会好了"或诸如此类的情况

（24）自卑感

□0 未出现

□1 仅在询问时诉述有自卑感（我不如他人）

□2 自动诉述有自卑感（我不如他人）

□3 病人主动诉述："我一无是处"或"低人一等"，与评2分者只是程度的差别

□4 自卑感达妄想的程度，例如"我是废物"或类似情况